JN047405

皮膚をみる人たちのための
化粧品知識

日本香粧品学会 編

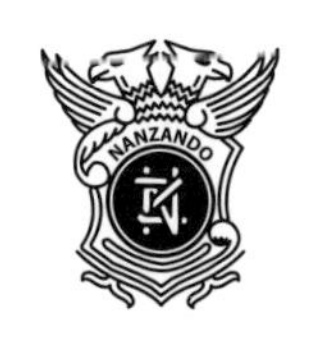

南山堂

単行本化ワーキンググループ

石川准子　花王株式会社 生物科学研究所 主席研究員

大田正弘　株式会社資生堂 みらい開発研究所 シーズ開発センター

南野美紀　株式会社ベルヴィーヌ 取締役副社長
武庫川女子大学薬学部 健康生命薬科学科 客員教授

岡村智恵子　日本香粧品学会 事務局
株式会社資生堂 みらい開発研究所 シーズ開発センター

執筆者一覧（執筆順）

平尾哲二　武庫川女子大学薬学部 化粧品科学研究室 教授

都賀谷京子　株式会社コーセー 研究所 技術情報管理室 薬事戦略グループ

南野美紀　株式会社ベルヴィーヌ 取締役副社長
武庫川女子大学薬学部 健康生命薬科学科 客員教授

柿澤恭史　ライオン株式会社 研究開発本部 先進解析科学研究所

髙橋康之　株式会社ヤクルト本社 中央研究所 化粧品研究所 化粧品第三研究室 室長

福井　崇　花王株式会社 スキンケア研究所

田中　浩　日本メナード化粧品株式会社 総合研究所

楊　一幸　ポーラ化成工業株式会社 フロンティアリサーチセンター 副主任研究員

萩野　亮　株式会社コーセー 研究所 メイク製品研究室

伊藤隆司　花王株式会社 ヘアケア研究所

平野奈緒美　高砂香料工業株式会社 研究開発本部フレグランス研究所 所長

石田賢哉　高砂香料工業株式会社 研究開発本部フレグランス研究所 主席研究員

鈴森正幸　株式会社ポーラ・オルビスホールディングス ポーラ文化研究所 特別研究員

互　恵子　株式会社資生堂 みらい開発研究所 シーズ開発センター シニアスペシャリスト

田村亜紀子　株式会社資生堂 ブランド価値開発研究所 開発推進センター

矢上晶子　藤田医科大学ばんたね病院 総合アレルギー科 教授

関東裕美　東邦大学医学部 皮膚科学講座 客員教授

村井明美　元 株式会社資生堂 社会価値創造本部

礒部寛子　株式会社資生堂 ダイバーシティ＆インクルージョン 戦略推進部

推薦のことば

化粧は人が社会性を持ち始めた旧石器時代から行われてきたと考えられている．主に美的承認を得るための社会的表現であり，現代社会では，ほぼすべての女性は化粧をし，男性も化粧に無縁ではなくなった．化粧品は，古くは毒性により健康被害を出したり，皮膚障害をきたしたりしたものもあったが，配合可能な成分・不可能な成分などを明示した規制や安全性評価に関する指針の整備，製品販売後の品質管理基準の設定などにより，安全性は飛躍的に改善したといえる．私が医学生の頃，皮膚科の教科書に記載されていた化粧品接触皮膚炎によって引き起こされるリール黒皮症は，今ではほとんど見ることがない．化粧品には美しく見せるためのメイクアップ化粧品のみならず，洗浄・整肌・保護保湿を目的としたスキンケア化粧品，入浴剤，制汗剤などのボディケア化粧品，ヘアケア化粧品，歯みがきなどのオーラルケア化粧品，香水・オーデコロンなどのフレグランス化粧料と多岐にわたるものが含まれる．さらに一歩進んで，しみ，しわなど望ましくない皮膚の変化を改善させることをめざす製品が新規に開発されている．

皮膚をみる人，特に皮膚を扱う職業の人にとって，化粧品の皮膚へ及ぼす良い影響，悪い影響ともに無縁ではいられない．日本香粧品学会は，化粧品業界，皮膚科医，薬学研究者，官庁をつなぐ他職種からなる異色の学会であり，業種を超えて連携することにより化粧品の機能と安全性を担保するために尽力してきた．本書は，学会の機関誌である日本香粧品学会誌に3年間にわたり連載された教育シリーズを書籍化したものである．

各種化粧品に関する知識はもちろんのこと，化粧の心理学的効果，安全性に関すること，皮膚疾患における化粧などにも踏み込み，皮膚科や美容系の医師，看護師，薬剤師などの医療関係者のみならず，美容師，メイクアップアーティスト，エステティシャンなど，化粧や美容に関わる職種にとっても有用な内容となっている．これらの「皮膚をみる人」に，現代の化粧品の知識を提供する必携の書といえる．

わが国では美容皮膚科学の書籍は散見されるが，化粧品の基礎知識を広く解説する書籍はほとんどない．シリーズを企画立案された平尾哲二 編集委員長，ならびに，分担著者に敬意を表したい．本書によって日々進歩を遂げている化粧品の正しい知識をもって皮膚をみる人が増え，国民が美しく健康な皮膚を保つことに少しでもつながれば幸いである．

2022年5月

日本香粧品学会 理事長

石河　晃

序

皮膚科医にとって化粧品とは何でしょう．まずはご自身が使う化粧品，毎日洗髪するシャンプー，魅力アップのメイクアップなど，とても身近な存在です．また，化粧品によるトラブルで受診される患者に接し，化粧品成分をチェックしたり，正しく使用されているか問診されることもあるでしょう．一方，アトピー性皮膚炎の寛解維持における保湿スキンケアの有効性など，化粧品の役割についての認識も高まっています．このように，皮膚疾患の診療で多忙な皮膚科医にとって，化粧品に関する正しい知識は必要不可欠であることは言うまでもありません．

日本香粧品学会は，香粧品の有用性と安全性などに関する研究や科学的議論を通じ，美しく健康に過ごす生活を実現することにより社会に貢献しています．皮膚科医，薬学・基礎および業界の研究者が集って切磋琢磨していますが，産官学が集っている強みを生かし，さらに発展していくためのVisionが策定され，さまざまな取り組みが行われています．その一環として，皮膚科医にとってより魅力のある学会を目指し，化粧品に関する理解を深めていただくため，教育シリーズ「皮膚をみる人たちのための化粧品知識」を企画し，日本香粧品学会誌に2018年から2021年まで連載されました．

本書は，化粧の役割，化粧品の種類や機能，法規制，疾患肌との関わりなど広範な内容について，4年間にわたり連載された合計16の記事を編纂したものです．世に溢れている化粧品の多様な特徴には言及しませんが，各領域のエキスパートから解説いただきました．平易でわかりやすい内容もある一方で，かなり専門的な内容もあり，レベルは必ずしも統一されてはいませんが，これを一冊の本として出版することにより，より多くの方に届けられ参照しやすくなることでしょう．何となくわかっていることを復習しつつ，正しい知識を身につけて日常診療に役立てていただくことを願ってやみません．もちろん，皮膚科医だけでなく，皮膚を診る（見る）パラメディカルや，皮膚を対象とする研究者，化粧品技術者，これから化粧品について学ぶ学生にも役立つことを願っています．

本シリーズの企画は，日本香粧品学会編集委員会にて長く議論され，連載開始に至りました．連載前の検討においてリーダーシップを発揮された中川晋作 前編集委員長に敬意を表します．また，何よりもそれぞれの記事を執筆いただいた先生方のご尽力に感謝申し上げます．連載中にも記事の追加や確認などの検討は，編集委員会で議論しながら進めてきました．特に，本書の出版企画は，編集委員会の中に単行本化ワーキンググループを設けて検討を重ねてきました．そのメンバーとして活動いただいた石川准子 氏，大田正弘 氏，南野美紀 氏，事務局 岡村智恵子 氏のご尽力にも深謝いたします．最後に，本書の発刊にあたり労をお取りいただいた南山堂 編集部の大城梨絵子 氏にも厚くお礼を申し上げます．

2022年5月

日本香粧品学会 編集委員長

平尾哲二

目次

Prologue

Section 3 化粧品の安全

Section 4 疾患肌と化粧品

Prologue

1 化粧品および薬用化粧品にまつわる法規制

Key words

- 化粧品
- 薬用化粧品
- 医薬部外品
- 医薬品医療機器等法
- 製造販売と製造

近年，医薬部外品の一つである薬用化粧品において重篤な副作用被害が報告されている．加水分解コムギ末を含む製品を使用した消費者が食物依存性運動誘発アナフィラキシーなどの全身性アレルギーを発症したり，いわゆる美白効能を有する有効成分を含む製品を使用した消費者が白斑を発症したりと，特筆すべき健康被害の事例が報告されている．今や生活の必需品の一つとなっている化粧品や薬用化粧品（以下，化粧品等と略す）であるが，本来の使用目的である美容や健康維持のために使用されるものであり続けるために，さまざまな観点でのルールが必要である．その化粧品等の取り扱いについて規制をしている法律が，「医薬品，医療機器等の品質，有効性及び安全性の確保等に関する法律」（以下，医薬品医療機器等法と略す）である．薬事法という名称のほうが聞き慣れている方も多いだろう．平成26年（2014年）に，安全性の対策強化や再生医療の実用化促進を目的に薬事法が改正された際，法律名称も変更された．化粧品等にまつわる法律には，内容量表示や広告などに関わる景品表示法，化学物質の製造や使用などに関わる化審法など種々あるが，その中で最も重要となる法律が医薬品医療機器等法である．

医薬品医療機器等法の目的は，「保健衛生の向上を図ること」である（医薬品医療機器等法第1条）．冒頭に述べたような健康被害を防ぎ，その目的を果たすために，医薬品医療機器等法に定められている規制を正しく理解することは非常に重要である．

ここでは，消費者にとって身近に存在する化粧品等について，医薬品医療機器等法における規制を説明する．具体的には，化粧品等の製品そのものに関する規制，化粧品等を製造・販売するための規制，そして，健康被害が生じた場合に適正な措置を取るための副作用報告制度について解説する．また，海外各国における化粧品等の法規制についても少し触れる．

1 医薬品医療機器等法における化粧品等とは

1 医薬品医療機器等法における各カテゴリーの定義

医薬品，医薬部外品，化粧品の各カテゴリーに関する定義は，医薬品医療機器等法第2条に示されている．医薬部外品の中の薬用化粧品，化粧品の定義は次の項で詳細に示す．

医薬品は病気の予防や治療などを目的として使用されるもので，有効成分による効能効果が認められている一方で，副作用を生じる場合もある．医薬部外品は医薬品よりも作用は緩和であり，日常的に継続して使用されるもので予防や防止を目的としたものである．そして，化粧品は医薬部外品よりもさらに人体に対する作用は緩和であり，肌や毛髪を清潔にしたり，美化したりすることを目的としたものである．このように各カテゴリーの目的は異なり，目的に合わせて作用や効能効果の程度，それらを発揮するために配合できる成分が異なる（表1-1）．

また，化粧品と薬用化粧品の製品の表示イメージを図1-1に示す．製造販売元の表示など化粧品と薬用化粧品で共通して表示しなければならない項目もあるが，薬用化粧品には「医薬部外品」の記載が必須であったり，化粧品とは異なる効能や有効成分が配合されていたりなど，化粧品と薬用化粧品では異なる点も多く，製品の表示からその違いを読み取ることができる．その違いを理解するために，各カテゴリーにおける効能効果や成分などの規制について詳細に説明する．

表1-1　医薬品，医薬部外品および化粧品の各カテゴリー

	医薬品	医薬部外品	化粧品
目 的	各症状に対する予防や治療を目的としたもの	肌あれなどの各症状の防止や衛生を目的としたもの	美しく見せ，皮膚および毛髪を健やかに保つことを目的としたもの
成 分	有効成分あり	有効成分あり	有効成分なし
作 用	人体に対する作用が強く，（重大な）副作用を生じることもある	人体に対する作用が緩和である	人体に対する作用が緩和である

《化粧品》

販売名：○○○化粧水

肌にうるおいを与え，肌をすこやかに保ちます．

配合成分：水・BG・エタノール
オキシベンゾン-5・水添レシチン・メチルパラベン……

100 mL　5,000円

製造販売元：△△株式会社
東京都△△区……………
お問合せ先：0120……

《薬用化粧品》

販売名：◆◆◆化粧水

医薬部外品

メラニンの生成を抑え，しみ・そばかすを防ぐ．
肌にうるおいを与え，肌をすこやかに保ちます．

有効成分：トラネキサム酸
その他の成分：精製水・1,3-ブチレングリコール・エタノール・ヒドロキシメトキシベンゾフェノンスルホン酸ナトリウム・水素添加大豆リン脂質・メチルパラベン……

100 mL　5,000円

製造販売元：△△株式会社
東京都△△区……………
お問合せ先：0120……

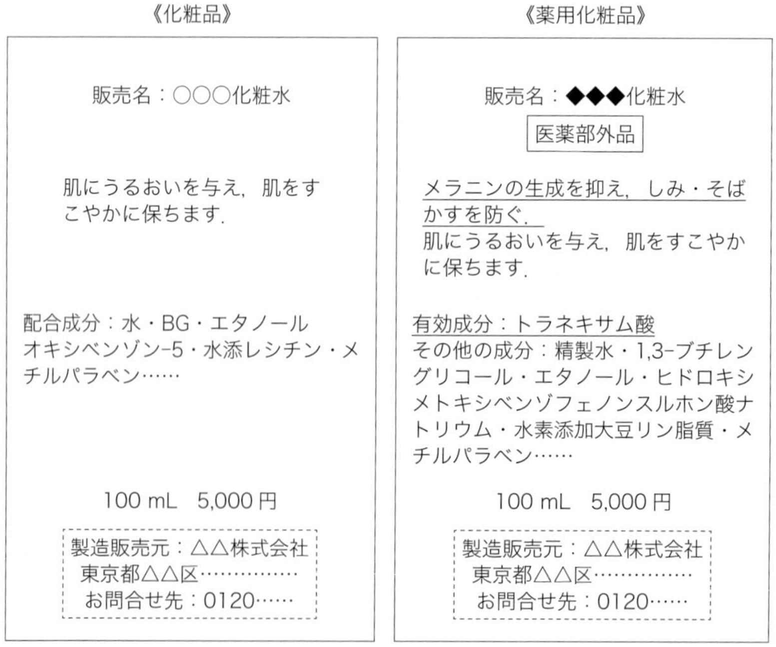

図1-1　化粧品と薬用化粧品の表示イメージ

2 化粧品とは

化粧品は，医薬品医療機器等法第2条第3項に次のように定義されている．

> 「化粧品」とは，人の身体を清潔にし，美化し，魅力を増し，容貌を変え，又は皮膚若しくは毛髪を健やかに保つために，身体に塗擦，散布その他これらに類似する方法で使用されることが目的とされている物で，人体に対する作用が緩和なものをいう．（以下，省略）

化粧品には，スキンケア化粧品（化粧水や乳液など）やメイクアップ化粧品（ファンデーション，口紅，アイライナーやマスカラなど）だけでなく，石けんや歯磨きなど幅広い種類が含まれており，上記に示した定義そのものに，これら化粧品の種類が散りばめられている．具体的には，人の身体を清潔にする「石けん」や容貌を変える「メイクアップ化粧品」，そして皮膚や毛髪を健やかに保つ「スキンケア化粧品」や「ヘアケア化粧品」などである．

では，化粧品に関する規制にはどのようなものがあるだろうか．

ⓐ 化粧品の効能

化粧品は作用が緩和なものであることから，角層や毛髪まで浸透することが認められており[1]，化粧品における効能の範囲は表1-2に示した56項目が認められている．

旧薬事法が施行されて以降，化粧品の効能の範囲は表1-2に示した55番目までとされていたが[2,3]，その後，新たな化粧品の効能として，56番目の「乾燥による小ジワを目立たなくする」という効能が認められた[4]．本効能を標榜するためには，日本香粧品学会の「化粧品機能評価法ガイドライン」の『新規効能取得のための抗シワ製品評価ガイドライン』[5]に基づく試験，またはそれと同等以上の適切な試験により効能の確認を行うこととされており[6]，各企業は製品ごとに効能を担保する必要がある．また，56項目以外の効能を標榜することは原則認められていないが，「清涼感」や「爽快感」などの使用感や「化粧くずれを防ぐ」や「みずみずしい肌に見せる」などのメイクアップ効果については，事実であれば標榜することが認められている[7]．

ⓑ 化粧品の成分表示と配合できる成分

平成13年（2001年）4月1日以降，企業の自己責任において成分名を表示する全成分表示制度が導入され，それに伴い原則として化粧品の承認（許可）制度が廃止された．すなわち，従来は販売前に製品ごとに処方などを行政に申請し，審査を受け，承認（許可）を得ていたが，この制度が撤廃され，現在では販売前に製品の販売名称などを行政に届け出るだけでよくなった．

化粧品の全成分表示のねらいは何だろうか．全成分表示が義務づけられた背景には，作用が緩和である化粧品においても，かぶれや湿疹などのアレルギー性皮膚障害などが少なからず発生していることがあげられる．化粧品における皮膚障害などを防ぐために，原因となる成分が配合されているかを消費者自身が使用時に確認できるよう，消費者への必要な情報提供の一環として全成分を表示している．原則として，化粧品に使用する成分は各企業の責任のもと配合することが認められるようになったが，一方で必ず遵守すべき成分規制として，「化粧品基準」（平成12年9月29日 厚生省告示第331号）が定められている．化粧品基準では，「化粧品の原料は，それに含有される不純物等も含め，感染のおそれがある物を含む等その使用によって保健衛生上の危険を生

表1-2　化粧品の効能の範囲

1．頭皮，毛髪を清浄にする	32．肌を滑らかにする
2．香りにより毛髪，頭皮の不快臭を抑える	33．ひげを剃りやすくする
3．頭皮，毛髪をすこやかに保つ	34．ひげそり後の肌を整える
4．毛髪にはり，こしを与える	35．あせもを防ぐ（打粉）
5．頭皮，毛髪にうるおいを与える	36．日やけを防ぐ
6．頭皮，毛髪のうるおいを保つ	37．日やけによるシミ，ソバカスを防ぐ
7．毛髪をしなやかにする	38．芳香を与える
8．クシどおりをよくする	39．爪を保護する
9．毛髪のつやを保つ	40．爪をすこやかに保つ
10．毛髪につやを与える	41．爪にうるおいを与える
11．フケ，カユミがとれる	42．口唇の荒れを防ぐ
12．フケ，カユミを抑える	43．口唇のキメを整える
13．毛髪の水分，油分を補い保つ	44．口唇にうるおいを与える
14．裂毛，切毛，枝毛を防ぐ	45．口唇をすこやかにする
15．髪型を整え，保持する	46．口唇を保護する．口唇の乾燥を防ぐ
16．毛髪の帯電を防止する．	47．口唇の乾燥によるカサツキを防ぐ
17．（汚れをおとすことにより）皮膚を清浄にする	48．口唇を滑らかにする
18．（洗浄により）ニキビ，アセモを防ぐ（洗顔料）	49．ムシ歯を防ぐ（使用時にブラッシングを行う歯みがき類）
19．肌を整える	50．歯を白くする（使用時にブラッシングを行う歯みがき類）
20．肌のキメを整える	51．歯垢を除去する（使用時にブラッシングを行う歯みがき類）
21．皮膚をすこやかに保つ	52．口中を浄化する（歯みがき類）
22．肌荒れを防ぐ	53．口臭を防ぐ（歯みがき類）
23．肌をひきしめる	54．歯のやにを取る（使用時にブラッシングを行う歯みがき類）
24．皮膚にうるおいを与える	55．歯石の沈着を防ぐ（使用時にブラッシングを行う歯みがき類）
25．皮膚の水分，油分を補い保つ	56．乾燥による小ジワを目立たなくする
26．皮膚の柔軟性を保つ	
27．皮膚を保護する	
28．皮膚の乾燥を防ぐ	
29．肌を柔らげる	
30．肌にはりを与える	
31．肌にツヤを与える	

注1：例えば，「補い保つ」は「補う」あるいは「保つ」との効能でも可とする．
注2：「皮膚」と「肌」の使い分けは可とする．
注3：（　）内は，効能には含めないが，使用形態から考慮して，限定するものである．

（厚生労働省医薬食品局長：化粧品の効能の範囲の改正について，平成23年7月21日 薬食発0721第1号）

じるおそれがある物であってはならない」とされている．つまり，消費者の安全を守るために，危険な成分に対して配合を規制するための基準である．化粧品基準では，ポジティブリストとして，防腐剤・紫外線吸収剤・タール色素の成分における配合可能成分を規定し，ネガティブリストとして，医薬品成分，および，防腐剤・紫外線吸収剤・タール色素以外の成分における配合禁止成分・配合制限成分を規定している．ポジティブリストおよびネガティブリストの概念図を図1-2に示す．白色部分に該当する成分が配合可能な成分であり，グレー色部分に該当する成分が配合不可成分である．化粧品基準に基づき，化粧品の処方は，白色部分の成分のみで構成しなければならない．

まずは，ポジティブリストについて詳細に説明する．化粧品においては，防腐剤，紫外線吸収剤およびタール色素は原則として化粧品に自由に配合することはできないが，それらの成分の中で安全性などが確認され，使用可能と認められた成分およびその配合量が規定されている．そのリストをポジティブリストといい，図1-2における「①制限つき配合可能成分」が該当する．また，石けんのように洗い流す製品と，皮膚または粘膜に長時間使用するものでは当然安全性が

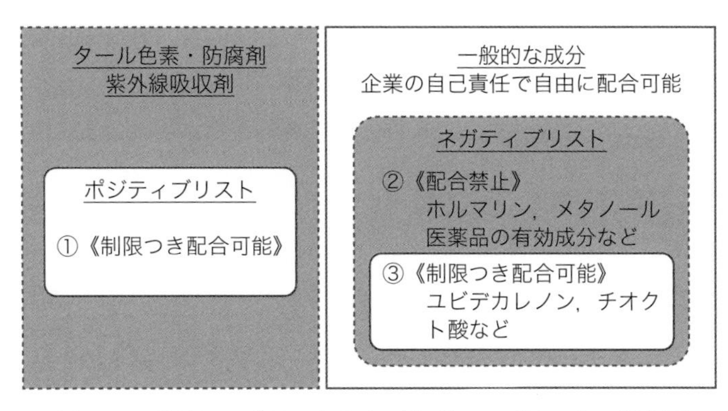

図1-2　ポジティブリストおよびネガティブリストの概念図
図の中で，グレーで示した部分は化粧品に配合できないことを示している.
①〜③については本文を参照.

異なるため，安全性を考慮して使用部位や用法によって配合上限の制限を加えている．例えば，防腐剤である「塩化ベンザルコニウム」はポジティブリストに該当する成分であるが，次のように配合上限が設けられている．

・粘膜に使用されることがない化粧品のうち洗い流すもの：配合上限なし
・粘膜に使用されることがない化粧品のうち洗い流さないもの：0.050 w/w%
・粘膜に使用されることがある化粧品：0.050 w/w%

次に，ネガティブリストについて説明する．防腐剤，紫外線吸収剤およびタール色素以外の一般的な成分においては，安全性の観点から化粧品に配合することは可とされており，企業の自己責任により自由に配合できる．しかし，安全性上懸念のある成分は，配合不可，もしくは配合が制限される．それら成分のリストをネガティブリストといい，図1-2における「②配合禁止成分」および「③制限つき配合可能成分」が該当する．例えば，「②配合禁止成分」には，ホルマリンやメタノールなどの有害成分がある．そのほかに，化粧品は人体に対する作用が緩和なものであるため，医薬品成分（有効成分）も原則配合禁止であり，ネガティブリスト成分に該当する．「③配合制限成分」には，ユビデカレノンやチオクト酸などがあげられ，それぞれ粘膜に使用されることがない化粧品（アイライナー，口唇化粧品や口腔化粧品以外の化粧品）に配合が可能で，0.01 w/w%，0.03 w/w%と制限されている．

このようにポジティブリストやネガティブリストによる成分の規制を定めた化粧品基準に基づき，化粧品は全成分表示と企業責任を前提とした制度が運用されている．

c 化粧品の届出制度

化粧品基準に基づく配合成分に関する規制や効能の範囲を遵守した化粧品を，市場で販売するためにはどのような手続きが必要だろうか．化粧品を市場で販売するためには，製品を販売する企業（製造販売業）が存在する都道府県に製品ごとに届出を行うことが必要である（製造販売業の定義についてはp.10を参照）．届出とは，審査を要しないものであり，行政（都道府県）に製品を市場で販売することを知らせておくことを意味する．届出の内容は，製品の販売名称およびその製品の製造工程のみであり，配合成分や用法および用量，効能効果に関する行政の審査などはなく，化粧品は企業（製造販売業者）の責任のもと市場で販売されている．

前述したように，化粧品は，現在の届出制度が施行される前は，行政が成分や配合量，用法および用量や効能効果についても製品ごとに審査していた．規制緩和により届出制度に移行し行政による審査が廃止されたが，このことは企業責任の重要性が高まっていることを意味していると認識しておくべきである．

3　医薬部外品とは

市場で販売されている製品の中で「医薬部外品」と記載されているものを見たことはあるだろうか（p.2図1-1）．医薬品医療機器等法上で医薬品に準ずる分類として医薬部外品というカテゴリーが存在し，それに該当する製品は「医薬部外品」と記載することが義務づけられている．医薬部外品は，医薬品同様に品質，有効性および安全性を確保する必要があり，各製品について厚生労働大臣の承認を受ける必要があるなど，厳しく規制されている．その一方で，製品の使用目的や使用方法が化粧品と類似しており，作用が緩和であるとされたものが医薬部外品として認められる．

では，医薬部外品を市場で販売するために守るべき規制はどのようなものがあるだろうか．それをひも解くには，成分，分量，効能効果，用法および用量や剤形など，承認取得に必要な各項目について考える必要がある．

まず，医薬部外品は，医薬品医療機器等法第2条第2項に次のように定義されている．

一　次のイからハまでに掲げる目的のために使用される物（これらの使用目的のほかに，併せて前項第二号又は第三号に規定する目的のために使用される物を除く.）であつて機械器具等でないもの

　イ　吐きけその他の不快感又は口臭若しくは体臭の防止

　ロ　あせも，ただれ等の防止

　ハ　脱毛の防止，育毛又は除毛

二　人又は動物の保健のためにするねずみ，はえ，蚊，のみその他これらに類する生物の防除の目的のために使用される物（この使用目的のほかに，併せて前項第二号又は第三号に規定する目的のために使用される物を除く.）であつて機械器具等でないもの

三　前項第二号又は第三号に規定する目的のために使用される物（前二号に掲げる物を除く.）のうち，厚生労働大臣が指定するもの

定義に「体臭の防止」や「育毛」といった言葉が見受けられるように，医薬部外品の種類には，腋臭防止剤や育毛剤などが存在する．さらに，化粧品に類似するものとして，上記定義の最後にある「厚生労働大臣が指定するもの」に該当する「薬用化粧品」がある．次に，医薬部外品の一つである薬用化粧品に関して詳細に説明する．

薬用化粧品には，シャンプー，リンス，化粧水，クリーム・乳液類，ひげそり用剤，日やけ止め剤，パック，薬用石けんの全部で8つの種類が存在する．薬用化粧品は，その種類や薬用化粧品の名称に「化粧品」と冠していることからもわかるように，医薬部外品の一つであるが化粧品

表1-3　化粧品と薬用化粧品の相違点

	化粧品	薬用化粧品
効能効果の範囲	56効能	有効成分の効能 ＋ 化粧品の効能
有効成分	なし	あり
届出制度	届出制度（各都道府県）	承認制度（審査：PMDA，承認：厚生労働大臣）
成分表示	全成分表示（医薬品医療機器等法上の義務）	全成分表示（業界自主基準） ※ただし，表示指定成分は医薬品医療機器等法上の義務
特徴的な表示	なし	「医薬部外品」と表示

の側面を併せ持っている．では，薬用化粧品と化粧品はどのように異なるのだろうか．医薬品医療機器等法上では取り扱いが大きく異なる．薬用化粧品は，化粧品成分に加えて有効成分が配合されていることが特徴であり，それにより有効成分に由来する効能効果と化粧品成分に由来する効能効果を併せ持つ．化粧品と薬用化粧品の相違点を表1-3に示す．

ⓐ 薬用化粧品の効能または効果

薬用化粧品において標榜できる効能または効果の範囲を表1-4に示す[8]．薬用化粧品の種類ごとに標榜できる効能効果の範囲が定められており，その範囲から，製品ごとに有効成分とその他の成分，そして用法によって標榜できる効能効果を選択する．

化粧品の効能の範囲を表した表1-2（p.4）と表1-4を比較してみると，「皮膚をすこやかに保つ」や「皮膚を保護する」など共通している効能のほかに，「メラニンの生成を抑え，しみ，そばかすを防ぐ」や「あせも・しもやけ・ひび・あかぎれ・にきびを防ぐ」など薬用化粧品特有の効能効果（有効成分の効能効果）がある．ここで留意すべき点として，例えば，医薬品の外用剤では「細胞から修復して乾燥による荒れを治す」などの効能効果を標榜できるのに対し，薬用化粧品では「肌あれを予防する」などあくまでも「予防」レベルの標榜にとどまる．また，化粧品の効能の範囲のみを標榜する薬用化粧品は認められない．つまり，必ず有効成分由来の効能を標榜しなければ薬用化粧品とはいえない．

ⓑ 薬用化粧品の用法および用量

薬用化粧品は健常な皮膚に適用するものであり，治療を目的とした医薬品とは異なるものであるため医薬品的な用法および用量は認められない．例えば，特定の部位に限定，つまり患部を想起させるような局部に使用する用法「しみができそうなところに…」などは認められず，「適量を肌に塗布する」のような用法でなければならない．

ⓒ 薬用化粧品に配合できる成分

薬用化粧品は，有効性を示す「有効成分」と，それ以外の「添加剤」で構成されている．有効成分として用いられている成分には，例えば，美白作用のあるL-アスコルビン酸 2-グルコシド，消炎作用のあるグリチルリチン酸ジカリウムや殺菌作用のあるサリチル酸などがあり，薬用化粧品に配合できる一部の有効成分が，薬用化粧品の種類ごとに示されている[9]．そのほかに，各社独自で承認取得した有効成分が存在しており，「しわを改善する」効能を有する有効成分を配合した製品が市場を賑わしたのは記憶に新しい．

また，精製水などの基剤成分や，pH調整剤，安定剤など，有効成分以外の成分である添加剤

表1-4　薬用化粧品において標榜できる効能または効果の範囲

種 類	効能効果
シャンプー	ふけ，かゆみを防ぐ 毛髪・頭皮の汗臭を防ぐ 毛髪・頭皮を清浄にする 毛髪・頭皮をすこやかに保つ ｝二者択一 毛髪をしなやかにする
リンス	ふけ，かゆみを防ぐ 毛髪・頭皮の汗臭を防ぐ 毛髪の水分・脂肪を補い保つ 裂毛・切毛・枝毛を防ぐ 毛髪・頭皮をすこやかに保つ ｝二者択一 毛髪をしなやかにする
化粧水	肌あれ，あれ性 あせも・しもやけ・ひび・あかぎれ・にきびを防ぐ 油性肌 かみそりまけを防ぐ 日やけによるしみ・そばかすを防ぐ[注1)] 日やけ・雪やけ後のほてりを防ぐ 肌をひきしめる，肌を清浄にする，肌を整える 皮膚をすこやかに保つ，皮膚にうるおいを与える
クリーム，乳液，ハンドクリーム，化粧用油	肌あれ，あれ性 あせも・しもやけ・ひび・あかぎれ・にきびを防ぐ 油性肌 かみそりまけを防ぐ 日やけによるしみ・そばかすを防ぐ[注1)] 日やけ・雪やけ後のほてりを防ぐ 肌をひきしめる，肌を清浄にする，肌を整える 皮膚をすこやかに保つ，皮膚にうるおいを与える 皮膚を保護する，皮膚の乾燥を防ぐ
ひげそり用剤	かみそりまけを防ぐ 皮膚を保護し，ひげをそりやすくする
日やけ止め剤	日やけ・雪やけによる肌あれを防ぐ 日やけ・雪やけを防ぐ 日やけによるしみ・そばかすを防ぐ[注1)] 皮膚を保護する
パック	肌あれ，あれ性 にきびを防ぐ 油性肌 日やけによるしみ・そばかすを防ぐ[注1)] 日やけ・雪やけ後のほてりを防ぐ 肌をなめらかにする 皮膚を清浄にする．
薬用石けん（洗顔料を含む）	〈殺菌剤主剤のもの〉（消炎剤主剤をあわせて配合するものを含む） 皮膚の清浄・殺菌・消毒 体臭・汗臭及びにきびを防ぐ 〈消炎剤主剤のもの〉 皮膚の清浄，にきび・かみそりまけ及び肌あれを防ぐ

注1：作用機序によっては，「メラニンの生成を抑え，しみ，そばかすを防ぐ」も認められる．
注2：上記にかかわらず，化粧品の効能の範囲のみを標榜するものは，医薬部外品としては認められない．
（厚生労働省医薬・生活衛生局監視指導・麻薬対策課長：医薬品等適正広告基準の解説及び留意事項等について，平成29年9月29日 薬生監麻発0929第5号）

は，「医薬部外品の添加物リスト」[10]において薬用化粧品で配合可能な成分およびその配合量が示されている．そのほか，各社独自で承認取得した添加剤が存在している．

このように，薬用化粧品は，これまで厚生労働大臣に認められている有効成分を規定量配合することで，いわゆる美白作用や消炎作用などの効能効果を標榜することができ，添加剤においても，前例のある範囲内で配合することができる．

ⓓ 薬用化粧品の承認制度

薬用化粧品を販売するうえで必要となる手続きについて説明する．薬用化粧品を販売するにあたっては，化粧品の届出とは異なり，「承認」が必要となる．つまり，製品が，品質，有効性および安全性の観点から，薬用化粧品という範囲として適当か行政が審査して判断することを意味する．薬用化粧品においては，最終的に厚生労働大臣から製品ごとに承認を得るが，製品の申請に対して審査を行うのは，独立行政法人医薬品医療機器総合機構（PMDA）である．薬用化粧品における承認申請の手続きについて図1-3に示す．

これまでに示した成分や分量，用法および用量や効能効果などの項目について，薬用化粧品における品質，有効性および安全性に問題がないか審査される．

ⓔ 薬用化粧品の成分表示

化粧品は各企業で安全であることを確認しているのに対して，薬用化粧品においては，配合成分や用法を行政が審査して安全であることを確認していることから，製品への全成分表示は医薬品医療機器等法上義務づけられておらず，アレルギーなどを起こすおそれのある成分のみの表示が義務づけられている[11, 12]．しかし，平成18年（2006年）4月1日から日本化粧品工業連合会の自主基準として，薬用化粧品の全成分表示の制度が実施されており，多くの企業が薬用化粧品においても全成分を表示している．

化粧品と薬用化粧品の全成分表示を見るうえで，同一の成分でも製品に表示される成分名称が異なることに注意が必要である．例えば，化粧品では「オキシベンゾン-5」と表示される紫外線吸収剤が，薬用化粧品では「ヒドロキシメトキシベンゾフェノンスルホン酸ナトリウム」と表示される．また，化粧品では「水添レシチン」と表示される成分が，薬用化粧品では「水素添加大豆リン脂質」と表示される．化粧品は全成分表示が義務であり，原則として日本化粧品工業連合会が作成する「化粧品の成分表示名称リスト」を用いて記載している．薬用化粧品は各製品の承認を取得した際に記載した成分名称を表示することとされている．したがって，同一成分でも化

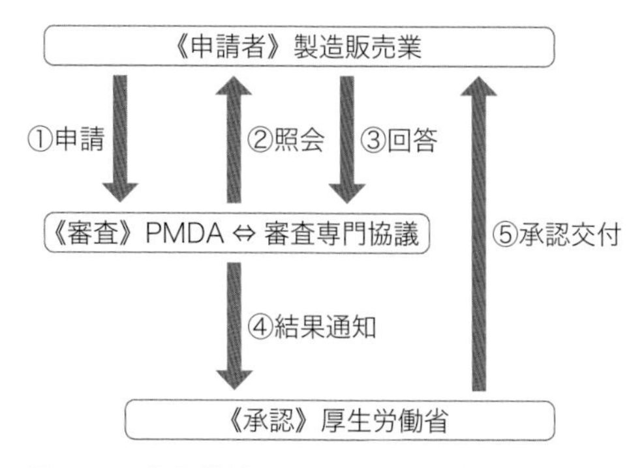

図1-3　薬用化粧品における承認審査の手続き

粧品と薬用化粧品で表示される成分名称が異なる成分が存在する．健康被害などに関する消費者からの問い合わせに対応する場合，一つの成分に対して複数の成分表示が存在している可能性があることに留意が必要である．

2 製造業と製造販売業

1 製造業とは

製造業とは，実際に化粧品等を製造する「業」をいう．製造所が存在する都道府県から，製造するための「業」の許可を得ることで，化粧品等の製造を行うことが可能となる．製造行為とは，ただ単に原料を秤量して混合することだけを指すのではなく，容器への充填，表示や包装，そして完成した製品を出荷するまで保管することも含む．製造業は，製品を製造することはできるが，製品を市場に販売することはできない．

2 製造販売業とは

製造販売業とは，製造された化粧品等を市場に販売したり，賃貸したり，授与したりする「業」のことをいう．製造販売業者は，その事務所が存在する都道府県から，製造販売するための「業」の許可を得ることで，市場に化粧品等を販売することができる．誤解されやすいが，製造販売業者が化粧品等を製造することはできない．

製造販売業という業態は，平成17年（2005年）4月1日に施行された改正薬事法によって設立された許可体系である．以前は，製造行為のみに重きを置いており製造業者が製品における責任を担っていたため，製造販売業という業は存在していなかったが，この改正により，製品に対する責任の所在を明確にし，市販後の安全対策の充実や強化が図られた．最も重要なことは，製品について最終的な責任をもつのは製造販売業者にあるということである．

製造販売業として，製造販売が支障なく行われるように，業の許可要件に，品質管理の基準（Good Quality Practice：GQP）および製造販売後安全管理の基準（Good Vigilance Practice：GVP）が定められている．平成16年（2004年）に，製品に対する責任の所在を一層明確にすることを目的に，いわゆる「GQP省令」が制定され，また，市販後安全対策の充実・強化などを図ることを目的に，いわゆる「GVP省令」が制定された．これら基準を遵守して，製造販売業者は消費者保護のために製品の品質，有効性および安全性の確保に努めなければならない．

3 副作用報告制度

化粧品等は医薬品とは異なり，本来人体に対する作用が緩和なものであるということが前提である．しかし，これらを使用して健康被害が発生した場合，迅速に把握し，適正な措置を取るために副作用報告の制度が設けられている．昨今，薬用化粧品においてある種の加水分解コムギ末による小麦アレルギーの発症や，ある美白成分による白斑症状の発症など，消費者にとって衝撃的な健康被害が生じた．これらの副作用事例をきっかけに，化粧品等においてもあらためて市販後の安全対策の強化が求められ，医薬品医療機器等法施行規則の一部を改正する省令[13]が公布され，副作用報告制度が改正された．改正後の制度は，平成26年（2014年）4月1日から施行されている．

これまでの化粧品等の副作用報告制度では，安全対策の一つとして，製造販売業者から行政に向けて研究報告のみを行っていた．しかし，医薬品と同様に，研究報告に加えて，化粧品等の使用により発生した重篤な副作用について，個別製品ごとに症例報告することが義務づけられるよう改正された（表1-5）．

では，個別の症例報告に該当するかはどのように判断すればよいだろうか．その判断基準については，「重篤性」が一つのキーワードとなる．報告義務の対象について，医薬品医療機器等法施行規則第228条にて次のように示されている．

(1) 死亡
(2) 障害
(3) 死亡又は障害につながるおそれのある症例
(4) 治療のために病院又は診療所への入院又は入院期間の延長が必要とされる症例
(5) 上記（1）～(4) に準じて重篤である症例
(6) 治療に要する期間が30日以上である症例
(7) 後世代における先天性の疾病又は異常

化粧品等は作用が緩和であることが製品の特徴であり，重篤な副作用が発生しにくい一方で，幅広い範囲の副作用症例について把握する必要性があることから，(6) 治療に要する期間が30日以上である症例も報告義務の対象としている．

また，副作用報告の制度改正とともに化粧品等の製造販売後安全管理の基準に関する省令（GVP省令）も改正され[14]，平成26年（2014年）4月1日より施行されている．これにより化粧品等を取り扱う製造販売業者が収集しなければならない情報の範囲が改正され，これまでの情報に加えて，医薬品と同様，医療関係者からの情報や行政機関からの情報も収集義務の対象範囲に追加された（表1-6）．健康被害が生じた場合には迅速な対応ができるよう，製造販売業者は安全管理業務を実施しなければならない．

表1-5　化粧品および薬用化粧品における副作用報告

重篤な副作用の報告		未知・非重篤報告	外国措置報告	研究報告
死亡または未知	既　知			
○*1（15日以内）*2	○*1（30日以内）*2	×	×	○

＊1：重篤な副作用に加え，治療に要する期間が30日以上の症例を含む．
＊2：(　) 内は発生事項を知った日から報告までの期限を表す．

表1-6　化粧品および薬用化粧品における安全管理情報の情報収集の対象範囲

改正前	改正後
一　学会報告，文献報告その他研究報告に関する情報 二　その他安全管理情報	一　医療関係者からの情報 二　学会報告，文献報告その他研究報告に関する情報 三　厚生労働省その他政府機関，都道府県及び独立行政法人医薬品医療機器総合機構からの情報 四　外国政府，外国法人等からの情報 五　他の製造販売業者等からの情報 六　その他安全管理情報

4 グローバルにおける化粧品規制

日本において化粧品等を販売するうえで規制があるのと同様に，海外においても化粧品の規制が設けられている．各企業が海外に製品展開をしていくうえでは，各国の化粧品規制を把握することは重要となる．

より関心のもたれる欧米，中国，台湾や韓国などの各国においても，日本と同様に化粧品の定義が定められている．特徴的なことは，欧米は日本の医薬部外品のような化粧品と医薬品の中間に位置するカテゴリーが存在せず，医薬品と化粧品を明確に区別している点である．中国，台湾，韓国では，日本の薬用化粧品を含む医薬部外品に類似したカテゴリーが存在し，それぞれ特殊化粧品，特定用途化粧品，機能性化粧品といわれる．各国の化粧品等の定義および該当する製品例を簡単に表1-7に示す[15]．

各国の定義を比較してみると，ヨーロッパ（EU）におけるホワイトニング製品などは日本では医薬部外品に該当する．また，日やけ止め剤は日本では化粧品にも医薬部外品にもカテゴリーとして存在するが，国によって化粧品，機能性化粧品，一般用医薬品（OTC）として取り扱われる．

化粧品等の定義の違いだけでなく，配合可能な成分や販売するための届出・許可制度，商品における訴求範囲なども異なっているため，海外に製品を導入する際は，導入国の規制を適切に把握し，規制を遵守する必要がある．

*　　　*　　　*

化粧品等にとって，医薬品医療機器等法は，製品の品質，有効性および安全性を確保し，消費者を保護するために最も重要な規制であり，基本である．消費者にとって身近な存在となった化粧品等が安心して安全に使用されるためにも，規制を正しく理解したうえで，化粧品の研究開発や化粧品等を使用される患者への指導などが行われることが望まれる．

表1-7　各国における化粧品等の定義および製品例

国名	カテゴリー	定義	製品例
日本	化粧品	人の身体を清潔にし，美化し，容貌を変え，皮膚，毛髪を健やかにすることなどを目的とし，塗擦，散布などの方法で使用される，作用が緩和なもの	スキンケア製品，メイクアップ製品，ヘア製品，日やけ止め剤，石けんなど
	医薬部外品	肌あれや美白などの各症状を防止したり，衛生を目的とした，作用が緩和なもの	美白や消炎作用などがある薬用化粧品，腋臭防止剤，育毛剤など
ヨーロッパ（EU）	化粧品	人の外表面（表皮，毛髪，爪，口唇など），歯および口腔粘膜に接触させる製剤で，清浄，芳香，容貌を変え，体臭を抑え，保護，健康に保つことを目的とするもの	スキンケア製品，メイクアップ製品，しわ防止製品，ホワイトニング製品など
アメリカ	化粧品	人の身体の構造または機能に影響を与えないで清潔化，美化，あるいは魅力または変化を与えるために身体に適応するもの	スキンケア製品，メイクアップ製品など
	一般用医薬品（Cosmetic Drugs）	人の身体の構造または機能に影響を与えることを目的とするもの．疾病の診断，治療，緩和，または予防に用いることを目的とするもの	日やけ防止剤（サンスクリーン），抗アクネ製品，制汗剤など
中国	化粧品	塗布，噴霧またはその他これらに類する方法により，皮膚，毛髪，爪，口唇などの人体表面に施用し，清潔，保護，美化，修飾することを目的とする日用化学工業製品	スキンケア製品，メイクアップ製品，ヘア製品，香水など
	特殊化粧品	化粧品のうち，染毛，パーマ，しみ取り美白，日やけ防止，脱毛の防止のために使用される化粧品，および新効能を訴求する化粧品	しみ取り美白化粧品，日やけ止め化粧品など
韓国	化粧品	人体を清潔・美化し，魅力を増し，容姿を明るく変え，皮膚・毛髪の健康を維持・促進するために，塗布や類似の方法で使用されるもので，作用が軽微なもの	スキンケア製品，メイクアップ製品，頭髪用製品，体臭防止製品など
	機能性化粧品	皮膚の美白を助ける製品，皮膚のしわ改善を助ける製品，皮膚をきれいにやき，紫外線から皮膚を保護するのを助ける製品．毛髪の着色・脱色または栄養補給に役立つ製品など	美白製品，抗シワ製品，日やけ止め剤，染毛剤など
台湾	化粧品	人体外部，歯または口腔粘膜に施し，髪や皮膚を潤沢にし，嗅覚を刺激し，体臭を改善し，容姿を飾ったり，身体を清潔にしたりする製剤を指す．ただし，ほかの法令で薬物と認められている場合は，この限りではない	スキンケア製品，メイクアップ製品，ヘア製品，石けんなど
	特定用途化粧品	中央主管機関が化粧品衛生安全管理法第五条第一項の公告に基づき，日やけ止め，染毛剤，パーマ剤、制汗剤，歯の美白またはほかの用途を有する化粧品を指す	日やけ止め剤，制汗防止剤，染毛剤，パーマ剤など

（中村　淳：グローバルビジネスを進めるための知っておきたい世界の化粧品規制，じほう，2013を参考に作成）

（都賀谷京子）

■文献

1）日本化粧品工業連合会広告宣伝委員会：日本化粧品工業連合会 化粧品等の適正広告ガイドライン2020年版，日本化粧品工業連合会，2020．

2）厚生省薬務局長：薬事法の施行について，昭和36年2月8日 薬発第44号．

3）厚生省医薬安全局長：化粧品の効能の範囲の改正について，平成12年12月28日 医薬発第1339号．

4）厚生労働省医薬食品局長：化粧品の効能の範囲の改正について，平成23年7月21日 薬食発0721第1号．

5）抗老化機能評価専門委員会：新規効能取得のための抗シワ製品評価ガイドライン．日本香粧品学会誌，30：316-332，2006．

6) 厚生労働省医薬食品局審査管理課長，厚生労働省医薬食品局監視指導・麻薬対策課長：化粧品の効能の範囲の改正に係る取扱いについて，平成23年7月21日 薬食審査発0721第1号，薬食監麻発0721第1号.
7) 厚生労働省医薬局監視指導・麻薬対策課長：化粧品の効能の範囲の改正について，平成13年3月9日 医薬監麻発第288号.
8) 厚生労働省医薬・生活衛生局監視指導・麻薬対策課長：医薬品等適正広告基準の解説及び留意事項等について，平成29年9月29日 薬生監麻発0929第5号.
9) 厚生労働省医薬食品局審査管理課長：いわゆる薬用化粧品中の有効成分リストについて，平成20年12月25日 薬食審査発第1225001号.
10) 厚生労働省医薬食品局審査管理課長：医薬部外品の添加物リストについて，平成20年3月27日 薬食審査発第0327004号.
11) 厚生省：薬事法第59条第8号及び第61条第4号の規定に基づき名称を記載しなければならないものとして厚生労働大臣の指定する医薬部外品及び化粧品の成分，平成12年9月29日 厚生省告示第332号.
12) 厚生労働省医薬食品局長：名称を記載しなければならない医薬部外品の成分の別名等について，平成19年3月7日 薬食発第0307001号.
13) 厚生労働省医薬食品局長：薬事法施行規則及び医薬品，医薬部外品，化粧品及び医療機器の製造販売後安全管理の基準に関する省令の一部を改正する省令の施行について（医薬部外品及び化粧品の副作用等の報告について），平成26年2月27日 薬食発0227第3号.
14) 厚生労働省：薬事法施行規則及び医薬品，医薬部外品，化粧品及び医療機器の製造販売後安全管理の基準に関する省令の一部を改正する省令，平成26年2月26日 厚生労働省令第13号.
15) 中村 淳：グローバルビジネスを進めるための知っておきたい世界の化粧品規制，じほう，2013.

Section 1
化粧品の種類

2 化粧品の種類と使い方 ―スキンケア化粧品―

Key words

● スキンケア化粧品　● 化粧品の分類と使用方法　● 化粧品技術の歴史

健康な皮膚を保ち，美しく魅力的にみせるために日常的に使われる化粧品は，その種類も多く，構成する成分も剤形ごとに異なる．明治初期の近代化粧品史の黎明期には，スキンケアでは洗顔料と化粧水，メイクアップでは白粉（おしろい），紅，眉墨など限られたアイテム（品目）しかなかった化粧品が，消費者の嗜好や要望の変化，皮膚科学の新しい知見，素材や製剤技術の開発により，新規剤形が続々と生まれ今に至っている．現在多くの化粧品アイテムが存在するのは，消費者ニーズに応えて技術開発が進められてきた歴史の成果といえる．

近年，消費者は化粧品に機能性を求めており，化粧品会社も使用実感が得られる化粧品開発を進めている．化粧品の機能を最大限に活かし安全に使うためには，各アイテムがどのような目的と方法でその機能を獲得しているかを知るとともに，それらの使用方法を理解することも重要になる．

ここでは，市場にあふれる多くのスキンケア化粧品の種類と使い方について，化粧品開発技術とマーケティングの歴史的な変遷を踏まえながら概説する．

1 化粧品の分類方法と使用手順

化粧品は，医薬品医療機器等法[1]第2条第3項で，「人の身体を清潔にし，美化し，魅力を増し，容貌を変え，または皮膚もしくは毛髪をすこやかに保つために身体に塗擦，散布，その他これらに類似する方法で使用されることが目的とされている物で，人体に対する作用が緩和なものをいう」と規定されている．「人体に対する作用が緩和なもの」とは，正常な使用方法のみならず，誤使用のときでも人体に強い作用を及ぼさないもので安全性の高いものをいう．

経済産業省の生産動態統計によると日本の化粧品出荷額は1997年以降停滞していたが，2016年以降の来日外国人による国内需要の増加（インバウンド景気）やアジア市場への輸出の増加に伴い，2019年は過去最高の出荷額を記録した（図2-1）．しかし，世界的なCOVID-19の拡大による海外からの来日者減少などの影響を受け，2020年は2016年の出荷額に戻った．昔から日本ではスキンケアを重視している風土があり，出荷金額の約半分が皮膚化粧品（スキンケア化粧品）で占められている．シャンプーなどの頭髪用が25%，仕上用（メイクアップ化粧品）が

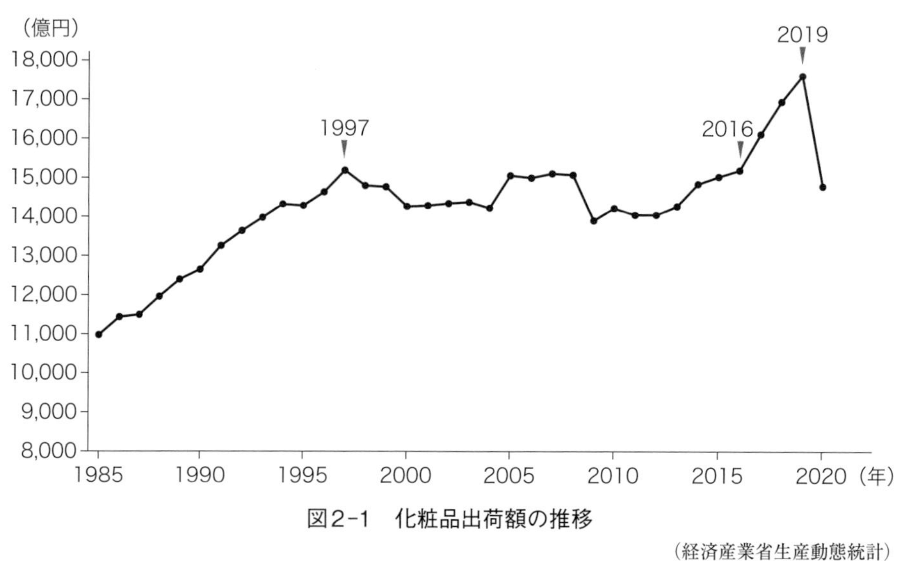

図2-1 化粧品出荷額の推移

(経済産業省生産動態統計)

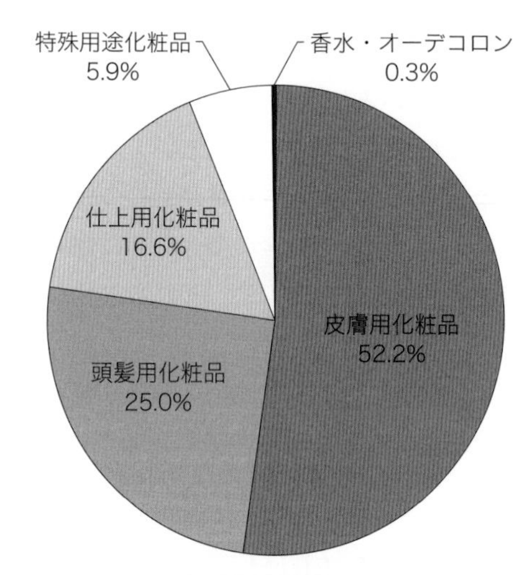

図2-2 2020年 種類別出荷額比率

(経済産業省生産動態統計)

20%弱を占めている(図2-2).

化粧品は,使用目的別や剤形別などさまざまな方法で分類することができる.表2-1に化粧品の使用目的による分類を示す[2].新しい剤形の化粧品が発売される場合,その名称は化粧品会社がマーケティング面から決めることが多く,消費者にはどういう化粧品であるか,わかりにくい場合もある.このため,化粧品の表示に関する公正競争規約施行規則[3]では,その化粧品がどういう目的であるかがわかるよう販売名称(届出名称)とともに「種類別名称」〔別表1(p.32)〕を表示することになっている.また,前述の経済産業省の生産動態統計の調査に用いられる分類は別表2(p.33)に従い毎年実施されている.

多くのアイテムをどのような順番で,どのように使うかは,基本的には化粧品会社が,それぞれの思想やブランドのコンセプトで最適と考える方法を提案している.例えば皮膚を整える役割

表2-1　香粧品の分類と使用目的，主な製品

	分 類	使用目的	主な製品
顔・身体皮膚用	スキンケア化粧品	洗 浄	石けん　洗顔フォーム　クレンジング剤
		整 肌	化粧水　パック　マッサージクリーム
		保護・保湿	乳液　クリーム　美容液
	メイクアップ化粧品	ベースメイクアップ	ファンデーション　コンシーラー　フェイスパウダー
		ポイントメイクアップ	口紅　ほお紅　アイシャドー　アイライナー　アイブロー　マスカラ
	ボディケア化粧品	浴 用	石けん　液体洗浄料　入浴剤
		紫外線防止	日やけ止めクリーム　サンオイル
		制汗，防臭	デオドラントスプレー　パウダー
		脱色，除毛	脱色・除毛クリーム
		防 虫	防虫スプレー
		手 指	ハンドクリーム
		爪	ネイルポリッシュ（マニュキュア・ネイルエナメル）
			硬化性樹脂製爪化粧料（ジェルネイル・アクリルネイル）
			ベースコート　トップコート　リムーバー（除光液）
頭髪頭皮用	ヘアケア化粧品	洗 浄	シャンプー
		保 護	リンス　トリートメント　コンディショナー
		整 髪	ヘアフォーム　ヘアジェル　ワックス
		パーマ	ウェーブ1剤　2剤
		染 毛	ヘアカラー（染毛剤）　ブリーチ　カラーリンス
		育 毛	スカルプトリートメント　育毛剤
口腔	オーラルケア化粧品	歯みがき	歯みがき
		口中清涼剤	マウスウォッシュ
	フレグランス化粧料	芳 香	香水　オーデコロン

（光井武夫 編：新化粧品学，第2版，南山堂，2001，p.5）

をするスキンケア化粧品では，化粧水 → 美容液 → 乳液 → クリームを順番に使うことを推奨しているブランドもあれば，近年の時短コスメブームの火つけ役となった，オールインワンジェルのように，1品で十分とうたうものもあり，さまざまである．図2-3に，メイクアップ前後の代表的なスキンケアステップの一例を示す[4]．

化粧品は企業が自ら安全性を確認して販売されているが，皮膚トラブルが全く起こらないということではないので，使用する前に上腕内側部などで試し使いをすることを勧めている．また，皮膚に異常を感じたら使用を中止することや，皮膚に問題が生じた際には直ちに皮膚科医を受診するなど，安全に使用してもらうための一般的な注意事項を添付文書または外箱などに記載することになっている[5]（表2-2）．

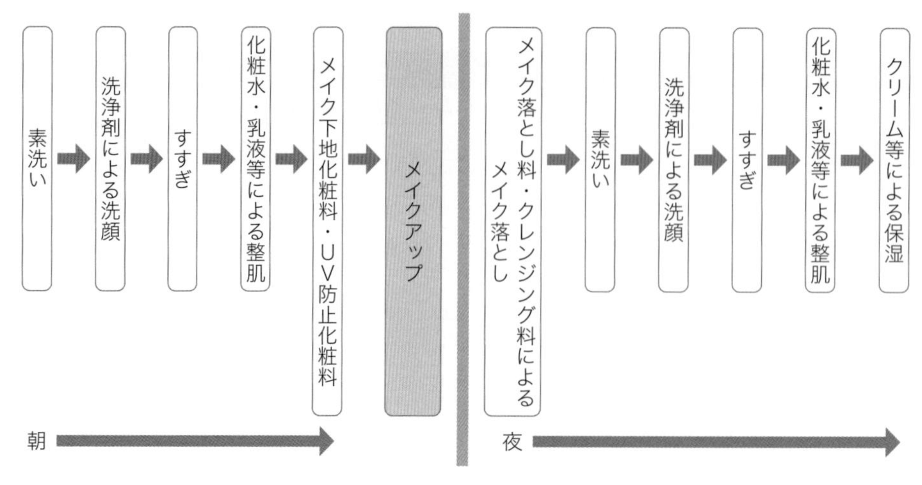

図2-3　メイクアップ前後の代表的なスキンケア

（国立がん研究センター研究開発費 がん患者の外見支援に関するガイドラインの構築に向けた研究班 編：がん患者に対するアピアランスケアの手引き2016 年版，金原出版，2016，p.122）

表2-2　添付文書等に表示する注意事項（皮膚に適用する化粧品）

〈使用上のご注意〉

1．お肌に異常が生じていないかよく注意して使用してください．化粧品がお肌に合わないとき即ち次のような場合には，使用を中止してください．そのまま化粧品類の使用を続けますと，症状を悪化させることがありますので，皮膚科専門医等にご相談されることをおすすめします．
（1）使用中，赤み，はれ，かゆみ，刺激，色抜け（白斑等）や黒ずみ等の異常があらわれた場合．
（2）使用したお肌に，直射日光があたって，上記のような異常があらわれた場合．
2．傷やはれもの，湿しん等，異常がある部位にはお使いにならないでください．
3．保管および取り扱いの注意．
（1）使用後は必ずしっかり蓋をしめてください．
（2）乳幼児の手の届かないところに保管してください．
（3）極端に高温又は低温の場所，直射日光のあたる場所には保管しないでください．

2 スキンケア化粧品の種類と使い方

多くのアイテムが存在するスキンケア化粧品の2016年と2020年の出荷個数をみると（図2-4），洗顔フォーム，化粧水，クレンジングの順で多い．

スキンケア化粧品は，健康で美しい皮膚を保つために，モイスチャーバランスを整え皮膚の恒常性を維持するなど，皮膚の機能を整える役割を担っている．基本的には，加齢などに伴い低下する水分，天然保湿因子（natural moisturizing factor：NMF），脂質に相当する物質を補うもので，洗浄，整肌，保護（保湿）を目的としている．

洗浄の対象になる皮膚上の汚れは，皮脂および皮脂酸化物，角質の屑片，汗の残渣などの皮膚の生理的代謝物と，外界の塵や埃，ファンデーションなどのメイクアップ化粧品がある．皮膚の生理的代謝物や塵・埃の除去には石けんや洗顔料が，メイクアップ化粧品の除去には各種クレンジング料が用いられる．

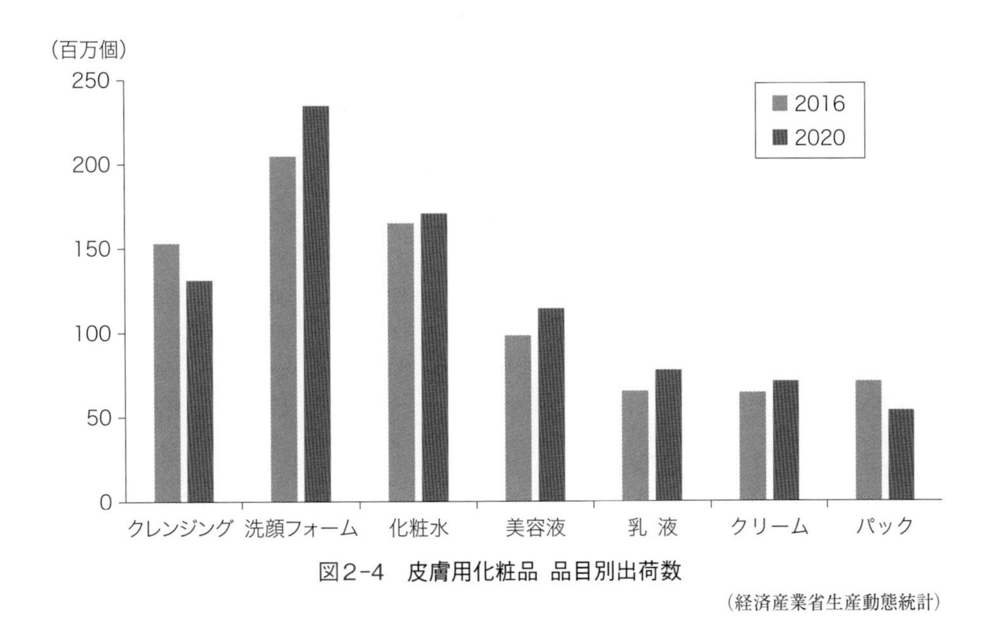

図2-4 皮膚用化粧品 品目別出荷数

(経済産業省生産動態統計)

整肌の目的で化粧水が，皮膚を保護し保湿する目的で乳液やクリームなどが用いられる．油分を多く配合できるクリームは，皮膚を柔軟にして水分の蒸散を防ぐ役割を果たす．

化粧水，乳液，クリームを順番に重ねて使用することで，皮膚が健康に保たれることは経験的に知られていたが，近年その有用性を支持する結果が少しずつ報告されている．例えば，角層に過剰な水分を与えたあと，ゆっくり乾燥させると角層の状態が整い，皮膚の状態がよくなることが示され[6]，保湿ケアが皮膚のバリア機能を整えることが示唆されている．この事実から化粧水，乳液を使用し，最後にクリームを塗布して皮膚を閉塞する化粧行為そのものが，角層をうるおし，ゆっくりと乾燥していくことになり，皮膚全体をよい状態に整えることができると考えられている[7]．また，クリームは，べたつくことから近年その使用が敬遠されているが，保湿クリームのケアにより角層の未熟なコーニファイドエンベロープ（CE）が減少し皮膚の状態が改善されることが示されており[8]，最新の知見を踏まえた消費者への情報提供が望まれる．

1 洗顔料

ⓐ 洗顔料の種類

皮膚の汚れを取り除き清潔にする目的で使用される洗浄料は，その洗浄性と安全性と使用感のバランスを独自に追求して開発されている[9-11]．特に顔面に使用する洗顔料は，洗浄料の本来の機能である洗浄力を高めると健常人であってもバリア機能が損なわれ，つっぱり感や乾燥，肌荒れなどを誘発する場合がある[12]．実際に，洗顔料の使用により生じる肌荒れ，かゆみ，つっぱり感と界面活性剤の影響や皮膚の保湿因子の一つであるNMFとの関わり[13]，洗顔料で失われた細胞間脂質の回復が困難なこと[14]などが明らかになっている．一方，刺激の可能性の低い処方にすると，本来の汚れを落とす機能性が低下したり，使い心地が悪くなることもある[9]．

洗顔料はその形状により表2-3[15]のように分類できる．①脂肪酸塩を主成分とする固形の化

表2-3　洗顔料の種類

形 状	分 類	液 性*	一般的な性質
固 形	石けん 透明石けん 中性石けん	弱アルカリ性	全身用洗浄料の主流．脂肪酸石けん．泡立ちがよく，洗浄力も高い．さっぱりした仕上がり．つっぱり感がある
	石けん	弱酸性	アミノ酸系の界面活性剤を使用．泡立ちはよくない
クリーム・ペースト状	洗顔フォーム クレンジングフォーム	弱アルカリ性	顔専用の洗顔料．脂肪酸石けんと界面活性剤を併用．使用感，泡立ちに優れている．しっとりした仕上がり
		弱酸性	アミノ酸系の界面活性剤を利用．刺激は低いが，泡立ちはよくない．汚れが落ちない場合もある
		中 性	レシチンやポリグリセリン脂肪酸エステルなどの中性の界面活性剤を利用．洗浄力が弱いが，比較的刺激が低い
	スクラブ洗顔料 クレイ洗顔料	弱酸性〜弱アルカリ性	洗顔フォームのベースに粉末状の粒子やクレイ（粘土鉱物）を配合．古い角層や余分な皮脂を物理的に取り除くもの
液状・粘稠性	液状洗浄料	弱酸性〜弱アルカリ性	ボディ用，頭髪用洗浄料に多い
顆粒・粉末状	洗粉（あらいこ） 洗顔パウダー	—	使用時に水を加えて泡立てて使用する．酵素など水の存在で失活する成分を配合できる
泡 状	泡洗顔料	弱酸性〜弱アルカリ性	ポンプタイプで，押すと泡の洗顔料が出てくるもの
	シェービングフォーム	弱アルカリ性	発泡して出てくるものと，ジェル状で出てきて使用時発泡させる（後発泡）タイプがある．脂肪酸石けんと界面活性剤を併用

*化学的な溶液のpHは酸性，中性，アルカリ性で分類されるが，洗顔料の液性は一般的にpH 3〜6を弱酸性，pH 6〜8を中性，pH 8〜11を弱アルカリ性と表現される．

（内藤 昇，棟方温志：フレグランスジャーナル，92：42-46，1988より改変）

粧石けん（弱アルカリ性），②脂肪酸塩と界面活性剤を洗浄成分とするクリームタイプの洗顔フォーム（弱アルカリ性），③アミノ酸系の界面活性剤を配合したクリームタイプの洗顔フォーム（弱酸性）などさまざまなタイプのものがある．

脂肪酸のアルカリ塩（脂肪酸塩）を主成分とする固形の化粧石けんは脱脂力が強く，また脂肪酸の種類によっては皮膚に吸着し皮膚トラブルの原因になる可能性が指摘されている[16]．それに対して，脂肪酸塩と他の界面活性剤を利用したクリームタイプの弱アルカリ性の洗顔料は，バリア機能の維持に必要な細胞間脂質は残し表皮の汚れを選択的に取り除くように設計する選択洗浄性や，保湿力を調節する製剤技術が進んでいる．ただし，オレイン酸塩やラウリン酸塩は，皮膚に吸着しやすく，選択洗浄性も劣る[17]ことから，肌荒れを招く可能性がある．弱アルカリ性のクリームタイプの洗顔料は，脂肪酸と水酸化カリウムなどのアルカリ剤を配合し，製造過程でけん化反応をさせ脂肪酸塩を生成させる方法で製造されるのが一般的である．このため表示名称には生成される脂肪酸塩の名称でなく，脂肪酸とアルカリ剤の名称が記載される．表示名称で判断

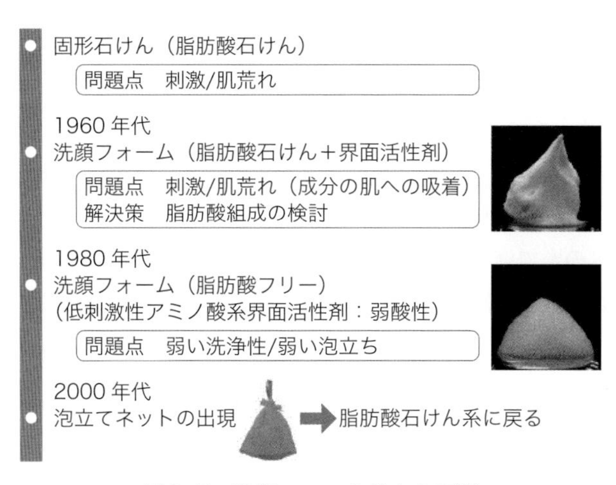

図2-5　洗顔フォーム処方の変遷

する場合，弱アルカリ性の洗顔料の中では，オレイン酸やラウリン酸が配合されているものに比べて，パルミチン酸やステアリン酸が配合されている洗顔料のほうが安全であるといえる[18]．しかし，起泡性の高いラウリン酸などを配合しない洗顔料は細かい泡を立てるのが難しい．

弱酸性の洗顔料に洗浄成分として使われているアミノ酸系界面活性剤である*N*-アシルアミノ酸塩（アシルグルタミン酸塩，アシルβ-アラニン塩，アシルサルコシン塩など）は，皮膚の水分量を維持し，脂肪酸塩に比べて皮膚への吸着が少なく安全性に優れているといわれている[19, 20]．しかし，汚れ落ち度が劣るため，汚れを皮膚に残してしまう可能性は否定できない．このほか，レシチンなど生体成分に近い天然界面活性剤だけを洗浄成分としている中性洗浄料も，泡立ちは悪いものの安全性には優れているので，敏感肌用の洗顔料として販売されている．

ⓑ 洗顔料の歴史

皮膚を清潔に保つための洗顔料の歴史は化粧品の中では古く，日本では小豆や米ぬかを袋に入れて使う洗粉が江戸時代までは主流であった．明治時代になり西洋の化粧石けんが入手しやすくなったため，1890年に日本でも良質の国産の固形石けんが作られるようになった．また，1906年には，日本の伝統的な洗粉と西洋石けんが融合した新しい洗粉が発売され，世を風靡（ふうび）した．

戦後，洗顔も身体洗浄も固形石けんが主流であったが，1960年代の界面化学の発展によりさまざまな界面活性剤が開発され，洗顔料は大きく変化した．戦後の洗顔料の処方変遷を図2-5に示した．固形石けんを使用することにより起こる乾燥や肌荒れを解決することを目標に，脂肪酸石けんと界面活性剤を併用したチューブ入りの弱アルカリ性のクリームタイプの洗顔フォームが生まれた．しかし，依然皮膚トラブルの問題は解決できなかったため，低刺激性の界面活性剤の開発が加速し，洗浄用の低刺激性の界面活性剤としてアミノ酸系の界面活性剤が生まれ，1980年代には脂肪酸石けんを含まない弱酸性洗顔料が発売された．この弱酸性洗顔料は，泡立ちが悪く洗浄力は弱いものの刺激が起こりにくく，皮膚のpHと同じ弱酸性を示すことがマーケティングとして成功し一世を風靡した．ところが2000年以降，洗顔ネットやクロスという誰でも容易に泡立てることを可能にする化粧道具が出現してから，「泡で洗う」という化粧行為がブームとなり，細かくて弾力性の泡が立つ弱アルカリ性の洗顔フォームが再び好まれるようになった．

ⓒ 洗顔料の使用方法

洗顔料を安全に使用するためには，使用方法も重要である．洗顔料に含まれる界面活性剤の皮膚への吸着を低減させるため，最初に水またはぬるま湯で皮膚をぬらすことが勧められている[21]．洗顔料は使用方法に記載されている指定量を手のひらにとり，適量の水またはぬるま湯を加えてよく泡立てて，その泡を用いて洗浄する．

適量の洗顔料を適量の水で泡立たせて使用することが刺激低減に役立つこと，さらに泡立ちが劣る洗顔料を使用すると1回の使用量が多くなる傾向も観察されていることから[22]，泡が立ちにくい場合は泡立てネットなどを用いて泡を作るとよい．十分な量の細かい泡は界面活性剤が気-液界面に多く配向することになり，皮膚に吸着するフリーの界面活性剤の量を少なくすることも示されている[23]．

十分に泡立てた洗顔料は，手でマッサージするようにし，あまり力を入れずやさしく顔全体に広げて汚れとなじませる．その後，水またはぬるま湯ですすぎを十分に行う．すすぎが少ないと皮膚に残る界面活性剤の量が多くなる．また界面活性剤は水温が低すぎると溶解しにくくなり皮膚に残りやすく，反対に水温が高すぎると脱脂しすぎて肌荒れの原因になるため，洗い流す際の水の温度にも注意が必要である[4]．洗顔後は，擦らず，柔らかいタオルで軽く押し当てて水分を拭き取るようにすると刺激が少ない．

2 クレンジング料

ⓐ クレンジング料の種類と歴史

メイクアップ化粧品を落とすためのクレンジング料は，大きく分けて，①水中油型（O/W型）のクレンジングクリーム，②オイルクレンジング，③クレンジングリキッドに分けられる．

歴史的にみるとクレンジング料の剤形は多岐にわたる（表2-4）．その起源はコールドクリームと呼ばれる油分を多く含むクリームで，昭和中期まではクレンジングクリームとして汎用されていた．油分を50～85％含むため，皮膚に塗擦すると冷たい感じがするのでコールドクリームという名称がついた．マッサージ後に拭き取るタイプで，汚れとのなじみはよいが使用感はべたつくという特徴があり，1960年代まで多く使われていた．

その後，乳化技術の発展により，べたつかない使用感で，拭き取り・洗い流しの両方が可能な両用タイプのO/W型のクリームタイプが生まれた．クリームタイプのクレンジングは汚れとなじませる際にマッサージを必要とするため，古くなった角層を物理的に落としやすく，なおかつ剤形中の油分で皮膚に柔軟性を与える役割もあり現在も人気がある．

1990年代の後半になると，目元重視のメイクがトレンドとなったことから，マスカラやアイライナーなどのメイクアップ化粧品の機能が向上し，耐水性の高い落ちにくいアイテムが増え，従来のO/W型クレンジングクリームで落とすのには，時間がかかるようになった．そこで，落ちにくいメイクを手軽に落とせるクレンジング料として，オイルに界面活性剤を加え洗い流せるようにしたオイルクレンジングが発売され，その手軽さが受け入れられブームになった．しかし，初期のオイルクレンジングは，油に界面活性剤を比較的多く配合したもので，使用前に少しでも水分が入るとメイクとなじませる前に乳化してしまいクレンジング力が激減するため，風呂

表2-4　クレンジング料の種類

形状	名称	剤形	一般的な性質
クリーム・ペースト状	クレンジングクリーム	O/W	乳化タイプのクレンジングクリーム．使用後の感触がしっとりしている．現在も広く使われている．ハードメイク用．拭き取りと洗い流しの両用
	コールドクリーム	W/O，O/W	油分が多い古いタイプのクレンジングクリーム．拭き取りタイプ
乳液状	クレンジングミルク	O/W	O/W型の乳液タイプ．クレンジングクリームより使用後の感触がさっぱりしている．拭き取りと洗い流しの両用
液状	クレンジングローション	ローション型	拭き取り化粧水．非イオン性の界面活性剤，保湿剤の配合量が多い．昔はエタノールも多く配合されていたが，現在は無配合のものが多い．コットンで使用するため，物理的な拭き取り効果もある．ライトメイク用
	クレンジングリキッド	バイコンティニュアス型	ぬれた手でも使える液状のクレンジング．高分子シリコーンの汚れとよくなじむ揮発性シリコーンを多く配合することができる．クレンジング力は高い
ジェル状	クレンジングジェル	乳化型または液晶型	油分を大量に配合した乳液タイプ．メイクとのなじみがよい．洗浄力が高く洗い流し専用．ハードメイク用
		水溶性増粘剤型	水溶性高分子でゲル化したタイプ．水洗可能．クレンジング力は弱い
オイル	オイルクレンジング	界面活性剤配合油剤	液状の油性成分に界面活性剤やエタノールなどを配合．洗い流し専用で，洗い流し時に油分が白くO/W乳化するものや，透明に可溶化されるものがある．油性メイクに対するクレンジング力は高いが，水洗後に油っぽさが残る
	クレンジングバーム		固形・ペースト状の油性成分に界面活性剤を配合．使い方や性質はオイルクレンジングとほぼ同じ．手からこぼれ落ちやすい液状のオイルクレンジングより使いやすいが，手がぬれているとクレンジング力が落ちる．オイルクレンジングより水洗後の油っぽさの残りは強い
	植物オイル	油剤	植物オイルなどの液状オイルだけで構成されたクレンジング．メイクとなじませたあとに拭き取り，その後洗顔料を用いて洗うことで汚れを落とす

（内藤 昇，棟方温志：フレグランスジャーナル，92：42-46，1988より改変）

場でクレンジング力が低下するという欠点があった．また，水で洗い流してもべたついた感触が残り，汚れが再付着するという欠点があった．これらの問題を解決するために製剤化に関する多くの検討がなされ，2000年以降，液晶乳化やD相乳化などの技術を応用し，少量の水分があっても使える新しいオイルクレンジングやクレンジングリキッドが実用化された[24, 25]．また，液状のオイルクレンジングは手軽ではあるが使用時に手からこぼれてしまうため，2010年以降には固形オイルを配合したクレンジングバームが登場した．

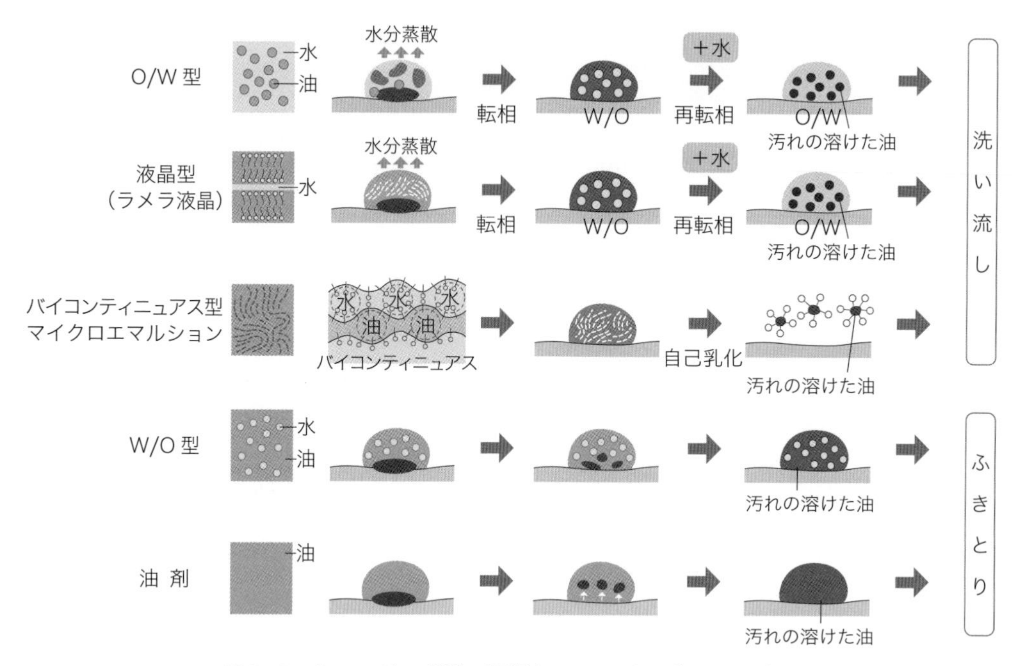

図2-6　クレンジング料の種類とクレンジングメカニズム

（福井 寛：トコトンやさしい化粧品の本，第2版，日刊工業新聞社，2020，p.89）

ⓑ クレンジング料の使用方法

クレンジング料はその剤形によって使用方法は異なる[26]（図2-6）．洗い流すものと拭き取るものに大きく分けられるが，近年は洗い流す方法が主流である．クレンジングの第一段階は，クレンジング料とファンデーションなどの汚れをよくなじませることであり，第二段階は，汚れを含んだクレンジング料を皮膚からきれいに取り除くことである．具体的には，O/W型のクリームは，塗布後マッサージすることで水分が蒸散し転相して，外相が油の油中水（W/O）になることで油性汚れとなじみクレンジング効果を示すため，感触が軽くなるまでマッサージする必要がある．その後，水ですすぐことで再転相して容易に落ちる．手がぬれていても使用できるオイルクレンジング（バイコンティニュアス型）は，汚れと軽くなじませるだけで容易に洗い流すことができる．クレンジング料を使用したあとは，一般的に洗顔料を使用することが勧められる．これは，クレンジング料が残っていたり汚れが皮膚に再付着してしまうと皮膚トラブルの原因になるおそれがあることや，その後のスキンケアが十分にその機能を果たさない可能性があるためである．

3 化粧水

ⓐ 化粧水の種類と歴史

化粧水は，水分のほかに保湿剤を多く含み，洗顔後に皮膚のモイスチャーバランスを整える役割がある．化粧水の保湿力は，皮膚科学研究や皮膚計測技術の進歩により格段に向上している．江戸時代の化粧水はヘチマ水や野茨（ノイバラ）の花を蒸留してつくった「花の露」など植物か

表2-5　化粧水の目的別分類

分類		一般的な性質
柔軟化粧水・保湿化粧水		角層に水分・保湿成分を補い，皮膚を柔軟にし，みずみずしくなめらかな，うるおいのある皮膚を保つ
		不織布などに保湿化粧水を含浸させたものがフェイスマスク．使用時に顔全体に広げて使うシート状パック
収れん化粧水		角層に水分・保湿成分を補うほかに，収れん作用，皮脂分泌抑制作用をもち，さっぱりとした使用感で，化粧崩れを防ぐ．エタノールを含む．アストリンゼントとも呼ばれる
洗浄化粧水・クレンジングローション		ライトメイクを落とすための，拭き取り用化粧水
多層式化粧水 2層以上からなる化粧水で振とう後使用するタイプ	カーマインローション	収れん化粧水に酸化亜鉛などの粉体が入った，水層－粉体層の2層からなる夏用の化粧水．肌のほてりを抑える
	デオドラントウォーター	収れん化粧水に消臭効果のある粉体が入った2層式の化粧水
	ポイントメイクアップリムーバー	ウォータープルーフのポイントメイクを落とす，油相と水相からなる2層式の化粧水

らつくられたものであった．明治維新以降，グリセリンが出現し保湿剤として化粧水に配合されるようになり，その後，1,3-ブチレングリコール（BG）など他の多価アルコールが現れ多用されるようになった．1950年代にはNMF成分が皮膚の保湿に関与していることが明らかになり，アミノ酸，尿素，ピロリドンカルボン酸などのNMF成分が保湿剤として配合されるようになった．1960年代に表面化した化粧品による黒皮症問題をきっかけに自然派化粧品ブームが起こり，古くから伝承的に皮膚によいことが知られていた植物から得られた抽出物（エキス）の配合が増加するとともに，ヒアルロン酸や糖類などの保水性の高い成分が保湿剤として配合されるようになった．その後，表皮研究が進むにつれて，保湿成分を補給するだけでなく，表皮で水分を保つ働きをする生体成分，例えば，NMF成分やセラミドをはじめとして，表皮でさまざまな役割を果たしていると推測されているヒアルロン酸や，細胞内に水を取り込む役割を果たすアクアポリンなどを自ら生み出すよう促す素材も開発されるようになった．皮膚科学研究が進み，角層の保湿の重要性が明らかになってくるのに伴い，スキンケアコンセプトも変化してきている[7]．

化粧水の目的別分類を表2-5に示す．化粧水をはじめとする保湿化粧品のコンセプトは，1970年代に簡易な皮脂測定装置が開発されてからは皮脂量を指標とした肌別に，その後1980年代にインピーダンス法で角層の水分量の測定が容易になってからは皮脂量と水分量を指標とした肌分類が行われるようになり，販売時のカウンセリングツールとなった．それに伴い，肌別にスキンケアアイテムが提供されるようになり，化粧水もエタノールを含み保湿剤の少ないアストリンゼントと呼ばれるさっぱりタイプから，保湿剤を多く含むしっとりタイプまで同じシリーズに複数タイプの化粧水が提供されていた．また1980年代まで日やけ肌がブームとなっていた頃には，日やけ後の炎症を鎮静させるために粉体を配合した2層式のカーマインローションが夏の定番アイテムになっていた．その後2000年代になると，敏感肌と認識する消費者の増加とともに，防腐剤フリーでシンプルな組成の敏感肌用化粧品（後述）が台頭するようになった．しかし，皮膚科学研究が進み，角層を保湿する重要性が明らかにされてから，化粧水は保水性を追求するようになった．現在，化粧水は保湿力の高いものが定番で，そこに美白やアンチエイジングといった機能を付加する形でさまざまな化粧水が販売されている．また，化粧水を顔型の不織布に含浸させたフェイスマスクは，マスクを広げて顔全体にのせ数分置くことで，角層を保水する目的を果たす．

ⓑ 化粧水の使用方法

保湿化粧水をコットンで使用する場合，目の周りやほうれい線部分の塗り残しが少なく，また古くなった角層を物理的に除去できるという利点があるが，コットンに化粧水が残ってしまう．一方，コットンを使わず手で塗布する場合，塗り残しや塗りむらができやすいので鏡を見ながらていねいに塗布する必要がある．利点は，手で顔を触ることによる心理的効果が期待できること，また，取り出した化粧水をすべて皮膚に塗布できることである．コットンで使用するか，手で使用するかは，化粧品会社により異なるが，どちらの方法であっても塗布30分後の保湿効果は差がないことが示されている[27]．

また化粧水の使用量については，化粧水をふんだんに使うことが流行した時期もあるが，基本的には，適量を丁寧に塗布し，その後油分を含む乳液やクリームを塗布し水分の蒸散を防ぐほうが効果的と考えられている．特に乾燥が気になる場合は，一度に多量の化粧水を塗布するよりも，皮膚に化粧水がなじむことを確認しながら，数回に分けて使用することを勧める化粧品会社が多い．なお，角層に水分を補給する手段としてフェイスマスクも効果的であるが，過度の水分負荷によりバリア機能が一時的に低下することが示唆されている[28]．また，マスクが乾くまで皮膚にのせていると，かえって水分蒸散が起きる可能性があるので注意が必要である．

4 乳液・クリーム

乳液とクリームは，乳化技術の歴史とともに使用感や機能が進歩してきた[29]（表2-6）．明治時代に西洋から持ち込まれた最初の乳化技術は脂肪酸石けんを乳化剤として使用したもので，油

表2-6 化粧品乳化の歴史

年	乳化法	利用する界面活性剤と添加物
明治～戦前	石けん乳化	脂肪酸＋アルカリ
	ホウ砂-ミツロウ乳化	ホウ砂（セロチン酸）＋ミツロウ
1945年頃	合成界面活性剤による乳化	ソルビタン脂肪酸エステル
1950年代	高温転相乳化法	POE付加エーテル型ノニオン活性剤
	HLB理論の展開	ノニオン界面活性剤
1970年頃	HLB温度乳化法	ノニオン界面活性剤
1978年	アミノ酸乳化（W/O）	アミノ酸＋界面活性剤
1981年	転相乳化法	ノニオン界面活性剤
1982年	有機ベントナイトによる乳化	有機ベントナイト
	非水乳化法	ショ糖脂肪酸やレシチンなど＋グリセリン
1988年	D相乳化法	多価アルコール＋ポリグリセリン脂肪酸エステルなどの界面活性剤
1989年	液晶乳化法	主に2鎖型界面活性剤が形成する液晶中に分散相を分散させる乳化方法
1990年代	水溶性高分子による乳化	水溶性高分子

分が少なめのバニシングクリームがメインであった．水と油という互いに混じり合わない物質を界面活性剤の作用や機械力で乳化する技術は，1950年代にポリオキシエチレン付加型の界面活性剤が使用されるようになってから急激に発展した．1970年代は新しい乳化法の開発が活発に行われ，使用感がよく，安定な乳液やクリームが続々と世の中に送りだされ，現在もそれらの技術が応用されている．現在は，さまざまな非イオン界面活性剤と適切な乳化方法を選択することで，油分の多い乳化物ができるようになっている．最も一般的なO/Wクリームの分類を表2-7に示した．

クリームなどの油性基材の塗布は，皮膚表面を閉塞することによって生体内部からの水分蒸散が抑制され，バリア機能が高まるオクルージョン効果が起こるため，クリームを塗布する前に化粧水などで角層に十分な水分を与えておくことが重要である．

5 美容液

美容液は特別なスキンケア化粧品として1970年代に生まれ，1980年代には一般的なアイテムとして販売されるようになった．美容液の種類を表2-8に示した．初期の美容液は化粧水を水溶性高分子で増粘した透明でリッチな使用感の化粧水タイプであったが，その後，乳化技術の進歩に伴い，半透明タイプや乳液タイプが生まれた．濃厚な使用感の乳化タイプのものはセラムと呼ばれる場合もある．美容液の使用順序は，化粧品会社により設定されていて，化粧水のあとや乳液のあとに使用する場合が多いが，化粧水の前に使うものもある．

表2-7　O/W型クリームの処方別分類

構成成分		代表例	
油相量（%）	乳化剤	代表製品例	昔の呼び方
10～30	・脂肪酸石けん ・非イオン性界面活性剤 ・石けん＋非イオン性界面活性剤 ・ミツロウ＋ホウ砂 ＋非イオン性界面活性剤	エモリエントクリーム	油相量10～20%で石けんを主たる乳化剤としているものをバニシングクリームという
30～50		エモリエントクリーム	中油性クリーム
50～85		マッサージクリーム	コールドクリーム
		クレンジングクリーム	
		エモリエントクリーム	

表2-8　美容液の種類

分 類	一般的な性質
透明化粧水タイプ	化粧水を水溶性高分子などで増粘したタイプ．保湿剤の配合量も多い．保湿剤，水溶性高分子の種類と配合量により使用感が異なる
半透明化粧水タイプ	透明化粧水タイプに油性成分を配合したもの．界面活性剤で可溶化したものもあれば，新しい乳化技術を用いたものなどがあり，製剤技術の違いにより油分の配合量が異なる
乳液タイプ	乳液を水溶性高分子などで増粘したものや，液状油分を多く含むクリームを安定化させたもの．化粧水タイプに比べて油性成分を多く配合でき，保湿力が高い
オイルタイプ	スクワランや椿油，植物油などを主成分とした化粧油．油分の種類で使用感が異なる．皮膚を閉塞し保湿するとともに柔軟性を保つ機能が高いので古くから根強い人気がある

3 機能による化粧品の分類と使い方

化粧品を保湿機能以外の機能で分類すると，サンスクリーン剤，低刺激性化粧品（敏感肌用化粧品），美白化粧品，抗シワ化粧品などに分けられる．ここでは，その中でサンスクリーン剤と低刺激性化粧品について，その特徴と使い方の注意点を述べる．

1 サンスクリーン剤

ⓐ サンスクリーン剤の種類

サンスクリーン剤の種類を表2-9に示した．近年のサンスクリーン剤は乳化タイプで，水や汗に強い耐水性の高いW/O型のタイプが主流である．高い紫外線防御能をもつレジャー用のサンスクリーン剤は，紫外線吸収剤を配合し紫外線防御能を高めているが，通常，紫外線散乱剤〔酸化チタン（二酸化チタン），酸化亜鉛〕も配合されている．紫外線吸収剤はその化学的性質から極性が細胞間脂質と近く，健常皮膚においても容易に角層を通過することが報告されており[30)]，紫外線吸収剤による皮膚刺激性に関する症例報告もある[31-33)]．紫外線吸収剤による皮膚刺激性は光毒性や光感作性が関係しており，化粧品に使用できる紫外線吸収剤の種類と量は化粧品基準[34)]で定められている．紫外線吸収剤を配合しないサンスクリーン剤は，ノンケミカルタイプと呼ばれ，酸化チタンと酸化亜鉛だけで紫外線防御能を出しており，低刺激用や子供用として販売される場合が多い．ノンケミカルサンスクリーンは，高い紫外線防御能を得るためには散乱剤を多く配合する必要があるため，塗布した皮膚の白さが目立ったり，時間の経過とともに皮膚が乾燥することがある．サンスクリーン剤の製剤技術については「遮光製品（サンスクリーン）とその作用」の項（p.65）を参照されたい．

紫外線防御能をもつ化粧品は，サンスクリーン剤だけでなく，ボディミルクや化粧下地，ファンデーションなどもある．

表2-9 サンスクリーン剤の種類

形状	分類	特徴
乳化タイプ O/W，W/O	ケミカルサンスクリーン	紫外線吸収剤を配合し，紫外線防御能を高めているサンスクリーン剤．通常，紫外線散乱剤も配合されている．紫外線吸収剤に起因する油っぽい感触が残り，まれに皮膚に刺激を感じる場合がある
	ノンケミカルサンスクリーン	紫外線散乱剤だけで紫外線防御能を出しているサンスクリーン剤．高い紫外線防御能を得るには散乱剤を多く配合する必要があるが，白く見えたり時間とともに肌が乾燥することがある．低刺激性を標榜して販売されている場合が多い
ジェルタイプ		紫外線吸収剤と紫外線散乱剤を配合した，さっぱりとした使用感のサンスクリーン剤
スプレータイプ		主に紫外線吸収剤を配合し，高圧ガスとともに缶に充填したもの．ガスを含まずディスペンサー容器に充填して霧状に噴霧するものもある

ⓑ サンスクリーン剤の歴史

1980年代までは，夏に日やけするのは健康な行為であるという風潮があり，サンスクリーン剤の技術はあまり発展していなかった．しかし紫外線の害が広く認知されるようになり，化粧品会社はサンスクリーン剤の開発を活発に進めるようになった．1992年に日本化粧品工業連合会から紫外線B波を防御する程度を示すSPF値の測定基準という自主基準が発表されてから，SPFの高さを競うように多くのサンスクリーン剤が発売され，SPF100を超える商品も売り出されるなど「SPF戦争」と呼ばれるようになった．このSPF戦争により，紫外線吸収剤の配合量が増え皮膚刺激のリスクが高まることになった．そこで1999年に日本での紫外線曝露の上限を現実的に考え，SPFの上限表示を「50＋」と定めた．また，紫外線A波がしわなど光老化の原因になることが明らかになってきたため，1996年には紫外線A波の防御の程度を表すPA表示がなされるようになった．

現在，日本の化粧品業界の自主基準として定められている紫外線防御能の上限表示は，「SPF50＋」と「PA＋＋＋＋」である．日本化粧品工業連合会では，生活シーンに合わせた紫外線防御化粧品を選ぶよう提唱している[35]．日常生活では，SPF15〜30，PA＋＋〜＋＋＋程度の，容易に落とせるO/W型のサンスクリーン剤でも紫外線を適度に防御できる．加えて，日傘や帽子などを併用するほうがよい．

ⓒ サンスクリーン剤の使用方法

近年，紫外線防御能を高めるため汗や皮脂で崩れにくい耐水性の処方開発が行われている．一方で消費者は，べたつかずさらっとした使用感を求めており，その結果としてのびのよいサンスクリーン剤が主流となっている．このため消費者が心地よく塗布した場合，塗布量が十分でなく表示どおりの紫外線防御能が得られないこともある．

サンスクリーン剤に記載されている表示どおりの紫外線防御能を得るためには，適切な厚みで均一に塗布する必要がある．SPF値とPA値は，皮膚1 cm^2 あたり2.0 mgのサンスクリーン剤を塗布して測定するが，実使用量調査では，1 mg/cm^2 程度しか塗布されていないという報告[36]や乳液タイプの全身用サンスクリーン剤の場合は平均0.3 mg/cm^2，化粧下地の場合は平均0.5 mg/cm^2 しか塗布できていないことが報告されている[37]．このため表示されている効果を得るためには重ね塗りする必要がある．また効果を維持するために，2〜3時間ごとに塗りなおすことも有効である．

耐水性の高いW/O型のサンスクリーン剤は，弱いクレンジング料では落ちにくい場合があるので，使用しているサンスクリーン剤の種類によって適切なクレンジング料を使用する必要がある．

2　低刺激性化粧品

乾燥や生活習慣の乱れなどにより皮膚が敏感になっていると自覚している人が多くなるにつれて，敏感肌用や無添加といったキャッチコピーのスキンケア化粧品が多く販売されるようになった．しかし，「無添加」や「敏感肌用」の表示には，明確な基準はなく，化粧品会社の裁量で記載しているにすぎない．

一般的に，無添加化粧品と呼ばれる化粧品は，旧薬事法で示されていた，「使う人の体質によってごくまれにアレルギー等の肌トラブルを起こす恐れのある成分」として旧厚生省が指定した「表示指定成分」〔別表3（p.34）〕を配合しないことを指す場合が多い．この表示指定成分は，1970年代にその原因が明らかになった化粧品による皮膚障害を受けて旧厚生省が1980年に設定したもので，102種類の成分と香料が該当する．現在は制度が変わり，化粧品では全成分を表示することが義務づけられるとともに，化粧品会社の自己責任で新しい成分を自由に使えるようになっている．このため，無添加化粧品であっても表示指定成分に指定された成分と比べて刺激を示す可能性のある成分が含まれている場合もある．一方，敏感肌用や無添加化粧品と記載されていない化粧品であっても，安全性に問題のないものも多い．

また近年，安全性と環境負荷を減らすという観点から，欧米を中心に化粧品に使用する成分の規制が強くなってきており，安全性に疑念のある成分や環境負荷が懸念されるマイクロプラスティック素材などを含まないことをコンセプトとする化粧品“Clean Beauty”も広がりをみせている．しかし，この“Clean Beauty”も日本の低刺激性・敏感肌用化粧品と同様，現時点では決まったルールはなく，化粧品会社ごとに「配合しない成分」に対する考え方は異なる．

薬用化粧品（医薬部外品）は一定の安全性のデータを提出して厚生労働省の承認を得る必要があるが，化粧品は基本的に化粧品会社（製造販売業者）の自己責任で最終製品の安全性試験を実施し，販売する化粧品の安全性を担保すればよいことになっている．スキンケア化粧品の安全性や有効性に関する考え方は会社によって異なる場合も多いので，化粧品会社からの情報も参考にし，正しい知識をもって化粧品や薬用化粧品を選んでいく時代になってきていることを知ってほしい．

＊　　　＊　　　＊

ここでは，スキンケア化粧品に焦点をあて，市場にあふれる多くの剤形の化粧品の特徴と，その剤形が生まれた歴史的背景を概説した．また，その中から，現在多く流通している剤形を選び，販売時に一般的に指導されている使用方法に加えて，皮膚科学研究の成果から推奨できる使用方法を考察した．

化粧品は，その時代の消費者の美しさに対する意識の変化とともに進化していき，化粧品文化を創造していく．近年，機能性と安全性の両立を求める消費者が増えるにつれて，化粧品の研究開発も新しい時代に入り，これまでとは異なる視点から機能性を追求した化粧品が生み出されることが期待されている．一方で機能性の追求は，新たな不具合を生み出す場合もあり，安全性を担保するための新しい技術創出も重要な課題となる．化粧品技術者が，時代に沿った安全で機能性の高い化粧品を追い求め，それが日本らしい新しい化粧文化の創造につながることを期待している．

（南野美紀）

■文 献

1）医薬品，医療機器等の品質，有効性及び安全性の確保等に関する法律，昭和35年法律第145号．
2）光井武夫 編：化粧品概論．新化粧品学，第2版，南山堂，東京，2001，pp.3-10．
3）化粧品公正取引協議会：化粧品の表示に関する公正競争規約施行規則 別表1【種類別名称】，https://www.cftc.jp/

kiyaku/kiyaku02-1.html，2022年4月12日閲覧.

4）国立がん研究センター研究開発費 がん患者の外見支援に関するガイドラインの構築に向けた研究班編：がん患者に対するアピアランスケアの手引き2016年版．金原出版，東京，2016，pp.120-140.

5）厚生労働省医薬食品局長：化粧品等の使用上の注意について，平成26年5月30日 薬食発0530第2号.

6）Iwai I，Kunizawa N，Yagi E，et al：Stratum corneum drying drives vertical compression and lipid organization and improves barrier function *in vitro*．*Acta Derm Venereol*，93：138-143，2013.

7）岡野由利：スキンケア化粧品のコンセプトの変化—角層を保湿することの重要性—．日本化粧品技術者会誌，50：91-97，2016.

8）Kikuchi K，Kobayashi H，Hirao T，et al：Improvement of mild inflammatory changes of the facial skin induced by winter environment with daily applications of a moisturizing cream．A half-side test of biophysical skin parameters, cytokine expression pattern and theformation of cornified envelope．*Dermatology*，207：269-275，2003.

9）酒井裕二：理想的な洗顔料の開発．日本化粧品技術者会誌，33：109-118，1999.

10）木村友彦：肌にやさしい洗浄製品の開発．日本化粧品技術者会誌，46：257-263，2012.

11）尾沢敏明：「肌へのやさしさ」と「洗浄力」を両立した新しい皮膚洗浄技術の開発．フレグランスジャーナル，40（8）：21-25，2012.

12）Kawai M，Imokawa G：The induction of skin tightness bysurfactants．*J Soc Cosmet Chem*，35：147-156，1984.

13）Kamo A，Tominaga M，Tengara S，et al：Inhibitory effects of UV-based therapy on dry skin-induciblenerve growth in acetone-treated mice．*J Dermatol Sci*，62：91-97，2011.

14）Yang L，Mao-Qiang M，Taljebini M，et al：Topical stratum corneum lipids accelerate barrier repair after tape stripping，solvent treatment and some but not all types of detergent treatment．*Br J Dermatol*，133：679-685，1995.

15）内藤 昇，棟方温志：皮脂の洗浄とトリートメント．フレグランスジャーナル，16（5）：42-46，1988.

16）Imokawa G，Mishima Y：Cumulative effect of surfactants on cutaneous horny layers：Adsorption onto human keratin layers *in vivo*．*Contact Dermatitis*，5：357-366，1979.

17）橋本文章，春山道子，山下登喜雄ほか：界面活性剤の皮膚への吸着性と洗顔料による選択洗浄性．日本化粧品技術者会誌，23：126-133，1989.

18）Kirsner RS，Froelich CW：Soaps and detergents：Understanding their composition and effect．*Ostomy Wound Manage*，44（3A Suppl）：62S-69S，1998.

19）塩尻栄二，佐野啓吾，小山匡子ほか：アシルグリシンの特性とその応用 新規アミノ酸系界面活性剤．日本化粧品技術者会誌，30：410-418，1996.

20）金成美奈，川崎由明，坂本一民：マイルド系洗浄剤におけるアシルグルタミン酸塩の刺激緩和効果．日本化粧品技術者会誌，27：498-505，1993.

21）高橋きよみ，村松宣江：肌トラブルを未然に防ぐ洗顔法について．第38回SCCJ研究討論会講演要旨集，1996，pp.44-47.

22）佐藤千尋：水性洗顔料の使用方法と肌への影響—肌にやさしい理想的な泡による洗顔について—．日本化粧品技術者会誌，47：93-99，2013.

23）Sonoda J，Sakai T，Inoue Y，et al：Skin penetration of fatty acids from soap surfactants in cleansers dependent on foam bubble size．*J Surfactants Deterg*，17：59-65，2014.

24）津田ひろこ：オイル系メイク落としの洗浄技術の進化．フレグランスジャーナル，44（7）：14-20，2016.

25）渡辺 啓，松尾 玲，井上裕基ほか：界面活性剤の相平衡制御によるクレンジングオイルの高機能・高機能化．日本化粧品技術者会誌，46：287-294，2012.

26）福井 寛：トコトンやさしい化粧品の本，第2版．日刊工業新聞社，東京，2020，pp.88-89.

27）久留戸真奈美，河野弘美，塩原みゆきほか：化粧用コットンによるパッティングのスキンケア効果，日本化粧品技術者会誌，45：329-333，2011.

28）平尾哲二：保湿 温故知新．日本香粧品学会誌，41：277-281，2017.

29）田端勇仁：エマルション処方と乳化技術の変遷．第6回SCCJセミナー「化粧品技術者のための乳化技術パートⅡ」要旨集，1994，pp.25-31.

30）Hori N，Fujii M，Ikegami K，et al：Effect of UV-absorbing agents on photodegradation of tranilast in oily gels．*Chem Pharm Bull*，47：1713-1716，1999.

31）Golmohammadzadeh S，Jaafarixx MR，Khalili N：Evaluation of liposomal and conventional formulations of octyl methoxycinnamate on human percutaneous absorption using the stripping method．*J Cosmet Sci*，59：385-398，2008.

32）Schmidt T，Ring J，Abeck D：Photoallergic contact dermatitisdue to combined UVB（4-methylbenzylidene camphor/octyl methoxycinnamate）and UVA（benzophenone-3/butyl methoxydibenzoylmethane）absorber sensitization．*Dermatology*，196：354-357，1998.

33）de Groot AC，Roberts DW：Contact and photocontact allergyto octocrylene：A review．*Contact Dermatitis*，70：193-204，2014.

34）厚生労働省：化粧品基準，平成12年9月29日 厚生省告示第331号.

35）日本化粧品工業連合会 紫外線専門委員会：紫外線防止化粧品と紫外線防止効果—SPFとPA表示—〈2012改訂版〉．日本化粧品工業連合会，2012，p.5.

36）Teramura T，Mizuno M，Asano H，et al：Relationship between sun-protection factor and application thickness in high-performance sunscreen：double application of sunscreen is recommended．*Clin Exp Dermatol*，37：904-908，2012.

37）丸目 愛，倉持正博，川島 眞：各種サンスクリーン剤のアンケート調査での推定塗布量とボランティアでの実塗布量の比較．日本香粧品学会誌，44：87-91，2020.

別表1　化粧品の表示に関する公正競争規約施行規則【種類別名称】

区分	種類別名称	代わるべき名称
皮膚用化粧品	化粧水	スキンローション，ローション柔軟化粧水，収れん化粧水，アストリンゼント
	化粧液	保湿液，美容液，エッセンス
	クリーム	油性クリーム，中油性クリーム，弱油性クリーム
	乳 液	ミルクローション，スキンミルク，ミルク
	日やけ（用） 日やけ止め（用）	サンタン サンプロテクト
	洗浄料	洗顔（料），クレンジング，洗粉，クレンザー，メークアップリムーバー，メーク落とし，フェースウォッシュ，フェイシャルソープ，スクラブ化粧料，ボディシャンプー，ボディソープ，ボディウォッシュ，ハンドソープ
	ひげそり（用） むだ毛そり（用）	プレシェービング，アフターシェービング
	フェイシャルリンス	
	パック	マスク
	化粧用油[注]	オリーブ油
		スキンオイル，ボディオイル，化粧オイル，美容オイル
		ベビーオイル
	ボディリンス	
	マッサージ（料）	
仕上用化粧品	ファンデーション	フェースカラー，コンシーラー
	化粧下地	メークアップベース，プレメークアッププライマー，プレメークアップ
	おしろい	フェースパウダー，ルーセントパウダー，フィニッシュパウダー，ハイライト，シェーディング
	口 紅	リップスティック，リップルージュ，リップカラー，リップペンシル，練紅，リップグロス，リップライナー
	アイメークアップ	アイシャドウ，アイカラー
		アイライナー
		眉墨，アイブローペンシル，アイブローブラッシュ
		マスカラ，まつげ化粧料，二重まぶた化粧料
	頬化粧料	頬紅，チーク，チークカラー，チークルージュ
	ボディメークアップ	
頭髪用化粧品	整髪料	ヘアオイル，椿油
		スタイリング（料）
		セット（料）
		ブロー（料）
		ブラッシング（料）
		チック，ヘアスティック，ポマード，ヘアクリーム，ヘアミルク，ヘアソリッド，ヘアワックス，ヘアバーム
		ヘアスプレー，ヘアミスト
		ヘアラッカー
		ヘアリキッド
		ヘアウォーター，ヘアフォーム，ヘアジェル
	養毛料	トニック，ヘアローション，ヘアエッセンス
		ヘアトリートメント，ヘアコンディショナー，ヘアパック
	頭皮料	頭皮用トリートメント
	毛髪着色料	染毛料
		ヘアカラースプレー，ヘアカラースチック
		カラーシャンプー
		ヘアトリートメント，カラーコンディショナー，カラーリンス，ヘアマニュキュア，ヘアマスカラ
	洗髪料	シャンプー，洗髪粉
	ヘアリンス	リンス
香水・オーデコロン	香 水	パルファン，パフューム
	オーデコロン	コロン，フレッシュコロン，パルファンドトワレ，パフュームコロン，パフュームドトワレ，オードトワレ，オードパルファン，香気
その他	浴用化粧料	バスソルト，バスオイル，バスエッセンス，バブルバス，フォームバス
	爪化粧料	ネイルエナメル，マニキュア，ネイルカラー，ネイルポリッシュ，ペディキュア，ネイルラッカー，エナメルうすめ液，ネイルクリーム，ネイルオイル，除光液，エナメルリムーバー，トップコート，ベースコート，ネイルコート，ネイルエッセンス，ジェルネイル
	リップケア化粧品	リップトリートメント，リップクリーム，リップバーム，リップオイル
	ボディパウダー	タルカムパウダー，バスパウダー，パフュームパウダー，ベビーパウダー，天瓜粉

その他上記に該当しない商品にあっては公正取引協議会が認めた名称
注：「化粧用油」は，椿油のように整髪に使われるものは除き，皮膚用に使用するもののみをいう．

公正取引協議会が認めた名称

区分	名称
頭髪用化粧品	髪油，香油，つや出し油，スキ油，びん付油
仕上用化粧品	練パウダー，ダスティングパウダー
その他	ベビー化粧料

（化粧品公正取引協議会，2022年4月現在）

別表2　化粧品月報調査品目分類表

品目		分類内容
香水・オーデコロン		液状・練状・固形・粉末香水・エアゾール式香水及び液状・練状オーデコロン，パヒュームコロン，オードトワレなど
頭髪用化粧品	シャンプー	液状・練状・粉末シャンプー，リンスインシャンプーなど（身体洗浄剤のシャンプーは除く）
	ヘアリンス	液状・練状ヘアリンス，カラーリンス，ヘアコンディショナーなど
	ヘアトニック	ヘアトニック，養毛料，育毛料など
	ヘアトリートメント	ヘアトリートメント，スキャルプトリートメント，ヘアパックなど
	ポマード・チック・ヘアクリーム・香油	植物性・鉱物性ポマード，ヘアソリッド，チック，ヘアクリーム，ヘアワックス，香油など
	液状・泡状整髪料	ヘアリキッド，ヘアムース
	セットローション	セットローション（ジェル状も含む）
	ヘアスプレー	ヘアスプレー
	染毛料	ヘアダイ，ヘアブリーチ，ヘアカラー，カラースプレー，毛髪着色料，白髪染めなど
	その他の頭髪用化粧品	上記以外の頭髪用化粧品…パーマネントウエーブ液，つや出し油，スキ油，びん付油，髪洗粉など
皮膚用化粧品	洗顔クリーム・フォーム	洗顔クリーム・フォームなどの洗顔用化粧品（「油脂製品・石けん・合成洗剤等及び界面活性剤月報」に記入される製品は除く）
	クレンジングクリーム	クレンジングクリーム，クレンジングミルク，クレンジングローションなど
	マッサージ・コールドクリーム	マッサージクリーム，コールドクリームなど
	モイスチャークリーム	モイスチャークリーム，エモリエントクリーム，保湿クリーム，アイクリームなど
	乳 液	乳 液
	化粧水	酸性・アルカリ性・中性化粧水など
	美容液	化粧液・エッセンス・保湿液など
	パック	練状・粉末パック，不織布に水分を含ませたパックなど
	男性皮膚用化粧品	皮膚用化粧品のうち男性用のもの…クリーム，アフターシェイビングクリーム，乳液，化粧水，アフターシェイビングローションなど
	その他の皮膚用化粧品	上記以外の皮膚用化粧品…化粧油（オリーブ油，ベビーオイル），化粧粉（タルカムパウダー，ボディパウダー，バスパウダー，パヒュームパウダー），ハンドクリーム・ローション，フェイシャルリンス，肌洗い粉，ベビーローション，ボディローションなど（薬用石けんを除く）
仕上用化粧品	ファンデーション	ファンデーション，メークアップベース，下地クリームなど
	おしろい	粉・固形おしろい，その他のおしろい
	口 紅	口 紅
	リッノクリーム	リップクリーム，リップグロスなど
	ほほ紅	ほほ紅
	アイメークアップ	アイシャドウ，アイライナー，アイメークアップリムーバーなど
	まゆ墨・まつ毛化粧料	鉛筆まゆ墨，その他のまゆ墨，まつ毛化粧料（マスカラ）など
	つめ化粧料（除光液を含む）	ネイルエナメル，ネイルポリッシュ，ネイルクリーム，除光液，その他のつめ化粧料
	その他の仕上用化粧品	上記以外のしみかくし用化粧品，修正用メークアップ，二重マブタ用アイ化粧品など
特殊用途	日やけ止め及び日やけ用化粧品	日やけ止めクリーム，日やけ用クリーム・オイル・ローション，その他の日やけ止め及び日やけ用化粧品
	ひげそり用・浴用化粧品	シェービングクリーム・フォーム・ローション，プレシェービング化粧品，その他のひげそり用化粧品，バスソルト・オイル・バブルバス・フォームバス，その他の浴用化粧品（浴用石けん，薬用浴用剤を除く）
	その他の特殊用途化粧品	上記以外の特殊用途化粧品…デオドラント用品，化粧紙，脱毛剤など

注：医薬部外品も含む.

（経済産業省生産動態統計調査，化学工業関係月報記入要領，2022年調査用，p.46）

別表3　旧表示指定成分

	旧薬事法による成分名	全成分表示における表示名称	主な用途
1	安息香酸およびその塩類	安息香酸および安息香酸▲	防腐殺菌剤
2	イクタモール	イクタモール	収れん剤
3	イソプロピルメチルフェノール	シメン-5-オール	防腐殺菌剤
4	ウンデシレン酸およびその塩類	ウンデシレン酸およびウンデシレン酸▲	防腐殺菌剤
5	ウンデシレン酸モノエタノールアミド	ウンデシレナミドMEA	防腐殺菌剤
6	エデト酸およびその塩類	EDTAおよびEDTA-▲	金属イオン封鎖剤
7	塩化アルキルトリメチルアンモニウム	ベヘントリモニウムクロリド	界面活性剤（帯電防止剤）
8	塩化ジステアリルジメチルアンモニウム	ジステアリルジモニウムクロリド	界面活性剤（帯電防止剤）
9	塩化ステアリルジメチルベンジルアンモニウム	ステアラルコニウムクロリド	界面活性剤（帯電防止剤）
10	塩化ステアリルトリメチルアンモニウム	ステアルトリモニウムクロリド	界面活性剤（帯電防止剤）
11	塩化セチルトリメチルアンモニウム	セトリモニウムクロリド	界面活性剤など
12	塩化セチルピリジニウム	セチルピリジニウムクロリド	界面活性剤（防腐殺菌剤）
13	塩化ベンザルコニウム	ベンザルコニウムクロリド	界面活性剤（防腐殺菌剤）
14	塩化ベンゼトニウム	ベンゼトニウムクロリド	界面活性剤（防腐殺菌剤）
15	塩化ラウリルトリメチルアンモニウム	ラウリルトリモニウムクロリド	界面活性剤
16	塩化リゾチーム	塩化リゾチーム	酵素類
17	塩酸アルキルジアミノエチルグリシン	アルキル（C12-14）ジアミノエチルグリシンHCl	界面活性剤（防腐殺菌剤）
18	塩酸クロルヘキシジン	クロルヘキシジン2HCl	防腐殺菌剤
19	塩酸ジフェンヒドラミン	ジフェンヒドラミンHCl	消炎剤
20	オキシベンゾン	オキシベンゾン-3	紫外線吸収剤，安定化剤
21	オルトフェニルフェノール	フェニルフェノール	防腐殺菌剤
22	カテコール	カテコール	抗酸化剤など（医薬部外品の染毛剤やパーマ剤にのみ使われる）
23	カンタリスチンキ	マメハンミョウエキス	毛根刺激剤
24	グアイアズレン	グアイアズレン	紫外線吸収剤，消炎剤
25	グアイアズレンスルホン酸ナトリウム	グアイアズレンスルホン酸Na	消炎剤
26	グルコン酸クロルヘキシジン	グルコン酸クロルヘキシジン	防腐殺菌剤
27	クレゾール	クレゾール	防腐殺菌剤
28	クロラミンT	クロラミンT	防腐殺菌剤
29	クロルキシレノール	クロルキシレノール	防腐殺菌剤
30	クロルクレゾール	クロルクレゾール	防腐殺菌剤
31	クロルフェネシン	クロルフェネシン	防腐殺菌剤
32	クロロブタノール	クロロブタノール	防腐殺菌剤
33	5-クロロ-2-メチル-4-イソチアゾリン-3-オン	メチルクロロイソチアゾリノン	防腐殺菌剤
34	酢酸dl-α-トコフェロール	酢酸トコフェロール	抗酸化剤など
35	酢酸ポリオキシエチレンラノリンアルコール	酢酸ラネス-9，酢酸ラネス-10	界面活性剤
36	酢酸ラノリン	酢酸ラノリン	基 剤
37	酢酸ラノリンアルコール	酢酸ラノリル	基 剤
38	サリチル酸およびその塩類	サリチル酸▲	防腐殺菌剤
39	サリチル酸フェニル	サリチル酸フェニル	紫外線吸収剤
40	ジイソプロパノールアミン	DIPA	中和剤
41	ジエタノールアミン	DEA	中和剤
42	シノキサート	シノキサート	紫外線吸収剤
43	ジブチルヒドロキシトルエン	BHT	抗酸化剤

（次ページへつづく）

別表3　旧表示指定成分（つづき）

	旧薬事法による成分名	全成分表示における表示名称	主な用途
44	1,3-ジメチロール-5, 5-ジメチルヒダントイン（別名：DMDMヒダントイン）	DMDM ヒダントイン	防腐剤
45	臭化アルキルイソキノリニウム	ラウリルイソキノリニウムブロミド	界面活性剤（防腐殺菌剤）
46	臭化セチルトリメチルアンモニウム	セトリモニウムブロミド	界面活性剤
47	臭化ドミフェン	臭化ドミフェン	界面活性剤，防腐殺菌剤
48	ショウキョウチンキ	ショウキョウエキス	毛根刺激剤
49	ステアリルアルコール	ステアリルアルコール	基剤・乳化安定助剤
50	セタノール	セタノール	基剤・乳化安定助剤
51	セチル硫酸ナトリウム	セチル硫酸Na	界面活性剤
52	セトステアリルアルコール	セテアリルアルコール	基 剤
53	セラック	セラック	皮膜形成剤
54	ソルビン酸およびその塩類	ソルビン酸およびソルビン酸▲	防腐殺菌剤
55	チモール	チモール	防腐殺菌剤
56	直鎖型アルキルベンゼンスルホン酸ナトリウム	ドデシルベンゼンスルホン酸▲	界面活性剤（洗浄剤）
57	チラム	チラム	防腐殺菌剤
58	デヒドロ酢酸およびその塩類	デヒドロ酢酸▲	防腐殺菌剤
59	天然ゴムラテックス	ゴムラテックス	基剤・接着剤
60	トウガラシチンキ	トウガラシエキス	毛根刺激剤
61	dl-α-トコフェロール	トコフェロール	抗酸化剤など
62	トラガント	トラガント	増粘剤
63	トリイソプロパノールアミン	TIPA	中和剤
64	トリエタノールアミン	TEA	中和剤
65	トリクロサン	トリクロサン	防腐殺菌剤
66	トリクロロカルバニリド	トリクロカルバン	防腐殺菌剤
67	ニコチン酸ベンジル	ニコチン酸ベンジル	消炎剤
68	ノニル酸バニリルアミド	ヒドロキシメトキシベンジルノナミド	毛根刺激剤
69	パラアミノ安息香酸エステル	●PABA	紫外線吸収剤
70	パラオキシ安息香酸エステル	パラベン	殺菌防腐剤
71	パラクロルフェノール	クロロフェノール	防腐殺菌剤
72	パラフェノールスルホン酸亜鉛	フェノールスルホン酸亜鉛	収れん剤
73	ハロカルバン	クロフルカルバン	防腐殺菌剤
74	2-（2-ヒドロキシ-5-メチルフェニル）ベンゾトリアゾール	ドロメトリゾール	紫外線吸収剤
75	ピロガロール	ピロガロール	色材原料，防腐殺菌剤（医薬部外品の染毛剤やパーマ剤のみに使える）
76	フェノール	フェノール	防腐殺菌剤
77	ブチルヒドロキシアニソール	BHA	抗酸化剤
78	プロピレングリコール	PG	保湿剤など
79	ヘキサクロロフェン	ヘキサクロロフェン	防腐殺菌剤
80	ベンジルアルコール	ベンジルアルコール	調合香料の原料など
81	没食子酸プロピル	没食子酸プロピル	抗酸化剤
82	ポリエチレングリコール（平均分子量が600以下の物）	PEG-■	基 剤
83	ポリオキシエチレンラウリルエーテル硫酸塩類	ラウレス硫酸▲	界面活性剤
84	ポリオキシエチレンラノリン	PEG-■ラノリン	界面活性剤
85	ポリオキシエチレンラノリンアルコール	ラネス-■	界面活性剤
86	ホルモン	エストラジオール，エストロン（エチニルエストラジオール）	ホルモン

（次ページへつづく）

別表3　旧表示指定成分（つづき）

	旧薬事法による成分名	全成分表示における表示名称	主な用途
87	ミリスチン酸イソプロピル	ミリスチン酸イソプロピル	基 剤
88	2-メチル-4-イソチアゾリン-3-オン	メチルクロロイソチアゾリノン	殺菌防腐剤
89	N,N″-メチレンビス（N′(-3-ヒドロキシメチル-2, 5-ジオキソ-4-イミダゾリジニル）ウレア)(別名:イミダゾリジニルウレア)	イミダゾリジニルウレア	防腐剤
90	ラウリル硫酸塩類	ラウリル硫酸▲	界面活性剤
91	ラウロイルサルコシンナトリウム	ラウロイルサルコシンNa	界面活性剤（殺菌・防腐剤）
92	ラノリン	ラノリン	基 剤
93	液状ラノリン	液状ラノリン	基 剤
94	還元ラノリン	水添ラノリン	基 剤
95	硬質ラノリン	ラノリンロウ	基 剤
96	ラノリンアルコール	ラノリンアルコール	基 剤
97	水素添加ラノリンアルコール	水添ラノリンアルコール	基 剤
98	ラノリン脂肪酸イソプロピル	ラノリン脂肪酸イソプロピル	基 剤
99	ラノリン脂肪酸ポリエチレングリコール	ラノリン脂肪酸PEG-●	基 剤
100	レゾルシン	レゾルシン	殺菌防腐剤
101	ロジン	ロジン	粘着剤，被膜形成剤
102	医薬品等に使用することができるタール色素を定める省令（昭和41年厚生省令）に掲げるタール色素		色 材
103	香 料	香 料	香 料

▲；Na.Kなど，■；数字，●；エチルなど

Section 1
化粧品の種類

3 洗浄料とその作用

Key words

●洗浄料　●洗浄力　●低刺激性　●起泡力　●界面活性剤

化粧品は，皮膚本来の機能を正常に働かせるために使用するものであり，健康で美しい肌や髪を維持，回復することが重要である．化粧品は多くの機能を備えており，その基本機能としては，洗浄，清拭，抗乾燥，抗紫外線，抗酸化，賦活があげられる．

身体洗浄の目的は，皮膚や毛髪に付着している汚れを取り除き，清潔に保つことである．化粧品は，使用目的別や剤形別にさまざまな方向で分類することができるが，洗浄料を部位別に分けると表3-1のようになる．スキンケア洗浄料は，顔面皮膚の洗浄に用いられ，皮膚表面に付着している皮脂，角層の屑片，皮脂の酸化分解物，汗の残渣などの皮膚生理の代謝物や，空気中の塵埃，微生物，メイクアップ化粧品などを取り除くものである．ボディケア洗浄料は，主に顔面皮膚以外の洗浄に用いられ，スキンケア洗浄料と同様に皮膚生理の代謝物や，塵埃・微生物など外的な汚れを取り除くものであり，身体全体の広い部位を洗浄する必要がある．ヘアケア洗浄料は，頭皮と頭髪に付着した汚れを除去し，頭皮，頭髪を清潔に保つものである．汚れの種類もボディケア洗浄料と類似であるが，加えて整髪料の残りなどがあげられる．

これらの洗浄料に共通して求められる作用は，洗浄，皮膚刺激の緩和，泡立ちである．これらは主に界面活性剤の性能による部分が大きく，界面活性剤の進化とともに洗浄料も進化した．

ここでは洗浄料について，歴史的な背景や洗浄の基礎を振り返りながら，洗浄部位ごとに製品の種類や成分，そして洗浄料の作用について解説する．

表3-1　洗浄料の適用部位とその分類，主な製品

適用部位	分 類	主な製品
顔面皮膚	スキンケア洗浄料	固形石けん，洗顔料，クレンジング料
身体皮膚	ボディケア洗浄料	固形石けん，液体洗浄料（ボディソープ，ボディシャンプー）
頭髪頭皮	ヘアケア洗浄料	シャンプー，リンス，コンディショナー・トリートメント
口 腔	オーラルケア洗浄料	歯磨き，マウスウォッシュ

1 身体の洗浄

1 洗浄料の歴史

日本では古代から「みそぎ」という浄めの儀式があり，病気や災難，罪悪などの穢(けが)れを祓うため，水で身体を洗い清めることが行われてきた．仏教では沐浴が功徳とされ，飛鳥時代には病人や庶民に対する施しとして施浴が行われていた．風呂は，本来は蒸し風呂のことで，熱く焼いた石に水をかけて出る蒸気を浴び，垢を浮かせて流していた．これに対して湯を沸かして湯槽に入るのが湯屋または湯浴であり，江戸時代には風呂屋ができ銭湯は社交の場を兼ねて繁盛した．当時は，澡豆と呼ばれる白アズキの粉やそれにムクロジを入れたもの，糠袋などを使って洗っていた．また，ヘチマや軽石も洗浄用具として使われていた．

石けんは，紀元前3,000年頃のシュメール人が製法と羊毛の洗浄方法を楔形文字の文書中にその記録を残しており，古くから使用されてきたと考えられる．日本に石けんが入ってきたのは，1542年にポルトガル船が種子島に漂着したときに，鉄砲とともに持ち込まれたのが最初であったとされる．しかし，それから300年あまり石けんは一般に普及することなく，明治の初期に国内で石けんが製造されるようになると，ようやく一般の家庭でも石けんが使われるようになってきた．洗髪には，白土に炭酸ソーダと石けんを混ぜたものが昭和の中頃まで使われていたが，1955年にアルキル硫酸エステル塩を主成分とする新しいシャンプーが発売され，これをきっかけにさまざまな界面活性剤が開発され，身体洗浄料の剤形も練り状，液状，ゲル状など多様化した．

2 界面活性剤

洗浄料の原料には，洗浄，起泡，製剤の物性を制御するため，界面活性剤が用いられている．界面活性剤は，乳化，可溶化，浸透，ぬれ，分散，洗浄のほか，保湿，殺菌，湿潤，帯電防止，柔軟，消泡などさまざまな作用がある．界面活性剤の種類は非常に多いが，その分子構造の特徴は，一分子内に油になじみやすい部分（疎水基）と水になじみやすい部分（親水基）をもっていることで，親水基と疎水基の組み合わせにより界面や表面の性質を変化させられる．界面活性剤は，化学構造，合成法，性能，用途などさまざまに分類されるが，一般的には，アニオン界面活性剤，カチオン界面活性剤，両性界面活性剤および非イオン界面活性剤に大別される．

ⓐ アニオン界面活性剤

洗浄料の主界面活性剤として広く用いられているのが，アニオン界面活性剤である．アニオン界面活性剤は水に溶解させたときに親水基がアニオン（陰イオン）に解離するものであり，カルボン酸型，硫酸エステル型，スルホン酸型，リン酸エステル型があり，ナトリウム塩，カリウム塩，トリエタノールアミン塩として使用される．疎水基もさまざまであるが，鎖長が異なるアルキル基，分岐アルキル基などがある．

洗浄料に用いられるアニオン界面活性剤として，「石けん」があげられる．これは高級脂肪酸のアルカリ金属などの塩（脂肪酸塩）であるが，これを主成分として固形状にした製品が「固形石けん」である．ほかにも代表的なアニオン界面活性剤として，アルキル硫酸ナトリウム，ポリオキシエチレンアルキルエーテル硫酸ナトリウム，モノアルキルリン酸塩，アシルメチルタウリン塩などがあげられる．

ⓑ カチオン界面活性剤

カチオン界面活性剤は，毛髪に吸着し柔軟効果や帯電防止効果を示すので，コンディショナー・トリートメントなどに用いられる．カチオン界面活性剤は，水に溶解すると親水基がカチオン（陽イオン）に解離し，脂肪酸塩と逆の電荷をもつことから逆性石けんと呼ばれることもある．カチオン界面活性剤は，洗浄，乳化，可溶化などの性質を示すほか，殺菌作用を示すことも特徴の一つである．

ⓒ 両性界面活性剤

両性界面活性剤は，アニオン基とカチオン基を同時に分子内にもっているのが特徴である．両性界面活性剤は，その他のイオン性界面活性剤と比較して皮膚刺激性や毒性が低いほか，優れた洗浄力や起泡力を有しているものもあり，シャンプーなど洗浄料の泡の安定化や泡質の向上に用いられることが多い．

ⓓ 非イオン界面活性剤

非イオン界面活性剤はイオンに解離しない水酸基，エーテル結合，アミド基などを分子内にもっている界面活性剤でノニオンとも呼ばれる．親水基としてはポリオキシエチレン〔エチレンオキシド（EO）が連結した鎖〕や水酸基を有する多価アルコールをもち，EO鎖の長さや水酸基の数で親水性を調整することが可能である．親水性と疎水性のバランス（hydrophilic-lipophilic balance：HLB）が界面活性剤の性質を決定し，溶解性，ぬれ，浸透性，乳化力，可溶化力などが異なってくる．

3 洗浄のメカニズム

洗浄は，固体表面から付着した汚れを取り除くことであるが，汚れを取り除くためには，付着エネルギー以上の洗浄力を外部から加える必要がある．洗浄のメカニズムは，まず洗浄すべき毛髪・皮膚および汚れが洗浄液でぬれ，汚れや毛髪・皮膚表面に界面活性剤が吸着・浸透し，ローリングアップ，乳化，可溶化によって汚れが毛髪・皮膚表面から脱離する．脱離した汚れは，界面活性剤の再付着防止作用によって毛髪・皮膚表面に再付着しにくくなる（図3-1）．

洗顔料，ボディケア洗浄料，ヘアケア洗浄料は上記のメカニズムであるが，メイクアップ化粧品などの油性汚れは，相溶性のよい液状油により汚れを溶解し，残りは分散してコットンなどで拭き取るというメカニズムであり，油性のクレンジング料などで用いられている[1,2]．

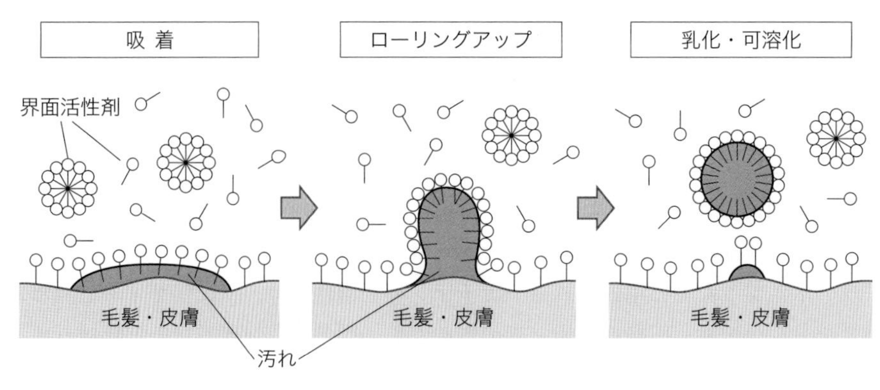

図3-1　洗浄のメカニズム

2 スキンケア洗浄料

スキンケア化粧品は，皮膚本来の生理機能を補い健常な皮膚の状態を維持するために用いられ，汚れを落として肌を清潔に保つスキンケア洗浄料と，皮膚本来の生理機能を補うスキンケア化粧料がある．スキンケア洗浄料は，対象とする汚れの種類により洗顔料とクレンジング料に分類される．スキンケア洗浄料は，「化粧品の種類と使い方―スキンケア化粧品―」の項（p.15）に解説されているので，ここでは概説にとどめる．

1 洗顔料

洗顔料は，皮膚の汚れを取り除き清潔にする目的で使用され，洗浄性と使用感に加えて，安全性に配慮して開発されている[3-5]．洗顔料は，目的とする泡立ちや泡質，すすぎやすさといった使用感と，肌にやさしく汚れをきちんと落とす界面活性剤が使用されている．脂肪酸塩はクリーミーで豊かな泡立ちと，さっぱりしたすすぎ性に特徴があり汎用されている．脂肪酸塩としては，カリウムやナトリウムなどのアルカリ金属塩，トリエタノールアミン塩，アルギニンやL-リジンなど塩基性アミノ酸塩が用いられる．その他の代表的な界面活性剤としては，モノアルキルリン酸塩，アシルグルタミン酸塩，ココイルイセチオン酸塩，アシルメチルタウリン塩などがあり，肌へのやさしさや皮膚への浸透残留性が低く，つっぱり感が脂肪酸塩に比べて低いのが特徴である[6]．

2 クレンジング料

クレンジング料は，メイクアップ化粧品を落とす目的で用いられる．メイクアップ化粧品は，主に粉体，油剤，水などが配合されており，メイクを確実に落とす洗浄基剤を選択する必要がある．メイク落としの洗浄基剤には非イオン界面活性剤や油剤が主に用いられる．非イオン界面活性剤は，アニオン界面活性剤に比べて可溶化能が高く，刺激が少ないことがあげられる．非イオン界面活性剤は，洗浄力とすすぎ性，肌へのやさしさを考慮してEO鎖長の長いHLB 10～15程度のものが選ばれている．一方，メイク品の成分の中でワックスや固体脂は界面活性剤で可溶化することが難しく，油剤により溶解し除去される．油剤としては，メイクへのなじみの速さ，低濃度でワックスなどの溶解性が高いものが選択され，流動パラフィン，エステル油，シリコーンオイルなどが用いられる．油剤を洗浄基剤としたクレンジング料としては，界面活性剤の液晶の中に油剤を可溶化した液晶型ジェルタイプ，O/WまたはW/Oエマルションからなる乳化タイプ，油性基剤が直接作用するオイルタイプがある．

3 ボディケア洗浄料

ボディ洗浄の目的は，皮膚の汚れを落として衛生的にし，皮膚を健康に保つことである．ボディケア洗浄料は，固形石けんと液体洗浄料のボディソープなどに分類でき，1980年代前半までは固形石けんが主流であったが，1997年頃には固形石けんと液体洗浄料がほぼ等しくなり，それ以降は液体洗浄料が主流となった．

1 身体の汚れ

身体の汚れには，皮脂，汗，不要になった角層などの皮膚の生理や代謝により生じるものと，ほこりや化粧品の残留物などがある．

皮脂は皮膚のバリアとして作用しエモリエント効果を与えることが知られているが[7]，紫外線などにより過酸化脂質を生成すると皮膚に対して炎症，浮腫，色素沈着などを起こし[8,9]，ほこりや塵などを付着しやすくする．また，汗は身体にとって重要な役割を果たしているものの，そのままの状態では体臭の原因となる[10]．

皮脂や汗のように身体から出る内因性の汚れとしては，トリグリセリド，ワックス，スクワレン，遊離脂肪酸などの皮脂成分，塩化ナトリウム，塩化カリウム，乳酸などの汗成分，角層細胞やタンパク質などの垢成分に分類できる．一方，外来性の汚れとしては，土，砂，炭素（スス，カーボンブラック）や花粉などのほこり・塵，ファンデーションや口紅などの化粧品の成分（油分，粉体，色素，香料など）があげられる．

2 ボディケア洗浄料の種類

ⓐ 固形石けん

固形石けんは最も身近な洗浄料として古くから使用され，液体洗浄料が主流となった現在でも生産されている．固形石けんは，ヤシ油や牛脂などの油脂を水酸化ナトリウムや水酸化カリウムでけん化したもの，または油脂を分解して得られた脂肪酸を水酸化ナトリウムや水酸化カリウムで中和して作ったものである．水酸化ナトリウムを用いて製造したものを硬質石けん，水酸化カリウムを用いて製造したものを軟質石けんという．固形石けんは主に，①化粧石けん，②透明石けん，③合成化粧石けんに分けられる．

1 化粧石けん

化粧石けんは，冷水でも温水でも適度に泡立ち，刺激がなく，水に浸っても膨潤が少なく，乾燥による変形やひび割れがないものが求められる．泡をクリーミーにし，皮膚を保護する目的で，高級アルコールや高級脂肪酸，炭化水素が配合されているものもある．

2 透明石けん

透明石けんは，化粧石けんと同じように高級脂肪酸のナトリウム塩やカリウム塩，トリエタノールアミン塩などが用いられ，外観が透明であることが特徴である．透明性を保つため，脂肪酸鎖長の最適化，脂肪酸の添加，グリセリン，砂糖，エタノールなどが配合されている．透明石けんは，その外観から美的要素が高く，保湿剤でもあるグリセリンや砂糖などが配合されているため，皮膚の保護作用や使用感に優れるものが多い．

3 合成化粧石けん

硬水での泡立ち改善や石けんかす（金属石けん）の防止，アルカリ性の改善を目的に，アシルイセチオン酸塩，アルキル硫酸エステル塩，脂肪酸モノグリセリド硫酸塩などの合成界面活性剤を，主原料または脂肪酸塩と組み合わせて製造したものが合成化粧石けんである．合成化粧石けんは，泡切れやさっぱり感が弱く，溶け崩れしやすいことが課題であるが，肌が敏感な人のための中性石けんとして使用されることもある．

b 液体洗浄料

主成分が脂肪酸ナトリウムである固形石けんは，長い間ボディケア洗浄料として使用されてきたが，1980年代初頭に簡便に使用できる液体洗浄料が登場した．固形から液状にするため，脂肪酸塩の対イオンをナトリウムからカリウムやトリエタノールアミンなどに変えたり，洗浄成分を脂肪酸塩からアルキル硫酸塩，アルキルエーテル硫酸塩，α-オレフィンスルホン酸などの合成界面活性剤に変更された．また，多価アルコール，脂肪酸アルカノールアミドを添加し，液性の安定化が図られた．

液体洗浄料が登場した当初は，固形石けんに比べて非常に高価であったが，肌にやさしい，泡立ちがよいなどの高機能感や高級感で消費者に受け入れられるようになった．さらに，シャワー入浴や朝の入浴，スポーツ後などの使用頻度や場面の変化，スポンジやナイロンタオルなどの洗浄用具の多様化などが相まって，固形石けんに比べて使いやすい液状のボディ洗浄料が普及した．

液体洗浄料には，外観が透明タイプと不透明・パール外観タイプがある．また，処方的には脂肪酸塩を主体としたアルカリ性タイプ（石けんタイプ），合成界面活性剤を主体とした弱酸性タイプ（シンデットタイプ），脂肪酸塩と合成界面活性剤を組み合わせた中性タイプ（コンビネーションタイプ）の3タイプに分けられる．

3 ボディケア洗浄料の構成成分

液体洗浄料は，全身を洗浄するのに必要な泡立ち，泡の持続性，泡量，クリーミーな泡質を有し，かつ刺激が少ないことが望まれる．現在では洗浄性能と使用性を向上させた液体洗浄料，すなわちボディソープ，ボディシャンプーが主流である．液体洗浄料の主な成分を次に示す．

ⓐ 起泡・洗浄基剤

ボディケア洗浄料に求められる要素としては，泡立ち，うるおい，香りなどがあげられるが，最も生活者が重視する「うるおい実感」と泡の感触，「洗浄実感」と起泡性能が密接に絡んでおり，泡立ちは非常に重要な要素である．泡立ちの面から，脂肪酸塩を主成分とする組成では，脂肪酸鎖長の組み合わせにより製品コンセプトに合致する泡性能を発揮する組成が開発されており，ラウリン酸，ミリスチン酸，パルミチン酸，ステアリン酸，ヤシ油脂肪酸など各種脂肪酸が特定の比率で組み合わされている．合成界面活性剤系の処方では，ポリオキシエチレンアルキル硫酸塩，アシルグルタミン酸塩，アシルメチルタウリン塩などが使用されており，泡立ちより低刺激性を主眼とした界面活性剤が選択されている．

ⓑ 起泡助剤

泡性能の向上剤としては，補助界面活性剤やポリマーがあげられる．補助界面活性剤としてはラウリン酸アミドプロピルベタインなどの両性界面活性剤，ラウリルジメチルアミンオキサイドなどの半極性界面活性剤が用いられる．これらは前述の主界面活性剤であるアニオン界面活性剤との併用により親水基がコンパクト化し，泡表面への界面活性剤分子の配向性が高まる．ポリマーとしてはカチオン化セルロース，塩化ジメチルジアリルアンモニウム・アクリルアミド共重合体，カチオンモノマー／アニオンモノマー／アクリル酸エステルモノマーなどの三元共重合体などが用いられている．

ⓒ 安定化剤

液体洗浄料は界面活性剤濃度が高くなる処方が多く，低温時の流動性維持や濁り防止のために安定化技術が必要である．低温での流動性確保や濁り防止のためにはクラフト点を下げる必要があり，アニオン界面活性剤の対イオンは，カリウムやモノエタノールアミンなど適切なものが選択される．また，非イオン界面活性剤，多価アルコールなども用いられている．

4　ボディケア洗浄料の作用

ボディケア洗浄料は，皮膚の代謝により不要となった成分や外界から付着した汚れを取り除く必要がある．一方で，皮膚のバリア機能，水分保持能などに関連する角層細胞中の脂質を保護する選択的な洗浄性も求められる．また，使用時の泡立ちによって洗浄や保湿などを実感し，洗浄後の洗いあがりのさっぱり感によって気持ちよさや満足感を得ることができる．さらに，皮膚を洗浄するボディケア洗浄料は，皮膚の生理を理解し界面活性剤の挙動も考慮した処方設計が必要であり，バリア機能を発揮する角層への影響が穏和であることが求められる．そこで，さまざまな作用の中で，洗浄，泡立ち，すすぎ，そして角層への作用について詳細に述べる．

ⓐ 洗浄作用

身体洗浄の目的は，皮膚表面に付着している汚れを取り除き，清浄な表面を得ることである．したがって，ボディケア洗浄料は，皮膚上から汚れを除去する洗浄力が必要である．宮澤ら[11]は，各種界面活性剤を用いて，人工汚垢を用いた*in vitro*洗浄および皮膚を洗浄したときのコレステロールに着目した*in vivo*洗浄について評価した．その結果，*in vitro*洗浄ではラウロイルグルタミン酸ナトリウムの洗浄力は高く，モノドデシルリン酸ナトリウムは低いほか，ラウリン酸ナトリウム，ドデシル硫酸ナトリウム，ポリオキシエチレン（3EO）ドデシル硫酸ナトリウム，*N*-アシル-*N*-メチルタウリンナトリウムではほぼ同等であった．また，*in vivo*洗浄では，ラウリン酸ナトリウム，ラウロイルグルタミン酸ナトリウムはコレステロールの溶出性が比較的高く，*N*-アシル-*N*-メチルタウリンナトリウムは低く，ドデシル硫酸ナトリウム，ポリオキシエチレン（3EO）ドデシル硫酸ナトリウム，モノドデシルリン酸ナトリウムは中間に位置した．一方，ほかにも洗浄試験の結果はいくつか報告されているが[12-14]，洗浄力の評価結果は汚れの種類や皮膚モデルの特性，評価手法によって異なっている．

また，皮膚上には，バリア機能や保湿機能に寄与する脂質[15-17]や，天然保湿因子（natural moisturizing factor：NMF）[18, 19]など必要な成分も存在するため，ボディケア洗浄料には不要物は効率よく除去しながら必要成分を残す選択性が必要とされる．坂本[20]は，皮脂腺由来脂質としてスクワレンと，表皮細胞由来脂質としてコレステロールとの残存比を評価した（図3-2）．ラウリルエーテル硫酸ナトリウム（LES），ラウロイルグルタミン酸ナトリウム（LT-11）およびラウロイルグルタミン酸トリエタノールアミン（LT-12）は，コレステロールに対するスクワレンの洗浄比率が高く，選択性が高いといえる．さらに，洗浄成分は角層細胞間脂質のラメラ構造を乱す作用もあり，角層のバリア機能[21-23]や水分保持能[24]，柔軟性の低下[25]を生じる可能性もある．したがって，ボディケア洗浄料には角層への作用が穏和であることが望まれる．Kawaiら[26]は，洗浄によってヒト皮膚からNMFの主成分であるアミノ酸の溶出量を検討している．アシルグルタミン酸塩，ラウリルエーテル硫酸ナトリウム，モノアルキルリン酸塩はアミノ酸の溶出量は少なく，脂肪酸塩，ドデシル硫酸ナトリウムは溶出量が多かった．NMFは，洗浄の際にラメラ層が損なわれて溶出するため，洗浄料の角層構造に与える作用と深く関係している．

ⓑ 泡立ち作用

ボディケア洗浄料は洗浄の際に泡立てて使用するため，泡立ちや泡の物性は重要である．特に，泡立ちの速さや泡の量は生活者に洗浄実感を与え，泡のきめ細かさや弾力は仕上がり実感を与える．泡の特性という観点では，脂肪酸塩が優位であるが，一方でポリオキシエチレンアルキルエーテル硫酸塩やアシルグルタミン酸塩などでは泡質面で泡保持能が低く，泡が大きく弾力の

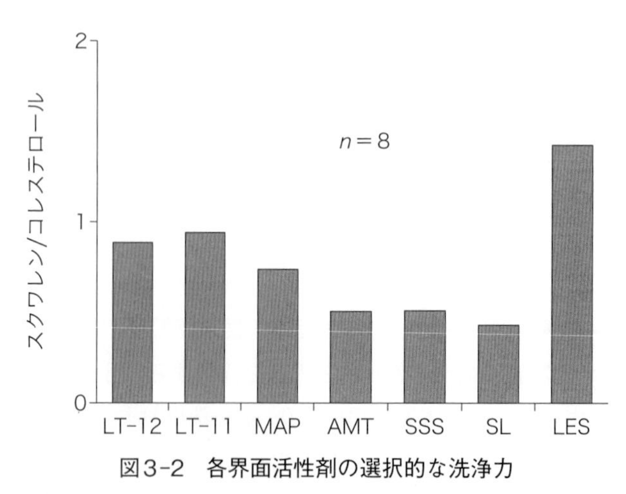

図3-2　各界面活性剤の選択的な洗浄力

（坂本一民：日本香粧品学会誌，21：125-132，1997．日本香粧品学会より転載許諾済〔No.JCSS R22-002〕）

ないものとなり，泡の豊かさや重厚感に欠ける．

一般に泡の特性は起泡時における表面張力や，泡の安定性に関する表面弾性，表面剛性，動的表面張力などに関連しており，適切な親水性・疎水性バランスが必要とされる[27]．例えば，アルキル鎖長が異なる脂肪酸ナトリウムでは，アルキル鎖長がC12～C14で最適値をとることが報告されている[28]．

ⓒ すすぎ作用

「洗浄後のさっぱり感」などの官能特性もボディケア洗浄料に必要な作用である．生活者は，汚れ落ちを見た目で判断するだけでなく，すすぎ時のきしむような触感をもって汚れが落ちたと感じ，きしみ感はさっぱり感の重要な因子である[29]．脂肪酸塩を用いて洗浄した場合，すすぎ時にきしみ感を感じさっぱりとした使用感を感じやすい．すすぎ時のきしみ感の発現メカニズムには，界面活性剤のカルシウム塩やマグネシウム塩など水に不溶性の塩の生成が関与しており[29,30]，イオン交換水などのカルシウムイオンやマグネシウムイオンを含まない水ですすいだ場合には，きしみ感を感じることはないことも知られている[29-31]．一方，スルホン酸基などを親水基にもつ界面活性剤は，硬水でも水不溶性塩を形成しにくいので，洗浄の際にきしみ感を感じにくい．

ⓓ 角層への作用

界面活性剤は角層の表面に付着するだけではなく，表面から数層内部の角層細胞にも浸透していることが示唆されている[32]．洗浄料は角層に対して種々の影響を与えており，洗浄によって経表皮水分蒸散量（transepidermal water loss：TEWL），角層の水分量などが影響を受けることが知られている．吉村ら[6]は，放射性同位体元素でラベル化した各種界面活性剤のブタ角層への残留量を評価した（図3-3）．低刺激性の界面活性剤といわれるアシルメチルタウリンナトリウム（AMT）やラウロイル-β-アラニントリエタノールアミン（LBA）の吸着性は低く，脂肪酸塩（SOAP）やラウリル硫酸塩（SDS）は高い傾向であった．また，橋本ら[13]は角層への残留量に対する脂肪酸カリウムの鎖長依存性を検討した（図3-4）．残留量は，ラウリン酸カリウム（C12K）やオレイン酸カリウム（C18F-1K）で多く，パルミチン酸カリウム（C16K），ス

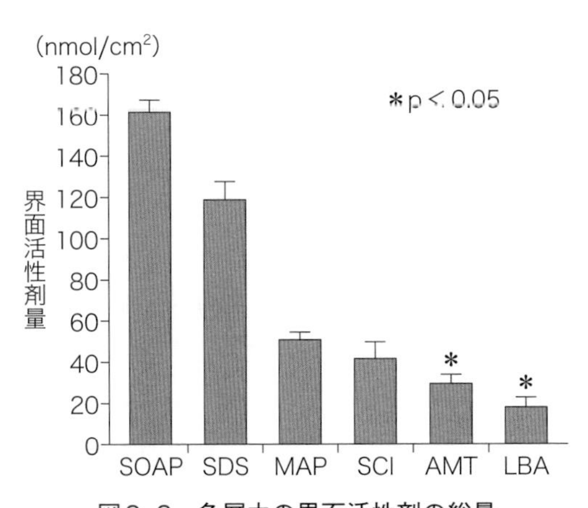

図3-3　角層中の界面活性剤の総量
各種界面活性剤水溶液で処理した角層から剥離した10枚のテープの合計量．$N = 5$．Mean ± SD.
（吉村政哲ほか：日本化粧品技術者会誌，27：249-254，1993より改変）

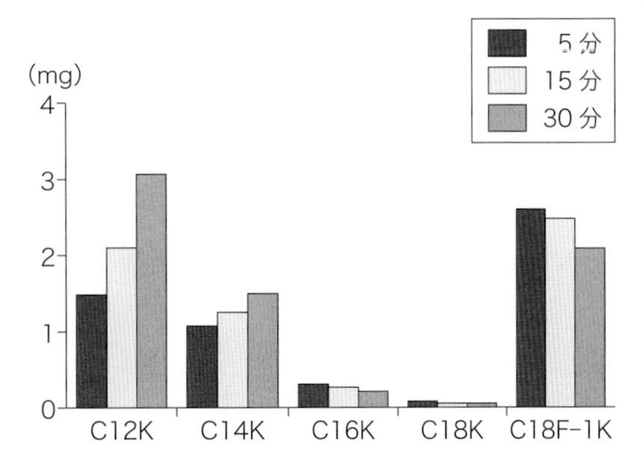

図3-4　同炭素鎖長の脂肪酸石けんで洗浄したあとに滅菌凍結乾燥ブタ皮製剤（L.P.S.）に残留した脂肪酸量
（橋本文章ほか：日本化粧品技術者会誌，23：126-133，1989より改変）

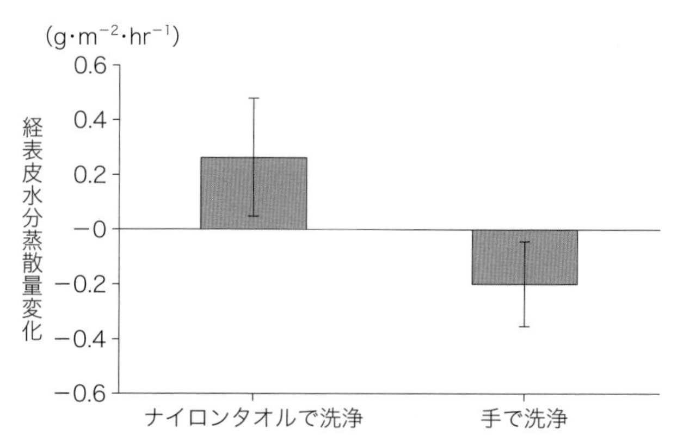

図3-5　洗浄前後での水分蒸散量の変化に対する洗浄法の比較

テアリン酸カリウム（C18K）で少なかった．界面活性剤の角層への残留量は，界面活性剤の親水基や疎水基の構造に大きく依存している．

5 ボディケア洗浄料の使用方法

液体洗浄料は，お湯を含ませたタオルやスポンジなどに適量とり，よく泡立ててから泡でなでるように洗うとよい．肌がデリケートな場合や乾燥が気になる場合は，あまり力を入れすぎないようにする．その後，適温のお湯ですすぎを十分に行う．水温が高すぎると脱脂されやすく乾燥や肌荒れの原因になり，低すぎると界面活性剤が残りやすい．

近年，敏感肌に対する意識の高まりに伴い，よりマイルドな洗浄が求められてきた[33]．そこで，最初からクリーミーな泡が出ることで，ナイロンタオルなどで泡立てを必要とせず，やさしく肌を素手で洗浄するという製品も見受けられる．図3-5に，洗浄前後における経表皮水分蒸散量変化と洗浄方法の違いを示す．洗浄後の水分蒸散量は，ナイロンタオルで洗った場合は洗浄前と比べて増加したが，手で洗った場合では減少した．ナイロンタオルやボディブラシなどで強く洗うと必要な角層まで傷つけるが，手で洗うことでマイルドな洗浄を実現できる．

4 ヘアケア洗浄料

ヘアケア化粧品は，頭皮，毛髪に付着した汚れを除去し，清潔に保つために使用するものであり，シャンプーとコンディショナー・トリートメントがある．シャンプーで洗浄したあとには毛髪に滑らかさを与え，髪を整えるためにコンディショナーやトリートメントが用いられる．シャンプーは洗浄料でありコンディショナー・トリートメントはケア剤であるが，洗髪行動において，これらはセットで使用されることが多く，シャンプーとコンディショナー・トリートメントについて述べる．

1 シャンプー

洗髪行動は，もともと身体を清める宗教的な儀式であったが，次第に汚れを落とす洗浄が目的となり，洗浄性能が求められてきた．昭和の中頃までは固形石けんや脂肪酸塩が洗浄成分である粉末状のものが用いられていたが，脂肪酸塩は洗髪中に金属イオンと結合し，ギシギシとすすぎ感触がよくなかった．その後，アルキル硫酸塩など金属石けんの生成が少ない洗浄成分が誕生し，よりマイルドなポリオキシエチレンアルキルエーテル硫酸塩やアシル化アミノ酸の活用とさまざまな補助界面活性剤の活用で，感触がよくマイルドな処方が多数開発された．さらに，近年では消費者のニーズに応えるべく，フケ防止タイプ，カラーリングなどの化学的・物理的なダメージからケアするタイプ，低刺激・低タンパク変性を特徴とするマイルドタイプ，仕上がり効果を兼ね備えたコンディショニングタイプ（リンスイン）など，さまざまな機能をもつシャンプーが開発されている．

ⓐ 頭皮の汚れ

頭皮には皮脂腺や汗腺があり，分泌された皮脂や汗が頭皮や毛髪に付着する．皮脂は，本来頭皮や毛髪の滑らかさと光沢を与え，頭皮や毛髪の水分が蒸発するのを防ぐために必要なものであるが[34)]，過剰な皮脂や毛穴などに残ったものは，汚れとなる．皮脂は，毛細管現象で毛先へと広がるが，微生物などによる分解，空気や紫外線などで酸化されると，べたつき，かゆみや炎症，臭い，さらには脱毛の原因にもなる[34)]．

また，生体由来の汚れとしてフケがあげられる．フケは頭皮の角層細胞がターンオーバーにより剥がれたものである．しかし，*M. furfur* などの好脂質性真菌によって産生された遊離脂肪酸による刺激などで，頭皮の角化が亢進すると，フケ症とよばれるトラブルとなる[35)]．このほかにも，ほこりなど外部から付着したもの，整髪料なども洗髪時には汚れとみなすことができる．

ⓑ シャンプーの構成成分

シャンプーは，きめ細かい豊かな泡立ちを有し，すすぎが簡単かつ指通りがよく，洗髪後の髪の風合いやくし通り，まとまりやすさなどの仕上がりが良好なこと，頭皮や頭髪に刺激がないことが求められる．シャンプーの主な成分を以下に示す．

1 起泡・洗浄基剤

界面活性剤は，洗浄力，泡立ち，すすぎに大きく寄与し，界面活性剤の選定がシャンプーの性能を左右する．シャンプーに用いられる代表的な界面活性剤としてはポリオキシエチレンアルキルエーテル硫酸塩があげられる．これは，アルキル硫酸塩に比べて刺激性が少なく，製剤化もしやすいのが特徴である．また，ほかのマイルドなアニオン界面活性剤や両性界面活性剤と併用されることが多い．マイルドなアニオン界面活性剤としては，*N*-アシルアミノ酸塩，スルホコハク酸塩などが知られている．アルキルアミドプロピルベタインやイミダゾリン型などの両性界面活性剤も，皮膚にマイルドであり多用されている．アニオン界面活性剤の刺激性を低減したり，コンディショニング効果を向上させるなどの目的で配合される．

非イオン界面活性剤である脂肪酸アルカノールアミドやポリオキシエチレン硬化ヒマシ油などは，製剤の粘度をコントロールし，低温での安定性を向上する効果があることから広く用いられている．一方，ポリグリセリン脂肪酸エステルは，起泡性や洗浄力の向上に寄与する．

2 コンディショニング剤

すすぎ時の髪のきしみや絡まりを防ぎ，乾燥後の仕上がりを向上させる目的で，各種コンディショニング成分が用いられている．一般的には，カチオン性ポリマー，シリコーン類，カチオン界面活性剤，油分などが用いられる．

特にカチオン性ポリマーは，洗髪中に希釈されることで，アニオン界面活性剤と複合体を形成し，この複合体が髪に付着することで優れたコンディショニング性を発揮する．代表的なものに，カチオン化セルロース，カチオン化グアーガム，塩化ジメチルジアリルアンモニウム・アクリルアミド共重合体などがある．

また，シリコーンオイルは髪を滑らかにする効果が高く，仕上がりのさらさら感や滑らかな指通りを与える．シャンプー中に含まれるシリコーンはあらかじめ乳化されたものを用いる場合が多く，シャンプー中で分散安定化するためのさまざまな工夫がなされている．シリコーンは安定性，安全性に優れることが知られており[36, 37]，シャンプー中に分散されたシリコーンは頭皮に蓄積しづらいことがわかっている．滑らかな仕上がりを好む場合にはシリコーンを配合したもの，さっぱりした仕上がりを好む場合はノンシリコーンタイプを使うことをお勧めしたい．

3 有効成分

薬用シャンプーとしてフケ用シャンプーがあり，医薬部外品としてフケ，かゆみを防ぐなどの効能を訴求できる．フケ止めの有効成分としては，ピリチオン亜鉛，ピロクトンオラミン，イソプロピルメチルフェノール，グリチルリチン酸ジカリウム，サリチル酸などがあげられる．配合量としては0.1～1％程度である．臨床的な有効性は文献などで確認することができる．

C シャンプーの作用

シャンプーの目的は，毛髪・頭皮から皮脂などの汚れを取り除き，清浄にすることである．皮脂などの汚れは水に不溶であり，洗浄成分として界面活性剤を配合したシャンプーで汚れを効率的に除去し，頭皮や毛髪を清潔に保つことは衛生上，美容上重要である．シャンプーに求められる機能には，余分な皮脂を取りすぎず，ほどよい洗浄力を示すこと，きめ細かく豊かな泡立ちを有すること，すすぎ時に髪の負担が少なく簡単なこと，洗髪後の髪の感触，指通りなど仕上がり感触が良好なこと，刺激がなくマイルドであることが求められる．これらの機能の中でも，洗浄作用，泡立ち，皮膚への刺激性は界面活性剤に依存するところが多く，ここでは毛髪への作用に特化して毛髪への作用，コンディショニング作用について述べる．

1 毛髪への作用

シャンプーの毛髪への作用は多くの人によって評価されている．細田ら[38]はドデシル硫酸ナトリウム，ポリオキシエチレンラウリルエーテル硫酸ナトリウム，α-オレフィン硫酸エステルナトリウム，直鎖アルキルベンゼン硫酸エステルナトリウムの20％水溶液に毛髪を40℃で24時間浸漬し，毛髪の強度と伸度は未処理のものと比較してほとんど変化せず，走査型電子顕微鏡像でも処理の有無による変化がないとした．

また，毛髪への界面活性剤の吸着は，電荷，分子の大きさ，毛髪の等電点，pH，組成中の塩によって決まる[39]．毛髪の等電点は約3.7であるため，中性領域では表面電荷はアニオンであるが，pHが酸性になるにつれてシャンプーの洗浄基剤であるアニオン界面活性剤の吸着量は多くなる．界面活性剤が毛髪に吸着するとシャンプー後のきしみ感などが生じ，吸着する界面活性剤

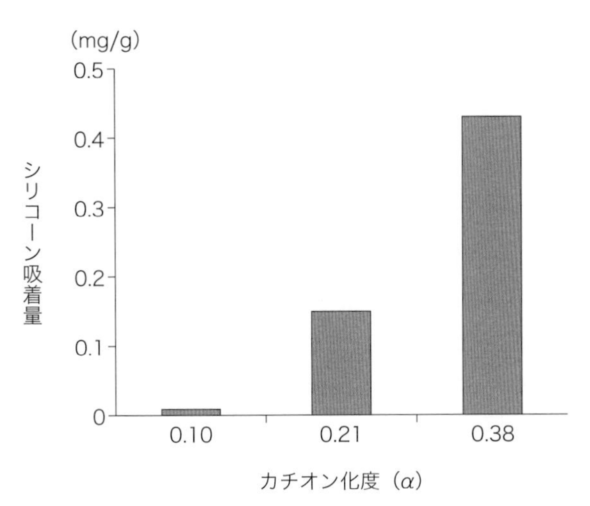

図3-6　カチオン化度とシリコーン吸着量の関係

の性質によってその感触も変わる．

一方，毛髪はpHによって状態が変化し，pHが4.5〜7.5では安定であるが，4以下では収れんを起こし，8以上では軟化する．脂肪酸塩で洗浄した場合はアルカリ条件となり，毛髪は膨潤しキューティクルが開いてくる．そのような状態になるとブラッシングによりキューティクルが剥離し，毛髪は傷みやすくなる．

2 コンディショニング作用

シャンプーには，すすぎ時の髪のきしみやもつれを防ぎ，洗髪後の髪の仕上がりを向上させるコンディショニング作用が求められる．これらの目的で，前述したコンディショニング剤が配合されるが，特にカチオン性ポリマーは，アニオン界面活性剤と複合体を形成し，その物性コントロールが重要である．Miyakeら[40]は，シャンプーに汎用なカチオン化セルロースを用いて，シャンプーの希釈時に析出した複合体の形態とすすぎ感触との関係を検討した．アニオン界面活性剤であるポリオキシエチレンラウリル硫酸ナトリウムと両性界面活性剤であるラウリルアミドプロピルベタインの混合比や，イオン強度，カチオン化セルロースのカチオン化度が複合体の生成量や物性に関わっている．この複合体はカチオン性ポリマーの構造にも依存し，さまざまなポリマーが検討されている．

また，コンディショニング剤であるシリコーンなどの分散性成分は，複合体に取り込まれ複合体とともに付着する．複合体が析出しない場合（α＝0.10）のシリコーンの付着量はわずかであるが，複合体が析出する場合（α＝0.21，α＝0.38）は析出量に応じてその付着量は増加する（図3-6）．シリコーンの複合体への取り込みは，複合体の集合状態を調節することで制御できる．

d シャンプーの使用方法

洗髪前は，髪をブラッシングすることで洗髪時の髪の絡まりを防ぎ，余分なほこりなどの汚れを取り除くことができる．シャンプーで洗う前には，適温のお湯で髪をよく洗い流し，水溶性の汚れやヘアケア成分を落としておくとよい．シャンプーは適量を手にとり，頭皮をマッサージするようになじませる．洗浄は，頭皮をマッサージするように洗い，爪を立てずに指の腹で細かく動かす．洗浄後は，適温のお湯で十分にすすぎ流すことが重要である．

2 コンディショナー・トリートメント

かつて脂肪酸塩を用いたシャンプーが全盛であったころ，食酢を水にたらしてリンスしたことから始まり，クエン酸や酒石酸，乳酸，リン酸などの穏和な酸を水に溶かした酸性リンスが使用されていた．これは，脂肪酸塩によるアルカリを中和し，毛髪に皮膜となって残る金属石けんを除去するためである．その後，シャンプーが脂肪酸塩からアルキル硫酸塩タイプになるにつれて，金属石けんの生成は抑えられたが，洗浄力の向上により毛髪は脱脂され，しなやかさを失い乾燥しやすくなった．このような状態を防止し，毛髪にコンディショニング効果を与えるため，カチオン界面活性剤や油分などを含む，クリームリンス，オイルリンス，ヘアコンディショナー，ヘアトリートメント，ヘアパックなどが使われるようになった．

ⓐ コンディショナーの構成成分

コンディショナーは，頭髪を滑らかで柔らかくし，指通りやまとまりをよくすることが望まれる．コンディショナーの機能発現に重要な成分は，カチオン界面活性剤，油分や毛髪補修成分である．また，薬用タイプには有効成分が配合される．以下に，主要な成分を示す．

1 カチオン界面活性剤

カチオン界面活性剤は，毛髪表面によく吸着し，髪を柔らかくしなやかにする作用がある．カチオン界面活性剤は高級アルコールと一緒に用いられ，これらが水の中でラメラ液晶のゲルを形成し，クリーム状の製剤となる．また，ダメージ毛髪はアニオン性の官能基をもつため，カチオン界面活性剤は吸着しやすく，その疎水基が髪の表面を覆い表面の摩擦力を低下させる．カチオン界面活性剤は，アルキル鎖長がC16～C22の塩化アルキルトリメチルアンモニウムが一般的に用いられるが，二鎖型の塩化ジアルキルジメチルアンモニウムタイプが用いられる場合もある．

2 油 分

油分は，シャンプー後の髪にうるおいや滑らかさを付与する目的で使用される．一般的には高級脂肪酸エステル，炭化水素，動植物油が用いられる．特に最近ではシリコーンオイルやその誘導体が多く使用されている．

ジメチルポリシロキサンに代表されるシリコーンオイルは，表面自由エネルギーを低下させる効果が高く，髪に滑沢性を与え，滑らかでさらさらとした感触を与えるのに有効である．ジメチルシリコーンのほかにアミノ変性シリコーンやポリエーテル変性シリコーンもよく使用される．

3 毛髪補修成分

コンディショナーには上記のカチオン界面活性剤や油分のほかに，毛髪の損傷防止やその回復を目的として，アミノ酸，保湿成分，各種ポリマーが配合される．最近では，キューティクルの最表面を保護する18-メチルエイコサン酸の働きを補う成分[41]や，ダメージ毛髪に特異的に吸着する毛髪補修成分[42]も開発されている．

4 有効成分

薬用リンスとしては，フケ用などがある．医薬部外品に分類され，フケ，かゆみ，枝毛防止などを訴求できる．有効成分としては，シャンプーの項で示したようなものが用いられる．有効成分の配合量は，一般的にシャンプーより少ない．洗浄成分が多く含まれるシャンプーに比べて，リンスは滞留性が高く，少量でも効果が発揮される．

ⓑ コンディショナーの作用

コンディショナーは，ぬれた髪に使用して，毛髪を整えやすくする．コンディショナーの主な作用は，毛髪を滑らかにし，くしや指通りをよくすること，毛髪を柔らかくし，しっとりさせること，静電気を防止し，まとまりをよくすること，毛髪の表面を保護することである．

コンディショナーは，どちらかというと毛髪表面に作用してその機能を発揮するが，トリートメント（インバスタイプ）は，主に毛髪内部に浸透させて機能させることを目的とした製品である．トリートメントの作用は，上記コンディショナーの機能に加えて，水分，油分を補い髪に栄養を与える，枝毛・切れ毛を防ぐ，頭皮，毛髪を健やかに保ち，傷んだ髪を回復させることであり，栄養補給や毛髪の損傷防止が目的として使用される．

ⓒ コンディショナーの使用法

通常コンディショナーは，シャンプーで洗髪したあとのぬれた髪に使用する．両手でコンディショナーを毛髪になじませ，すすぎ流す．すすぐ前に長時間おく人もいるが，1分程度で毛髪への吸着量はほぼ一定となる．

低刺激な原料の使用と保湿剤の高配合により，頭皮にも使用可能とすることで頭皮の乾燥を防ぐものや，コンディショナーのあとにシャンプーすることで，毛髪や頭皮に余分な成分を残さずふんわり仕上げるコンセプトの製品もある．

＊　　　＊　　　＊

ここでは，洗浄料にフォーカスし，歴史的な背景や洗浄の基礎，製品の種類や成分，そして洗浄料の作用について解説した．洗浄料の歴史は，界面活性剤の開発の歴史といっても過言ではないが，近年では洗浄料に使用されている主界面活性剤の開発は盛んではない．一方で，処方開発の技術は年々進化しており，製品開発のスピードはますます加速し差別性が図られているように感じられる．

身体洗浄料の皮膚や毛髪への作用は，必要なものもあれば少ないほうがよいものもある．洗浄料は，そのメリットを最大限にしつつデメリットを最小にする努力を行い，さまざまな評価を経て販売されるが，使用方法や肌の状態によってはトラブルを引き起こしていることも事実である．より安全で効果実感が高い化粧品を開発し，その結果美しい肌や髪を実現することが，われわれ香粧品に関わる技術者に課せられた大きな課題であると考える．

（柿澤恭史）

■文 献

1）鈴木敏幸，中村真美，住田 光ほか：液晶型メイク落とし―形成条件とクレンジング機構．日本化粧品技術者会誌，25：193-202，1991．
2）酒井祐二，小原康弘：ジグリセリンテトラオレエートの乳化特性を利用した油性クレンジング料の開発．フレグランスジャーナル，26（8）：47-57，1998．
3）酒井裕二：理想的な洗顔料の開発．日本化粧品技術者会誌，33：109-118，1999．
4）木村友彦：肌にやさしい洗浄製品の開発．日本化粧品技術者会誌，46：257-263，2012．
5）尾沢敏明：「肌のやさしさと」と「洗浄力」を両立した新しい皮膚洗浄技術の開発．フレグランスジャーナル，40（8）：21-25，2012．
6）吉村政哲，城倉洋二，花沢英行ほか：アミノ酸誘導体型界面活性剤ラウロイル-β-アラニンの皮膚に及ぼす影響．日本化粧品技術者会誌，27：249-254，1993．
7）赤碕秀一，座間美都子，井上紀子ほか：日本人女性における肌に対する意識と生理学的特性との関連に関する研究．日

本香粧品学会誌，17：6-14，1993.
8）早川律子：皮脂中の過酸化脂質と皮膚疾患．臨床皮膚科，29：181-192，1975.
9）須貝哲郎：いわゆるあれ性—その判定と化粧品の適応：皮膚科医の立場から．日本香粧品学会誌，4：180-185，1981.
10）山村雄一：体臭．現代皮膚科学体系2B 全身と皮膚Ⅱ，中山書店，東京，1981，p.163.
11）宮澤 清，田村宇平，勝村芳雄ほか：頭皮・頭髪用洗浄剤としてのアニオン界面活性剤の研究．油化学，38：297-305，1989.
12）Imokawa G，Tsutsumi H，Kurosaki T：Surface activity and cutaneous effects of monoalkyl phosphate surfactants. *J Am Oil Chem Soc*，55：839-844，1978.
13）橋本文章，春山道子，山下登喜雄ほか：界面活性剤の皮膚への吸着性と洗顔料による選択洗浄性．日本化粧品技術者会誌，23：126-133，1989.
14）Imokawa G：Comparative study on the mechanism of irritation by sulfate and phosphate type of anionic surfactants. *J Soc Cosmet Chem*，31：45-66，1980.
15）Imokawa G，Akasaki S，Kuno O，et al：Functions of lipids on human skin. *J Dispers Sci Technol*，10：617-641，1989.
16）芋川玄爾：角質細胞間脂質の機能とその応用．フレグランスジャーナル，18（4）：26-34，1990.
17）Gassenmeier T，Busch P，Hensen H，et al：Some aspects of refatting the skin：Effects oriented to skin lipids for improving skin properties. *Cosmet Toiletries*，113：89-92，1998.
18）熊野可丸：皮膚保湿と美容エッセンスの保湿効果について．フレグランスジャーナル，14（4）：64-71，1986.
19）中山靖久，堀井和泉：皮膚保湿とNMF．フレグランスジャーナル，臨時増刊号（9）：8-12，1988.
20）坂本一民：洗浄剤と皮膚：敏感肌，アトピー肌とマイルド洗浄剤．日本香粧品学会誌，21：125-132，1997.
21）Denda M，Hori J，Koyama J，et al：Stratum corneum sphingolipids and free amino acids in experimentally-induced scaly skin. *Arch Dermatol Res*，284：363-367，1992.
22）Misra M，Ananthapadmanabhan KP，Hoyberg K，et al：Correlation between surfactant-induced ultrastructual changes in epidermis and transepidermal water loss. *J Soc Cosmet Chem*，48：219-234，1997.
23）Denda M，Koyama J，Namba R，et al：Stratum corneum lipid morphology and transepidermal water loss in normal skin and surfactant-induced scaly skin. *Arch Dermatol Res*，286：41-46，1994.
24）有間正敏，定井正直：各種界面活性剤による角層水分量変化．日本香粧品学会誌，5：14-19，1981.
25）熊野可丸：アミノ酸と皮膚科学．フレグランスジャーナル，16（2）：89-98，1988.
26）Kawai M，Imokawa G：The induction of skin tightness by surfactants. *J Soc Cosmet Chem*，35：147-156，1984.
27）佐々木恒孝：実験化学講座，第7巻，丸善，東京，1956，p.201.
28）Ogino K，Takigami F：Foam performance of fatty acid soaps of odd carbon numbers. *J Am Oil Chem* Soc，56：880-882，1979.
29）押村英子，伊森義久：液体ボディ洗浄剤の「さっぱり感」について．フレグランスジャーナル，23（2）：61-66，1995.
30）Warren R，Ertel KD，Bartolo RG，et al：The influence of hard water（calcium）and surfactants on irritant. *Contact Dermatitis*，35：337-343，1996.
31）荻野泰子：石鹸の刺激について．皮膚，31：202-208，1989.
32）Rhein LD：Review of properties of surfactants that determine their interactions with stratum corneum. *J Soc Cosmet Chem*，48：253-274，1997.
33）太田尚子：敏感肌—角質細胞からのアプローチ—．日本香粧品学会誌，29：28-34，2005.
34）細田丈一郎，藤井徹也：続シャンプー，日本毛髪科学協会，東京，1978，pp.133-146.
35）武田克之，原田昭太郎，安藤正典 監修：フケ防止化粧品．化粧品の有用性—評価技術の進歩と将来展望—，第3章 第3節，薬事日報社，東京，2001，pp.350-356.
36）Murphy K，Johnson B，Lin F，et al：Global hair care trends and the role of silicones. *Euro Cosmet*，21：26-29，2013.
37）Grape W：Methylsilicone. Ihre Herstellung，Eigenschaften und Anwendungen unter besonderer Beruecksichtigung der kosmetischen Industrie. *Parfuem Kosmet*，67：326-336，1986.
38）細田丈一郎，藤井徹也：続シャンプー，日本毛髪科学協会，東京，1978，pp.201-206.
39）クラーレンス・R・ロビンス：毛髪の科学（本間意富 監訳），フレグランスジャーナル社，東京，1982，p.84.
40）Miyake M，Kakizawa Y：Morphological study of cationic polymer-anionic surfactant complex precipitated in solution during the dilution process. *J Cosmet Sci*，61：289-301，2010.
41）徳永晋一：18-MEAを利用した美髪化技術．フレグランスジャーナル，38（11）：33-38，2010.
42）Nishida Y，Ito T，Hosokawa M，et al：Repairing effects of diglucosyl gallic acid on coloring-damaged hair. *J Oleo Sci*，53：295-304，2004.

4 保湿化粧品とその作用

Key words

●角層　●天然保湿因子　●バリア機能　●ヒューメクタント
●エモリエント

皮膚は人体最大の臓器といわれ，その重量は成人にて体重の16％にも達し，面積は約1.6 m^2となる[1]．その構造は深部から皮下組織，真皮および表皮の3層からなり，さらに表皮は基底層，有棘層，顆粒層および角層に大別される（図4-1）．

表皮は厚さが0.1～0.2mm程度の組織であり，最深部に位置する基底層から表皮角化細胞が増殖・分化し，有棘層，顆粒層を経て最外層の角層となり，最終的には垢となって剥がれ落ちていく．この基底細胞が分裂し垢となって剥がれ落ちていくまでの時間をターンオーバー時間と呼び，その時間は基底層にて分裂して角層に至るまで約4週間，角層を通過するのに約2週間を要し，合計約6週間といわれている．

角層は皮膚の最外層に位置する厚さ10～20 μmのきわめて薄い膜であり，脱核し死んだ表皮角化細胞が扁平化し積み重なり，その間を細胞間脂質にて充填され，レンガ（細胞）とモルタル（細胞間脂質）に例えられるような構造を有している[2]．このきわめて薄い角層が人体と外界を隔て，異物の侵入を防ぐとともに，生命活動に必要な水が体内から蒸発するのを防ぐ重要な役割を果たし，われわれの生命活動を維持している．

一方，角層の状態は，美容上の外観に大きな影響を与えると考えられる．人が他人の顔を視覚的に捉えるとき，顔の大部分の面積を角層が占有するため，角層の状態の視覚情報は個の認識を大きく左右すると思われる．仮に，同一の骨格や肉付きを有する顔であっても，角層の状態が異なれば相手に与える印象も大きく変わるであろう．このように，角層は生命維持活動にとって必要不可欠な存在であるとともに，人の容貌にも大きな影響を及ぼす．

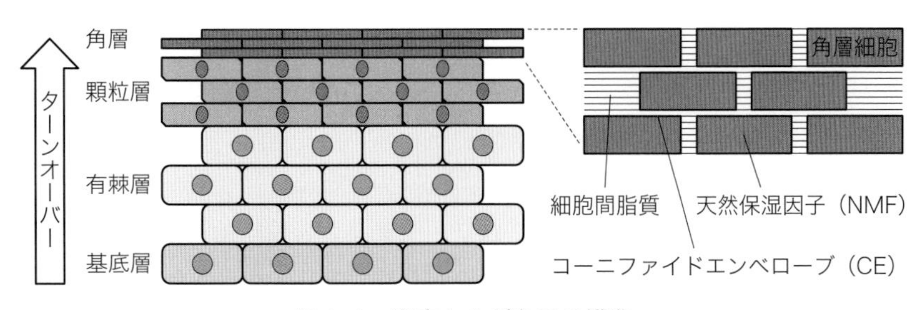

図4-1　表皮および角層の構造

1 角層の水分保持機能

角層の重要な役割の一つに水分保持機能が存在し，皮膚性状に大きな影響を与えている．角層の水分保持機能すなわち保湿機能が低下すると，いわゆる乾燥肌といった状態になり，角層の柔軟性が失われ[3, 4]，肌荒れや軽度の落屑を生じる．これらの肌荒れや落屑は，単に角層の乾燥によって生じる角層表面の形態変化だけではなく，乾燥によるターンオーバーの乱れや不全角化にも起因している[5]．このメカニズムの一つとして，角層の水分含量が少なく乾燥状態にあると，角層細胞同士を接着しているデスモソームの分解が抑制され，角層細胞が正常より厚くなって落屑することが示唆されている[6]．また，角層水分含量は季節によって変動することが知られており，夏の湿度が高い季節には比較的高い角層水分含量を示し，湿度の低い冬には低い角層水分含量を示す．この角層水分含量の変化とともにきめ密度も変動し，角層水分含量が高いほどきめ密度が増加し外観上美しい肌となる[7]．

皮膚の乾燥は，ほかの皮膚性状にも大きな影響を与える．保湿と表皮性のしわとの関連が報告されており，角層水分含量の低下に伴い表皮性の小じわが増加する[4]．また，乾燥状態にある角層では，炎症性サイトカインであるIL-1αとそのレセプターアンタゴニストであるIL-1raの比（IL-1ra/IL-1α）が上昇し，軽度の炎症状態が引き起こされていることが報告されている[8]．皮膚内部にて炎症が生じるとさまざまな活性酸素種が発生し，コラーゲン分解酵素であるマトリックスメタロプロテアーゼ（MMP）-1およびMMP-9の産生を誘導して，真皮のコラーゲン分解を促進する．その結果，しわが生じるという仮説も提唱されている[9]．このように，角層の乾燥を防ぎ適度な水分含量を維持することは，健康かつ美しい肌を保つために重要である．

2 保湿のメカニズム

1 天然保湿因子（NMF）

ⓐ NMFの組成と働き

角層中の水分保持には，天然保湿因子（natural moisturizing factor：NMF）と呼ばれる水溶性低分子の働きが重要である．NMFは，その大部分をセリン，グリシンおよびアラニンなどからなる各種アミノ酸が占め（40%），そのほかにピロリドンカルボン酸（12%），乳酸（12%），尿素（7%）およびその他無機塩などで構成されている[10]（表4-1）．これらNMFが皮膚内部の水と結びつき，角層に適度なうるおいを与えている．

ⓑ NMFの産生

NMFは，フィラグリンの前駆体であるプロフィラグリンの段階的な分解を経て産生される．プロフィラグリンは顆粒層内に存在する巨大タンパク質であり，ケラトヒアリン顆粒を形成する重要な構成要素である．角化の過程においてプロフィラグリンは脱リン酸化[11]および酵素分解[12]を経てフィラグリンに分解される．フィラグリンは角層細胞内のケラチン線維の凝集に深く関与

表4-1 天然保湿因子（NMF）組成

成 分	組 成（%）
アミノ酸	40
ピロリドンカルボン酸	12
乳 酸	12
尿 素	7
その他	29

（Spier HW, et al：*Hautarzt*, 7：55-60, 1956を参考に作成）

し，角層の構造維持に大きな役割を果たしている．その後，さらに角化が進み角層細胞内のカテプシンやカスパーゼなどのタンパク質分解酵素による分解を受け，最終的にブレオマイシンヒドロラーゼによってNMFの主成分である種々のアミノ酸となる[13]．さらに，これらのアミノ酸の一部が代謝されピロリドンカルボン酸となる．また，汗由来の乳酸，尿素および無機塩も保湿に関与しているものと推測される[14]．

一方，フィラグリンの遺伝子変異が，アトピー性皮膚炎発症に関与していることが示唆されている[15]．日本人を対象とした研究においても，アトピー性皮膚炎の患者の約25%が1つ以上のフィラグリン遺伝子変異を有していることが明らかとなっている[16]．アトピー性皮膚炎では皮膚のバリア機能の低下が一般的に知られていることから，フィラグリンの働きはNMFを産生することだけではなく，後述する皮膚のバリア機能にも大きく関わると考えられている．

ⓒ NMFと皮膚性状

保湿因子である皮膚中のNMFの量は，皮膚性状に大きな影響を与えるものであり，これらの関係について多数の報告がされている．Horiiら[17]は，尋常性魚鱗癬および老人性乾皮症（59〜94歳）において，角層のアミノ酸含有量の低下に伴い角層水分含量も低下することを示している．また，ヒト角層から精製水にてNMF成分を抽出すると，抽出前と比較して角層水分含量の低下，柔軟性の低下およびpHの上昇が認められ，その中でも角層中の乳酸およびK^+量とこれらの皮膚性状との高い相関が報告されている[18]．角層中のアミノ酸含有量だけでなくアミノ酸の構成比に関する知見も得られており，角層内の総アミノ酸量に対する酸性アミノ酸量の割合は，角層の柔軟性と高い相関にあることが見出されている[3]．

2 バリア機能

ⓐ 細胞間脂質の組成と働き

角層の水分含量を保持するためには，NMF成分以外に，その水分の蒸発を防ぐためのバリア機能が必要不可欠である．このバリア機能は，主に角層と角層の間に充填されている前述したモルタル部分[2]，すなわち細胞間脂質が担っている．細胞間脂質の組成は，セラミド，コレステロール，コレステロールエステルおよび脂肪酸などからなり[19]，これらの成分が水と脂質が交互に折り重なるような構造（ラメラ構造）を形成している[20]．また，このラメラ構造を有する細胞間脂質は，水が体内から蒸発するのを防ぐだけでなく，タンパク質などのアレルゲン，微生物および人体にさまざまな悪影響を与える物質が外界から侵入することに対する有用なバリアとしても働いている．これは，物質の経皮吸収を考えることによって理解できる．健常な皮膚において物質の経皮吸収のルートは，汗腺や毛穴のような付属器官を介した経路よりも細胞間脂質を介する経路の寄与率が高い．このルートにおいて分子量500以上の物質の経皮吸収は難しく，極性の高い水溶性物質も透過しにくい[21]．これらのことから，外界から体内へ透過可能な物質は非常に限られており，外界に存在する物質の多くは細胞間脂質のバリア機能によって体内への侵入を妨げられていることがわかる．

ⓑ 細胞間脂質の形成

細胞間脂質は，角層細胞の最外層にあるコーニファイドエンベロープ（CE）を足場に形成される．CEは表皮角化細胞の角化の過程において，細胞内のタンパク質であるインボルクリンやロリクリンなどがトランスグルタミナーゼの働きにより強固に共有結合し不溶化したものである．この結合は，タンパク質のグルタミン残基とリジン残基が結合し形成するイソペプチド結合であり，結合したタンパク質はケラチン線維と同様に角層細胞に物理的および化学的強度を与えている[22]．さらに，CEの最外層にはω-ハイドロキシセラミドが化学結合し疎水性を付与している．表皮角化細胞内にて合成された細胞間脂質の構成成分は，角層細胞への分化段階にて細胞外に放出され，このCEを足場に細胞間脂質の構造が形成されると考えられている．

ⓒ 皮脂腺由来の脂質の働き

皮膚表面には皮脂腺から分泌される脂質が存在し，これらが皮脂膜を形成して閉塞性を高め，細胞間脂質より寄与率が低いと推測されるが，バリア機能に貢献していると考えられる．成人男性17人の被験者にて皮膚表面の脂質を分析したところ，トリグリセリド（41％），ワックスエステル（25％），遊離脂肪酸（16％）およびスクワレン（12％）が検出されている[23]．さらに皮脂腺の多い背上部は皮脂腺の少ない脛部よりグリセリンが多く存在し角層水分含量が高い[24]．これは，皮脂腺由来のトリグリセリドが加水分解され，産生したグリセリンが保湿成分として関与したものと考えられる．

ⓓ バリア機能と保湿

皮膚のバリア機能と保湿の関係についてさまざまな研究が実施されている．ヒト皮膚をアセトン／エーテル（1：1）にて処理すると，バリア機能の低下（水分蒸散量の増加）傾向[25]，および角層水分含量の有意な低下が報告されている[26]．アセトン／エーテル処理は，極性の高い水溶性成分であるNMFは溶出せず，極性の低い細胞間脂質などを抽出し，バリア機能を破壊していると考えられる．また，健常人およびさまざまな程度の炎症性鱗屑性病変において，バリア機能と角層水分含量を評価したところ，バリア機能の低下に伴い角層水分含量も低下することが示されている[27]．さらに，アトピー性乾皮症においても健常人と比べバリア機能および角層水分含量が低下している[28]．これらのことから，バリア機能は保湿と密接な関係にあり，皮膚の保湿機能に対し重要な役割を果たしていることが理解できる．また，そのメカニズムに関しても研究がなされ，バリア機能が低下しているアトピー性皮膚炎では，バリア機能を担う細胞間脂質の主たる構成成分であるセラミドが健常人と比べて少ないこと[29]，またその病変部では未熟なCEが存在することが確認されている[30]．

3 保湿機能の評価方法

1 角層水分含量の測定方法

角層の水分含量を測定し数値化することは，皮膚の状態を知ることおよび化粧品の保湿作用を検証するうえで，きわめて重要である．現在，水分含量の測定方法として，赤外スペクトル，マイクロ波，光音響，FT-IR，近赤外線およびNMRなどを用いた評価方法が報告されているが，汎用性および操作性に優れ，化粧品会社や各研究機関にて実績があるのは，角層の電気伝導度（コンダクタンス）を測定する方法[31]と静電容量（キャパシタンス）を測定する方法[32]である．

電気伝導度を測定する機器としてはSKICON（株式会社ヤヨイ，東京）が一般的に用いられており，3.5MHzの高周波を皮膚に流し間接的に水分含量を測定するものである．単位はμS（マイクロシーメンス）で表される．一方，静電容量を測定する機器としては，Corneometer®（Courage＋Khazaka，Germany）が幅広く利用されており，測定単位は任意のAU（arbitrary unit）で表される．SKICONは感度よく角層の比較的表層部分の保湿状態を測定するのに対し，Corneometer®は若干感度が鈍いが，SKICONによる測定部位よりやや深い表皮上層までの保湿状態を測定する．両者ともに，皮膚にプローブを接触させて簡便かつ短時間の測定が可能であるが，プローブの皮膚に対する接触圧や温度および湿度などの外部環境が測定値に影響を及ぼすので，一定条件下での測定が重要となる．一般的には，温度20～22℃，湿度50％前後にて測定が行われる[33,34]．

また近年，注目すべき測定機器としてラマン分光光度計があげられる．これは，非侵襲的に皮膚の深さ方向に対する水分分布の測定が可能であるだけでなく，NMF成分や細胞間脂質の構成成分であるコレステロールおよびセラミドなどの分布情報も取得することができる[35]．このように，ラマン分光光度計は，皮膚の水分とその保湿メカニズムに関わる成分の情報を同時に取得することが可能となるため，保湿関連研究に大きな貢献を果たすものと期待される．

2 経表皮水分蒸散量の測定方法

角層のバリア機能の評価方法として経表皮水分蒸散量（transepidermal water loss：TEWL）の測定があげられる．これは，皮膚内部から角層を通して蒸発する水分量を測定するもので，この値が低いほどバリア機能が高いことを示す．測定機器としてはTewameter®（Courage＋Khazaka, Germany）[36]やVapoMeter®（DelfinTechnologies, Finland）などが使われており，単位はg/m^2hrで表される．TEWLの測定は，蒸発する水分量を測定することから特に発汗の影響を受けやすい．したがって，TEWLの測定は，水分量の測定と同様に温度20～22℃，湿度50％前後の環境下で被験者を馴化させ，発汗のない状態にて測定を行う．

4 保湿成分

化粧品に配合される保湿成分はさまざまなものがあるが，水分を保持する働きを有するヒューメクタント（表4-2）と，閉塞性に優れるエモリエント（表4-3）に大別される．ヒューメクタントには，水そのものと結びつく性質から親水性または極性の高いものが多く，対してエモリエントには水の蒸発を防ぐためのバリアを形成する親油性または無極性な物質が多く存在する．

1 ヒューメクタント

ⓐ NMF成分

ヒューメクタントとしてまずあげられるものは，保湿に対し重要な役割を担っているNMFと同様の成分であり，各種アミノ酸，ピロリドンカルボン酸，乳酸および尿素などが化粧品に単独または複数配合されている．また，成分単独ではなくNMFの成分構成と類似した化粧品原料の一例として，滅菌した脱脂粉乳を乳酸菌にて発酵させた乳酸菌発酵液がある[37]．乳酸菌発酵液を塗布すると角層の水分含量は増加し，そのあと緩やかな減少傾向がみられるが，その効果は長時間持続する．一方，イオン交換水を塗布すると，角層水分含量は増加するものの，塗布10分後には塗布前の状態に戻る[38]．これらのことから，角層の水分を維持するためには単に水を塗布するのではなく，適切な保湿剤の塗布が必要であることがわかる．

ⓑ ポリオール

水と強く結びつき保湿作用を有する成分としてNMF成分以外では，グリセリン，1,3-ブチレングリコール，プロピレングリコールおよびジプロピレングリコールなどの低分子ポリオール類があげられる．グリセリンは，NMFと同様に生体由来成分であり，前述したトリグリセリドの分解から生じるものと，アクアポリン3を介して供給されるもの[39]とが皮膚に存在している．これらポリオールの中で，グリセリンとジプロピレングリコールの保湿効果について検証がなさ

表4-2 ヒューメクタント

分類	成分例
NMF成分	各種アミノ酸，ピロリドンカルボン酸，乳酸，尿素，無機塩
ポリオール	グリセリン，1,3-ブチレングリコール，プロピレングリコール，ジプロピレングリコール
ムコ多糖類	ヒアルロン酸およびその誘導体，コンドロイチン硫酸
その他	糖類，水溶性高分子，植物および海藻などの抽出物

表4-3 エモリエント

<table>
<tr><th colspan="2">分類</th><th>成分例</th></tr>
<tr><td colspan="2">セラミド類</td><td>各種セラミド，擬似セラミド，グルコシルセラミド</td></tr>
<tr><td rowspan="3">油剤</td><td>炭化水素油</td><td>流動パラフィン，ワセリン，ポリブテン，スクワラン，α-オレフィンオリゴマー</td></tr>
<tr><td>エステル油</td><td>ラノリン，ミツロウ，ホホバ油，ミリスチン酸イソプロピル，2-エチルヘキサン酸セチル，イソステアリン酸イソセチル，トリ2-エチルヘキサン酸グリセリル</td></tr>
<tr><td>油脂</td><td>大豆油，ヤシ油，オリーブ油，パーム油</td></tr>
</table>

れている[40]．これによると，グリセリンはジプロピレングリコールより水を2倍以上抱え込むことができるが，塗布時における角層浸透量はジプロピレングリコールのほうが多い．塗布後，時間の経過とともにジプロピレングリコールの角層内量は低下し，グリセリンの角層内量を下回る．すなわち，ジプロピレングリコールは塗布後短時間にて高い保湿効果を示すのに対し，グリセリンは塗布直後においてはジプロピレングリコールより保湿効果が低いが，長時間その保湿効果を維持し，一定時間後にはジプロピレングリコールの保湿効果を上回ると考えられる．角層水分含量を測定した結果もこのことを支持している．保湿剤の化粧品への配合には，その保湿能力だけではなく，角層への浸透挙動を考慮する必要がある．また，1,3-ブチレングリコールおよびプロピレングリコールは保湿作用のみならず抗菌作用を有することが知られており，化粧品にて一般的に配合されているパラオキシ安息香酸エステルなどの防腐剤の配合量の低減にも貢献している[41,42]．

ⓒ ムコ多糖類

ヒアルロン酸やコンドロイチン硫酸などのムコ多糖類もヒューメクタントに分類され，特にヒアルロン酸が化粧品に多く配合されている．ヒアルロン酸は，主に真皮にあるコラーゲン線維とエラスチン線維が形成する網目構造の隙間に存在し，水分保持機能を担うとともに皮膚にはりと弾力を与えている．表皮や角層にもヒアルロン酸の存在が知られ，皮膚の保湿メカニズムに関わると考えられる[43,44]．化粧品原料としてのヒアルロン酸はさまざまな分子量のものが利用されているが，その多くは分子量の高いものである．高分子ヒアルロン酸は，その分子量から角層への浸透が難しいため，角層表面にて水を保持しつつ薄い水の皮膜を形成し，皮膚にうるおいを与える[38,45]．その保湿効果は，単独塗布した場合においても高い効果を有するが，構成成分がNMFと類似している乳酸菌発酵液を同時に塗布すると，相乗的に増加することも知られている[38]．また近年，素材としてのヒアルロン酸の開発が進み，その骨格にアセチル基を導入し皮膚への吸着性を改善したもの[46]，グリセリン骨格を介しアルキル基を導入したもの[47]，カルボキシメチル基を導入したもの[48]および分子量1万以下に低分子化したもの[49]などがあり，さまざまな機能向上がなされている．

ⓓ その他のヒューメクタント

そのほかにも各種糖類，さまざまな構造や機能を有する水溶性高分子および植物や海藻から抽出されたエキス類が開発され，水分子と結びつきが強いヒューメクタントとして化粧品に配合されている．

2 エモリエント

ⓐ セラミド類

エモリエントとしては，バリア機能を主に担う細胞間脂質の主成分であるセラミドがまずあげられる．セラミドは，希少性が高いこと，高融点であり結晶化しやすいため安定配合する難易度が高いことなどから，化粧品に配合することが困難だったが，近年における生産技術の発展や分散技術の向上により，化粧品に配合されることが増加してきた．化粧品原料として配合される主なセラミドは，ヒト細胞間脂質に存在する数タイプのセラミド，構造が類似する擬似セラミド[50]

および植物由来のグルコシルセラミドなどがあり[51, 52]，これらセラミドをあらかじめ分散させた状態の化粧品原料も多く存在する．

セラミドを配合したクリームを，アセトン／エーテル（1：1）にて脱脂処理した荒れ肌モデルに塗布した結果が報告されている[53]．これによると，荒れ肌モデル部位に無塗布，ベースクリーム，これに天然セラミドを配合したものおよび擬似セラミドを配合したものを各々塗布し角層水分含量を測定した結果，無塗布部位に対して天然または擬似セラミド配合クリーム塗布部位はともに有意に高い水分含量を示している．また，ベースクリーム塗布部に対しては，天然セラミドを配合したクリーム塗布部位が高い水分含量を示す傾向にあり，擬似セラミドを配合したクリームは有意に高い値を示している．これらは，塗布したセラミドがアセトン／エーテル処理により欠損した細胞間脂質を補完し，バリア機能を回復した結果であると推察される．

ⓑ 油 剤

細胞間脂質に対するアプローチ以外に，角層上に油膜を形成しバリア機能を高め水分の蒸発を抑制する一般的な化粧品原料として，炭化水素油，エステル油および油脂などの油剤があげられる．炭化水素油としては石油系の流動パラフィンやワセリン，合成してつくられるポリブテン，天然由来のスクワレンに水素添加したスクワランなどがある．エステル油は脂肪酸または有機酸と高級アルコールのエステルであり，主にラノリンやミツロウなどに代表される天然ロウ類，ホホバ油などの液状油，およびさまざまな物性を有する合成系のものが化粧品に配合されている．油脂はトリグリセリドを主成分としたもので，化粧品には主に植物から抽出した油脂が用いられる．トリグリセリドはグリセリンと脂肪酸のトリエステルであるが，一般的にエステル油とは区別して考える．

これらの原料は，その分子量，不飽和度，分岐度および結合状態などによりさまざまな物理化学的性質を有する．例えば，パラフィンワックス（融点48℃），ワセリンおよび流動パラフィンは同じ炭化水素油であるが，その状態は固体，半固体および液体である．これら三者を各々溶媒に溶解してから皮膚に塗布すると，ワセリンが最も高い閉塞性を示し，次いで閉塞性が高いのはパラフィンワックスであり，流動パラフィンの閉塞性は比較的低い[54]．これらの結果は，半固体であるワセリンは皮膚上で一定の膜厚が維持できるのに対し，固形のパラフィンワックスは形成する膜に亀裂などが生じること，液体である流動パラフィンはその粘性の低さから一定の膜厚が維持できないことに起因しているものと考えられる．さらに，固形の炭化水素油であるマイクロクリスタリンワックスと流動パラフィンをワセリンの融解温度と同様になるように混合したものと，ワセリンの閉塞効果を比較すると，ワセリンのほうが高い閉塞効果を示す[40]．マイクロクリスタリンワックスと流動パラフィンの混合物中に大きな結晶が確認されていることから，形成される膜が不均一となり閉塞効果が低下しているものと推察される．これらのことから，同様な物性を有する油剤であっても膜の状態により異なる閉塞性を示すものと考えられる．また，ワセリンに分岐を有する脂肪酸やエステル油を混合し適用すると，ワセリン単独よりも閉塞性が低下することも知られている[55]．

5 保湿化粧品の種類および製剤

1 保湿化粧品の種類

前述したヒューメクタントやエモリエントは，さまざまな化粧品に配合されている．保湿に関わる一般的な化粧品としては，化粧水，ジェル，乳液，クリームおよび美容液（エッセンス）などがあげられる．これらの化粧品は，大別して水溶性成分からなる水相と油溶性成分からなる油相にて構成され，ヒューメクタントは水相に，エモリエントは油相に配合される．

化粧水やジェルはほぼ油相が含まれないか，わずかな量の油相しか含まないため，ヒューメクタントが中心に配合されている化粧品といえる．これらは透明または半透明であり，粘度が低く液状のものを化粧水，粘度が高くゼリー状のものをジェルと称する．粘度は，主に配合されている水溶性高分子（増粘剤）の種類および配合量に依存している．乳液およびクリームは，一般的に油相の組成が約5～70％程度であるためヒューメクタントとエモリエントをバランスよく配合できる化粧品であり，油相の含有量が比較的少なく低粘度のものが乳液，油相の含有量が多く高粘度のものがクリームとして市場に流通している．美容液は特定の機能や効果を強化した化粧品であり，油相が含まれない化粧水やジェルに近いものから油相がある程度含まれる乳液やクリームまでさまざまな形態のものが存在する．

2 保湿化粧品の製剤

水相と油相は互いに混じり合わないが，一分子中に親水基と親油基を有する界面活性剤により可溶化や乳化がなされ混じり合うことができる．界面活性剤は，非イオン性，アニオン性，カチオン性および両性に分類でき，保湿を目的とする化粧品には非イオン性界面活性剤が主に配合されている．

可溶化は水相にわずかな油相を透明に溶解させる技術であり，化粧水やジェルに応用されている．乳化は，互いに混じり合わない液体どうしを均一に分散させる技術である．乳化形態は，油相が水相に滴（粒子）として分散した水中油（O/W）型エマルション，水相が油相に分散した油中水（W/O）型エマルションおよび水相と油相が連続してなる液晶製剤などがある．O/W型エマルションが油相に分散したO/W/O型やW/O型エマルションが水相に分散したW/O/W型エマルションも存在する．また，細胞間脂質と同様の構造であるラメラ構造を有する粒子を水相に分散させたものもある．これはベシクルと称され，特にリン脂質から形成されるものはリポソームと呼ばれる．化粧品に配合される保湿剤は，このようなさまざまな形態の製剤に配合されており，その保湿効果も製剤の種類や性状によって影響を受けるものと思われる．

3 製剤と保湿作用

種々のO/WクリームとW/Oクリームの保湿性および閉塞性を*in vitro*系にて検証したとこ

ろ，W/OクリームはO/Wクリームより高い閉塞性を示し，O/Wクリームは保湿性が大きいほど閉塞性が低下した[56]．流動パラフィンを乳化したO/Wエマルションの閉塞性は，塗布後に粒子が合一するため粒子の大きさに影響を受けないが，パラフィンワックスを乳化したものは粒子径が小さくなるほど閉塞性が高まることが報告されている[54]．

一方，擬似セラミドを含有したベシクル製剤およびラメラ構造を有さない通常エマルションをヒト荒れ肌モデルに各々塗布したところ，擬似セラミドの角層への浸透量はベシクル製剤のほうが多かった[50]．経表皮水分蒸散量も，ベシクル製剤塗布部位は塗布前に比べ有意に低下し，角層水分含量も通常エマルションを塗布した部位より高い傾向を示している．さらに，ベシクル製剤において，ラメラ構造の構成成分により膜流動性が異なるため，その影響についても研究がなされている[57]．モノグリセリドを主成分としたベシクル製剤の膜流動性を擬似細胞間脂質のそれと同程度に調製したものは，より流動性の高いものより，ヒト荒れ肌モデルに適用した場合，バリア機能の回復が早いことが報告されている．

しかしながら，同一処方にて異なる2種以上の製剤を調製することが難しいため，製剤の違いによる正確な効果検証は困難である．例えば，O/Wエマルションを反転させてW/Oエマルションを調製しようとすると，界面活性剤の種類や配合量を変更する必要性が生じる．今後，異なる製剤間の効果を比較するため，さらに合理的な評価系の構築が課題と思われる．

6 保湿と使用感

化粧品製剤において，単純にヒューメクタントとしてグリセリン，エモリエントとしてはワセリンを大量に配合すれば保湿作用の高い化粧品ができるものと思われるが，このような化粧品は使用感において消費者から忌諱される「べたつき」が生じる．一方，化粧品における使用感は，食品における味に相当する感覚とも考えられ，肌質によっても好みが異なり[58]，消費者の購買意欲はもちろんのこと，継続使用にも大きな影響を与える[59]．また，「医薬品，医療機器等の品質，有効性及び安全性の確保等に関する法律（医薬品医療機器等法）」において化粧品は「人体に対する作用が緩和なものをいう」と記載されており，連用によりその作用が発揮されることが示唆されている．化粧品は医薬品とは異なり，常に皮膚を健康かつ美しい状態に保つためのものであるため，継続使用が重要となる．これらのことから，どんなに保湿作用の高い化粧品を開発しても，その使用感が消費者に受け入れられなければ購入につながらず，購入したとしても継続使用することが難しくなると思われる．化粧品開発者にとって，高い保湿作用を有する化粧品を追究することはもちろんのこと，消費者に満足してもらえる使用感を同時に達成するように，各保湿剤を選定するとともに，その配合量を決定し処方開発をしていくことが重要である．

* * *

ここでは，皮膚の構造から保湿のメカニズムについて記載し，皮膚の最外層に存在する角層は保湿に重要な役割を担い，角層の水分含量を維持・向上させることは皮膚の健康と美しさを保つことにつながると述べた．さらに，化粧品に配合されている保湿成分についてその種類や性質に言及し，それらが最終的に配合される化粧品製剤についても稚拙ながら解説した．保湿は古くから化粧品のテーマであり，現在も最先端の研究がなされている領域である．ここでは記載していないが，皮膚の保湿性を高める方法として，生体内から保湿成分の産生を促す成分の開発や，保湿機能を阻害する要因を排除する考えも提示されており，保湿に対してさまざまなアプローチがなされている．製剤技術の研究も日進月歩を遂げており，さらに保湿作用の高い化粧品製剤の出現に期待したい．

（髙橋康之）

■文 献

1) 清水 宏：あたらしい皮膚科学，第2版，中山書店，東京，2011，p.1.

2) Elias PM：Epidermal lipids，barrier function，and desquamation. *J Invest Dermatol*，80（1S）：44s-49s，1983.

3) Sakai S，Sasai S，Endo Y，et al：Characterization of the physical properties of the stratum corneum by a new tactile sensor. *Skin Res Technol*，6：128-134，2000.

4) 芋川玄爾，武馬吉則：表皮，特に角質層が関与する小じわの発生要因とその予防．フレグランスジャーナル，20（11）：29-42，1992.

5) 小山純一，川崎 清，堀井和泉ほか：肌荒れと角層内水溶性成分との関係．日本化粧品技術者会誌，16：119-124，1983.

6) 小山純一：皮膚保湿に関する新しい研究とスキンケアへの応用―生物学的アプローチを中心に．フレグランスジャーナル，23（1）：13-18，1995.

7) 曽根俊郎，市岡 稔，横倉輝男：画像解析による皮膚表面形態の季節変化と肌荒れに関する研究．日本香粧品学会誌，15：60-65，1991.

8) Kikuchi K，Kobayashi H，Hirao T，et al：Improvement of mild inflammatory changes of the facial skin induced by winter environment with daily applications of a moisturizing cream. A half-side test of biophysical skin parameters, cytokine expression pattern and the formation of cornified envelope. *Dermatology*，207：269-275，2003.

9) 正木 仁：乾燥により促進されるシワ形成メカニズムとその抑制アプローチ．フレグランスジャーナル，42（2）：12-17，2014.

10) Spier HW，Pascher G：Zur analytischen und funktionellen Physiologie der Hautoberfläche. *Hautarzt*，7：55-60，1956.

11) Lonsdale-Eccles JD，Teller DC，Dale BA：Characterization of a phosphorylated form of the intermediate filament-aggregating protein filaggrin. *Biochemistry*，21：5940-5948，1982.

12) Resing KA，Walsh KA，Haugen-Scofield J，et al：Identification of proteolytic cleavage sites in the conversion of profilaggrin to filaggrin in mammalian epidermis. *J Biol Chem*，264：1837-1845，1989.

13) Kamata Y，Taniguchi A，Yamamoto M，et al：Neutral cysteine protease bleomycin hydrolase is essential for the breakdown of deiminated filaggrin into amino acid. *J Biol Chem*，284：12829-12836，2009.

14) Watabe A，Sugawara T，Kikuchi K，et al：Sweat constitutes several natural moisturizing factors，lactate，urea，sodium，and potassium. *J Dermatol Sci*，72：177-182，2013.

15) Palmer CN，Irvine AD，Terron-Kwiatkowski A，et al：Common loss-of-function variants of the epidermal barrier protein filaggrin are a major predisposing factor for atopic dermatitis. *Nat Genet*，38：441-446，2006.

16) Nomura T，Akiyama M，Sandilands A，et al：Prevalent and rare mutations in the gene encoding filaggrin in Japanese patients with ichthyosis vulgaris and atopic dermatitis. *J Invest Dermatol*，129：1302-1305，2009.

17) Horii I，Nakayama Y，Obata M，et al：Stratum corneum hydration and amino acid content in xerotic skin. *Br J Dermatol*，121：587-592，1989.

18) Nakagawa N，Sasaki S，Matsumoto M，et al：Relationship between NMF（lactate and potassium）content and the physical properties of the stratum corneum in healthy subject. *J Invest Dermatol*，122：755-763，2004.

19) 平尾哲二：表皮・角層の科学．化粧品科学ガイド（田上八朗ほか監修），第2版，フレグランスジャーナル社，東京，2010，p.65.

20) Swartzendruber DC，Wertz PW，Kitko DJ，et al：Molecular models of the intercellular lipid lamellae in mammalian stratum corneum. *J Invest Dermatol*，92：251-257，1989.

21) 杉林堅次：有効性を発揮させるための剤形構築―皮膚浸透・経皮吸収に及ぼす剤形の影響―．日本香粧品学会誌，30：261-265，2006.

22) Kalinin AE，Kajava AV，Steinert PM：Epithelial barrier function：Assembly and structural features of the cornified cell envelope. *Bioessays*，24：789-800，2002.

23) Downing DT，Strauss JS，Pochi PE：Variability in the chemical composition of human skin surface lipids. *J Invest Dermatol*，53：322-327，1969.

24) Choi EH，Man MQ，Wang F，et al：Is endogenous glycerol a determinant of stratum corneum hydration in humans? *J Invest Dermatol*，125：288-293，2005.

25) 高木 豊，岡田譲二：最近の保湿研究と保湿剤の開発―セラミドの保湿能と製品への応用．フレグランスジャーナル，33（10）：42-50，2005.

26) 赤崎秀一，峰松義博，吉塚直伸ほか：角層水分保持機能における角質細胞間脂質の役割―実験的乾燥落屑皮膚への回復

効果．日皮会誌，98：41-51，1988.
27) Tagami H, Yoshikuni K：Interrelationship between water-barrier and reservoir functions of pathologic stratum corneum. *Arch Dermatol*, 121：642-645, 1985.
28) Watanabe M, Tagami H, Horii I, et al：Functional analyses of the superficial stratum corneum in atopic xerosis. *Arch Dermatol*, 127：1689-1692, 1991.
29) Imokawa G, Abe A, Jin K, et al：Decreased level of ceramides in stratum corneum of atopic dermatitis：An etiologic factor in atopic dry skin. *J Invest Dermatol*, 96：523-526, 1991.
30) Hirao T, Terui T, Takeuchi I, et al：Ratio of immature cornified envelopes does not correlate with parakeratosis in inflammatory skin disorders. *Exp Dermatol*, 12：591-601, 2003.
31) Tagami H, Ohi M, Iwatsuki K, et al：Evaluation of the skin surface hydration *in vivo* by electrical measurement. *J Invest Dermatol*, 75：500-507, 1980.
32) Werner Y：The water content of the stratum corneum in patients with atopic dermatitis. Measurement with the Corneometer CM 420. *Acta Derm Venereol*, 66：281-284, 1986.
33) Berardesca E, European Group for Efficacy Measurements on Cosmetics and Other Topical Products (EEMCO)：EEMCO guidance for the assessment of stratum corneum hydration：Electrical methods. *Skin Res Technol*, 3：126-132, 1997.
34) 高橋元次：肌の状態を調べ，効能を評価するための非侵襲的皮膚計測技術．日本化粧品技術者会誌，51：105-116, 2017.
35) Egawa M, Tagami H：Comparison of the depth profiles of water and water-binding substances in the stratum corneum determined *in vivo* by Raman spectroscopy between the cheek and volar forearm skin：Effects of age, seasonal changes and artificial forced hydration. *Br J Dermatol*, 158：251-260, 2008.
36) Barel AO, Clarys P：Study of the stratum corneum barrier function by transepidermal water loss measurements：Comparison between two commercial instruments：Evaporimeter and Tewameter. *Skin Pharmacol*, 8：186-195, 1995.
37) 平木吉夫：化粧品における自然指向とモイスチャライジング．フレグランスジャーナル，3 (4)：18-20, 1975.
38) 宮崎幸司，平木吉夫：乳酸菌培養液（SE液）の特性と保湿性．フレグランスジャーナル，臨時増刊 (9)：85-93, 1988.
39) Hara M, Ma T, Verkman AS：Selectively reduced glycerol in skin of aquaporin-3-deficient mice may account for impaired skin hydration, elasticity, and barrier recovery. *J Biol Chem*, 277：46616-46621, 2002.
40) 岡本 亨：高保湿スキンケア製剤の処方設計の考え方．日本化粧品技術者会誌，50：187-193, 2016.
41) 苔口由貴，東海林 宗，川合清隆：防腐・殺菌剤の有用性と安全性を考える―ペンチレングリコールの抗菌特性．フレグランスジャーナル，34 (4)：68-73, 2006.
42) 目片秀明：化粧品における防腐処方設計の考え方―パラベンフリー・防腐剤フリーの実現に向けて―．日本化粧品技術者会誌，51：2-11, 2017.
43) Tammi R, Ripellino JA, Margolis RU, et al：Localization of epidermal hyaluronic acid using the hyaluronate binding region of cartilage proteoglycan as a specific probe. *J Invest Dermatol*, 90：412-414, 1988.
44) 酒井進吾，佐用哲也：表皮ヒアルロン酸代謝制御研究と角層ヒアルロン酸の発見．フレグランスジャーナル，臨時増刊 (17)：48-55, 2000.
45) 外岡憲明：ヒアルロン酸ナトリウムの保湿性．皮膚，27：296-302, 1985.
46) 岡 隆史：高分子保湿剤スーパーヒアルロン酸―両親媒性高分子アセチル化ヒアルロン酸の開発と化粧品への応用―．高分子，55：802-805, 2006.
47) 小園真里恵：皮膚バリア機能修復効果を有するヒアルロン酸誘導体の角層浸透性と連用効果．フレグランスジャーナル，41 (5)：30-33, 2013.
48) 阿部友紀奈，鎌田春奈：ヒアルロン酸を超える保湿力を持つ新規ヒアルロン酸誘導体の開発．フレグランスジャーナル，45 (4)：25-28, 2017.
49) 渡部耕平：超低分子ヒアルロン酸．バイオインダストリー，24：5-10, 2007.
50) 岡田譲二，山本弓子，長澤英広：セラミド類似の構造をもつ合成セラミドの開発と化粧品への応用．フレグランスジャーナル，32 (11)：33-40, 2004.
51) 高橋達治：コメ由来グルコシルセラミドの内外美容効果．フレグランスジャーナル，44 (6)：37-42, 2016.
52) 鳥家圭悟，川嶋善仁，大戸信明ほか：グルコシルセラミド含有パイナップル果実エキスの美容効果．日本化粧品技術者会誌，50：306-313, 2016.
53) Imokawa G, Akasaki S, Kawamata A, et al：Water-retaining function in the stratum corneum and its recovery properties by synthetic pseudoceramides. *J Soc Cosmet Chem*, 40：273-285, 1989.
54) 塘 久夫，宇津木利明，河野純一ほか：皮膚上油膜の残存状態が油膜の閉塞性に及ぼす影響について．日本化粧品技術者会誌，13：37-43, 1979.
55) Jacobi OK：Nature of cosmetic films on the skin. *J Soc Cosmet Chem*, 18：149-160, 1967.
56) 西山聖二，小松日出夫，田中宗男：クリームによる皮膚水和の研究（II）―W/Oクリームによる水和効果―．日本化粧品技術者会誌，17：116-120, 1983.
57) 高橋伸岳，高橋康之，曽根俊郎：モノグリセリドが構築するベシクル膜の流動性と皮膚バリア改善機能．フレグランスジャーナル，45 (8)：70-74, 2017.
58) 熊野可丸，中山靖久：香粧品の品質保証―有用性・有効性の評価とその保証．フレグランスジャーナル，16 (3)：14-19, 1988.
59) 岡部美代治：商品開発からみた化粧品使用感の重要性．フレグランスジャーナル，28 (10)：89-92, 2000.

5 遮光製品（サンスクリーン）とその作用

Key words

●紫外線　●サンスクリーン　●作用　●評価　●耐擦れ

近年，地上に到達する紫外線が増加している環境要因とともに，しみ，しわなどの光老化をはじめ，DNA損傷，免疫抑制，皮膚がんなどの紫外線の皮膚へのさまざまな影響が明らかになり[1,2]，サンスクリーン製品のニーズが高まってきている．以前はレジャー用にサンスクリーンを使用する消費者が多かったが，最近は日常的にサンスクリーンを使用する消費者も増えてきており，サンスクリーンに求められる機能も多様化している．使用場面が増えるにつれて，紫外線防御効果はもとより，「塗布時の透明性」「高い保湿性」「肌に負担のない使い心地」などの良好な使用感も求められている．さらに近年では，塗布直後の紫外線防御効果だけではなく「耐水性」や「耐擦れ性」といった持続効果もサンスクリーンの機能として重要であることが示されてきている．ここでは，紫外線防御剤の基本的性質と，それを応用したサンスクリーン製剤の特徴とサンスクリーン効果の作用について述べる．

1 紫外線防御性能の測定方法と表示

太陽光線は紫外線，可視光線，赤外線に分類され，紫外線は長波長紫外線UVA（320〜400nm），中波長紫外線UVB（280〜320nm），短波長紫外線UVC（200〜280nm）に分類される．このうちエネルギーの強い短波長領域（200〜290nm）はオゾン層に吸収されて地表に到達しないため，サンスクリーンの防御対象は主にUVAとUVBとなる．

紫外線量の年間変動を測定すると，UVBは夏が冬の5倍と変動が大きく，夏に向けて急激に増加する．一方，UVAは年間での変動が少なく，冬でも夏の約半分の量がある．日内変動を測定すると，正午は大気を通過する太陽光線の距離が最短となるため，UVA，UVBともに正午を挟んだ10時〜14時頃がピークとなり，UVAはUVBと比較すると日内変動がゆるやかで朝早くから量が多い．さらにUVAは雲やガラスを透過しやすい傾向があるため，窓越しや曇りの日でも多く降り注いでおり，日常生活において曝露されやすい．

このような紫外線を防御するサンスクリーン製剤には，主にUVBの防御効果を示す指標として，皮膚の紅斑反応を測定したSPF（sun protection factor）が世界的に用いられている．SPFは図5-1に示すとおり，試料無塗布部位と試料塗布部位にそれぞれ異なる紫外線量を照射し，

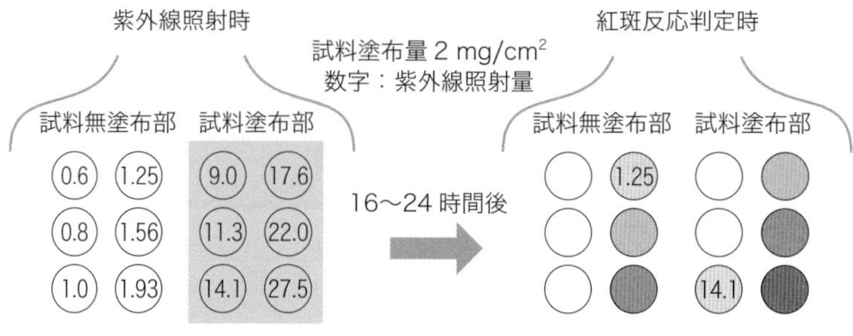

図5-1　SPFの測定方法

（環境省：紫外線環境保健マニュアル2008，2008年6月改訂版）

表5-1　PAの表示分類

UVA-PF	分類表示
2以上4未満	PA＋
4以上8未満	PA＋＋
8以上16未満	PA＋＋＋
16以上	PA＋＋＋＋

試料無塗布部位に対して試料塗布部位の最小紅斑量（MED）がどの程度の比率になるのかを表している値である．

一方でUVAに対する防御効果の表示は各国で異なる．日本ではUVAの防御効果の程度を，UVAによって生じる持続型即時黒化を測定したUVA-PF（UVA protection factor of a product）を指標としたPA（protection grade of UVA）で分類表示している．表示分類は表5-1に示すように測定したUVA-PF値に応じてPA＋～PA＋＋＋＋の4段階で表示を行っている．

ヨーロッパでは，サンスクリーンはSPF値が6以上かつUVA-PF値がSPFの1/3以上，臨界波長が370nm以上である場合に「UVA」のロゴが表示可能であり[3]，アメリカではSPF値が15以上かつ，臨界波長が370nm以上である場合に，「Broad Spectrum」という表示が可能である[4]．UVAは長期間連続的に被曝することによって肌ダメージが日常的に蓄積されるため，サンスクリーンの日常的な使用率の高まりに伴い，UVA防御効果が高いサンスクリーンを使用することが重要視されてきている．

2　紫外線防御剤の特徴

このような太陽光からの紫外線を防ぐために，サンスクリーンには紫外線防御剤が配合されており，大きく分けて紫外線吸収剤と紫外線散乱剤の2種類の成分が使用されている（図5-2）．

サンスクリーンに使用できる紫外線防御剤は各国でポジティブリスト化されており（p.4参照），各国の規制に合わせて使用する成分を選択する必要がある．紫外線吸収剤は，有機化合物そのも

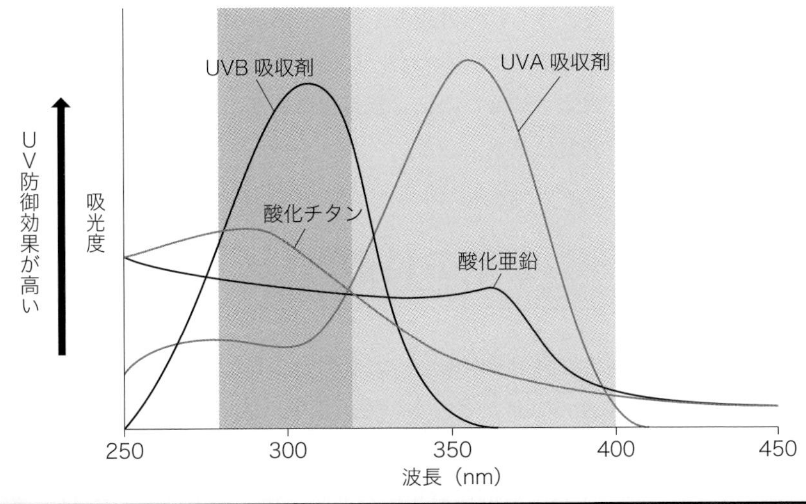

	有機紫外線吸収剤	無機紫外線散乱剤
特 徴	有機化合物による吸収 化合物に特定の吸収波長	無機粉体による反射・散乱 ブロードなスペクトル
配合上の課題	・化合物によっては結晶化の懸念 ・多量の配合により油性感，べたつき ・まれにかぶれる人がいる	・多量の配合は白くなる ・きしむ，粉っぽい，乾燥する

図5-2　紫外線防御剤の特徴

（福井 崇：日本香粧品学会誌，41：119-123，2017）

のが特定の波長の紫外線を吸収することによって紫外線を防御する．有機化合物の種類としては，ケイ皮酸誘導体，サリチル酸誘導体，ベンゾフェノン誘導体，カンファー誘導体，ジベンゾイルメタン誘導体，パラアミノ安息香酸誘導体などがあげられる．化合物ごとに吸収する波長が異なり，その波長ごとにUVA吸収剤，UVA～UVB吸収剤，UVB吸収剤に分類される．このため，幅広い波長の紫外線から防御するためには複数の紫外線吸収剤を用いる必要がある．化合物の特性として極性油または難溶性の固体油が多いことから，一般的に紫外線吸収剤を高配合すると，油性感やべたつきが強い感触，経時での結晶析出などの保存安定性が課題となる．特にUVA吸収剤は難溶性の固体が多いため，製剤への配合は注意する必要がある．

一方，紫外線散乱剤は無機粉体による吸収・散乱により紫外線を防御する．無機粉体の種類としては，酸化チタン（二酸化チタン），酸化亜鉛があげられる．金属種固有の吸収能と，大きさや形状に起因する散乱能により紫外線防御効果が決まる．紫外線散乱剤は，UVA～UVBまで幅広い波長の紫外線を防御することができるが，紫外線だけでなく可視光も散乱することから肌に塗布すると白くなること，カサつく感じや粉っぽさなどの使用感が課題となってくる．紫外線防御剤は各国で使用できる防御剤の種類，および配合量が決められているため，最適な防御剤の選択が非常に重要となる．

上記課題を改善するために，紫外線吸収剤では組み合わせによって紫外線防御効果を向上させる検討や，適切な油剤を配合することによって保存安定性を改善する検討がなされている．紫外線散乱剤では，粉体の大きさ，形状，表面処理，および分散状態などを制御することによって使用感や塗布後の白さの改善，および，紫外線防御効果を向上させて少ない紫外線防御剤量で高い効果を出す検討がなされている．さらに紫外線散乱剤は，高い耐水性をもたせるために，表面を疎水化処理して油中での分散性を高めているのが一般的である．サンスクリーン製剤では，紫外線防御効果と良好な使用感を両立させるために，紫外線防御剤の特徴を理解し，その効果を最大限に発揮させる製剤化技術が非常に重要となる．

3 サンスクリーン製剤の特徴

サンスクリーンにはさまざまな製剤系があり，大きく分けると油の連続相中に水相が乳化しているW/O製剤（water in oil emulsion）と，水の連続相中に油相が乳化しているO/W製剤（oil in water emulsion）とに分けられる．W/O製剤では，紫外線散乱剤と紫外線吸収剤を併用したW/Oクリームタイプと，国内では一般的な低粘度の液状で振って使用するW/O二層型製剤などがある．O/W製剤は，従来から一般的に使用されてきたO/Wクリームタイプに加え，近年，さっぱりみずみずしいO/Wジェルタイプが主流になってきている．また，手軽に使用できることから，スプレータイプやミストタイプの製剤も近年増加しつつある．一般的にW/O製剤は，連続相が油であるため表面を疎水化処理した紫外線散乱剤の配合が容易で，紫外線防御効果や耐水性に優れているが，べたつき，油っぽい感触や保存安定性が課題としてあげられる．一方，O/W製剤は，連続相が水であるためさっぱりとした使用感が特徴だが，表面を疎水化処理した紫外線散乱剤の安定配合が難しいことや親水性の乳化剤を用いることで耐水性が低くなることなどが課題としてあげられる．また高い紫外線防御効果を有するには，多量の紫外線吸収剤を配合しなければならないといった課題も存在する．これらの課題を改善する製剤化技術について，剤形ごとに紹介する．

1 W/O製剤

前述のとおり，W/O製剤は紫外線散乱剤の配合が容易で耐水性は高いが，安定化の難しさ，油っぽい使用感が課題となる．それらを改善するためにさまざまな方法が検討されている．例えばW/Oクリーム製剤において，多量の紫外線吸収剤と水を安定に配合することは難しかった．そこで有機変性粘土鉱物とカチオン界面活性剤を用いることで，粘土鉱物の層間の極性基との相互作用により界面活性剤を包接し，この包接化合物が層間の油をゲル化して，高含水でも安定なW/O乳化系の製剤に成功している[5]．また，使用感を向上させるために，撥水性が高くべたつかない使用感で，紫外線散乱剤の分散性に優れたシリコーン油や，油っぽい使用感を軽減し清涼感を付与するエタノールは，幅広く紫外線防御化粧品に使用されている．しかし，エタノールやシリコーン油を安定に多量配合することは難しかった．そこで，シリコーンの主鎖に親水基が結合したグラフトポリマーであるオキサゾリン変性シリコーンを用いると，シリコーンやエタノールを高配合しても安定な乳化物を得ることが可能となっている[6]．

一方，日常的なサンスクリーンの使用意識向上に伴い，UVAの防御効果を向上する技術も開発されている．W/O二層型製剤は，シリコーンが多く配合されているため，シリコーンに難溶性のUVA吸収剤を多く配合することは困難であった．また無機散乱剤である酸化亜鉛は紫外線散乱剤の中でもUVA防御効果に優れる素材であるが，薄片状に形状を制御することで，よりUVA防御効果を高められることが知られていた．しかし，薄片状酸化亜鉛は微粒子酸化亜鉛よりUVA防御効果は高いが，形状が大きいため相対的に透明性が低下することが課題であった．そこで，製造時の結晶化条件を最適化させることで，より薄くすることが可能となり，さらに，その表面をオクチルシリル（OS）処理することにより，一般的に用いられているシリコーン（SI）処理した場合に比べて分散性が向上し，高いUVA防御効果と透明性を両立することが可能となった[7]（図5-3）．さらに，各種酸化亜鉛をW/O製剤に配合したときの水分蒸散量を測定すると，OS処理薄片状酸化亜鉛配合製剤は，SI処理品や微粒子酸化亜鉛配合製剤と比較して，高い水分蒸散量抑制効果を示すことが確認された（図5-4）．これは，薄片状酸化亜鉛がより均一に分散することで，高い閉塞膜を形成したためだと考えられる．さらにOS処理薄片状酸化亜鉛を配合した製剤の塗布状態を観察したところ，凝集が少なく均一で隙間の少ない塗布状態ができていることが確認されている（図5-5）．これにより，高いUVA防御効果を有するにもかかわらず，高い透明性を示し，さらには高い保湿性能を有する製剤化が可能となった．

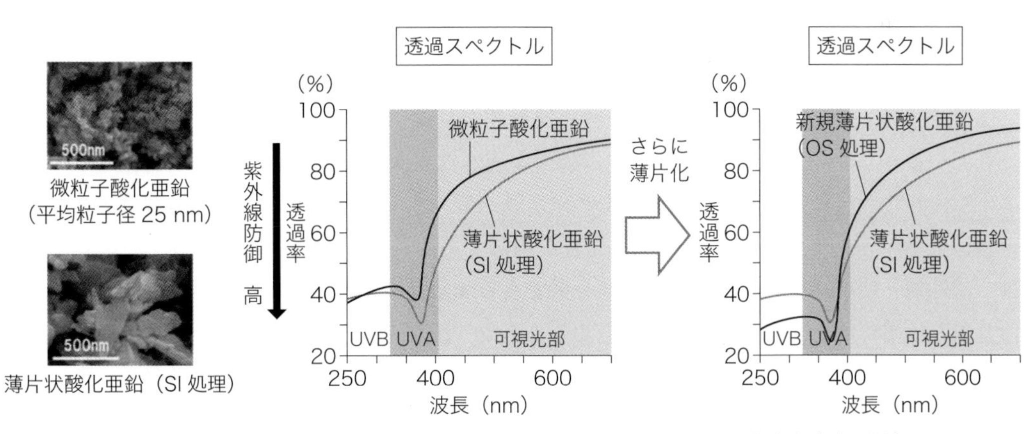

図5-3　形状制御と表面処理最適化によるUVA防御効果と透明性の向上

（福井 崇：日本香粧品学会誌，41：119-123，2017）

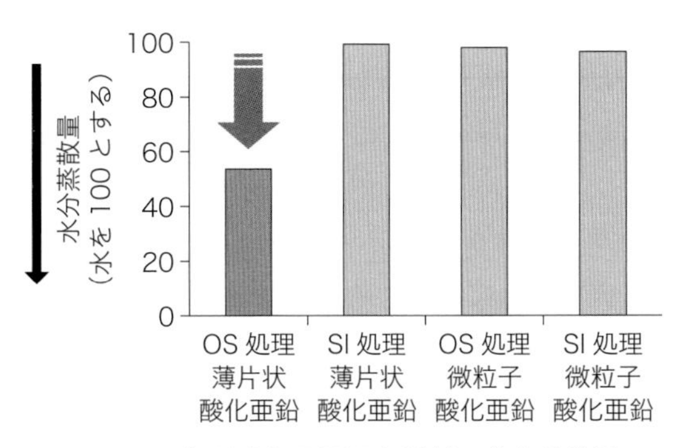

図5-4　各種酸化亜鉛配合製剤の水分蒸散量

（福井 崇：日本香粧品学会誌，41：119-123，2017）

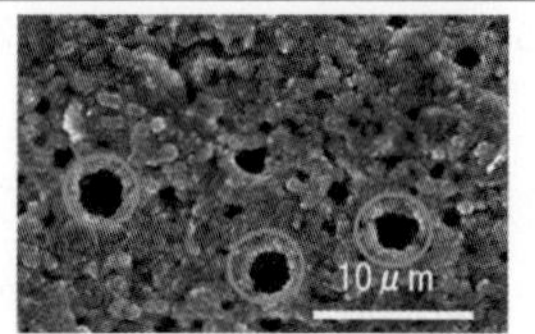

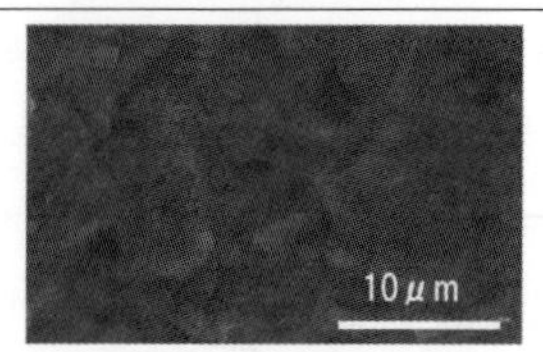

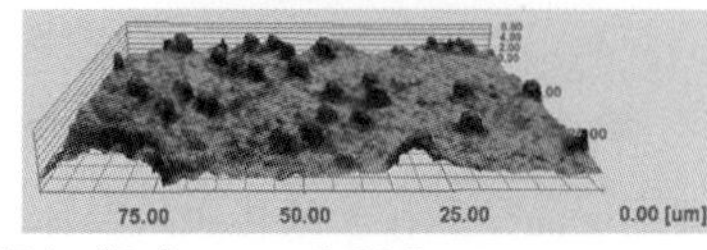

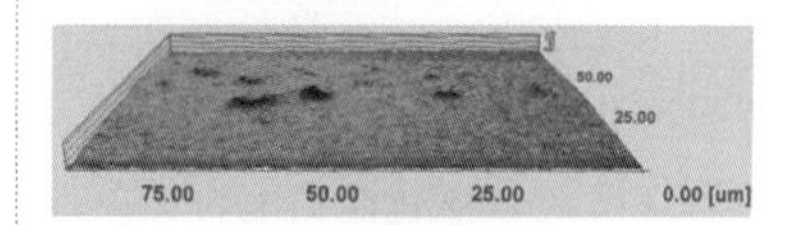

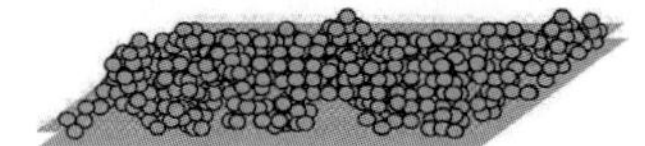

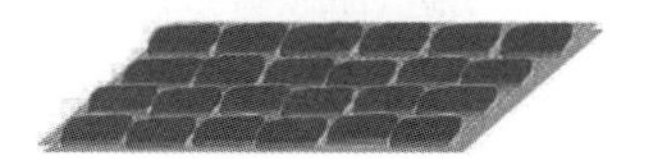

図5-5 各種酸化亜鉛配合製剤の塗膜状態

（福井 崇：日本香粧品学会誌，41：119-123，2017）

2 O/W製剤

O/W 製剤は，日常的に使用しやすい軽い使用感が特徴であり，サンスクリーンに幅広く使用されている．しかし，O/W 製剤の乳化に必要な親水性界面活性剤を用いると，皮膚上で水分によって再乳化が起こり流れ落ちやすいため耐水性が低くなることや，紫外線散乱剤はアクリル酸系水溶性増粘剤の作用を阻害するため配合が困難であることなどが課題となる．そこで近年では，活性剤と使用せずに少量の油剤に高分散できる疎水性紫外線散乱剤を使用し，さらに紫外線散乱剤と併用可能な高分子増粘剤を応用することで，みずみずしい感触と高い耐水性を両立することが可能となっている[8]．また，より高い耐水性をもたせるために，紫外線吸収剤，脂肪酸と両親媒性高分子を併用することで，水が触れた際に塗膜が均一になり，紫外線防御効果が増強することも報告されている[9]．

一方で，O/W 製剤に多く配合されている紫外線吸収剤は液状であるため，皮膚表面の凹凸構造により，不均一に局在化し，その効果を肌上で十分発揮できていないという課題も存在する．それに対し，液状の紫外線吸収剤を粒子状に固定化させることで，均一な塗膜を形成させる技術も開発されている[10]．この技術は，紫外線吸収剤，高級アルコール，ワックス，水を用いて高温で高圧乳化機を用いて微細化し，冷却することで超微細エマルションを得るものである．この粒子を広角 X 線回折にて測定したところ，α ゲル構造由来のピークが観測された（図5-6）．また，この超微細エマルションを基板に塗布し，Cryo-SEM にて観察すると，塗布乾燥後も粒子はその構造を維持，かつ緻密に充填されており，均一な塗膜を形成していることが確認された（図5-7）．さらに，この超微細エマルションは，一般的な O/W 製剤と比べ高い紫外線防御効率を有していることも確認されており，液状の紫外線吸収剤を超微細なエマルションで内包・保持することで，より効率的な紫外線防御効果を有する製剤も開発されてきている．

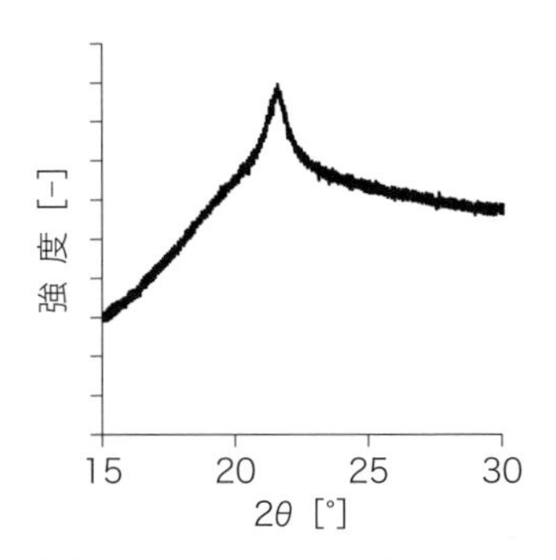

図5-6　超微細エマルションの広角X線回折ピーク
（福井 崇：日本香粧品学会誌，41：119-123，2017）

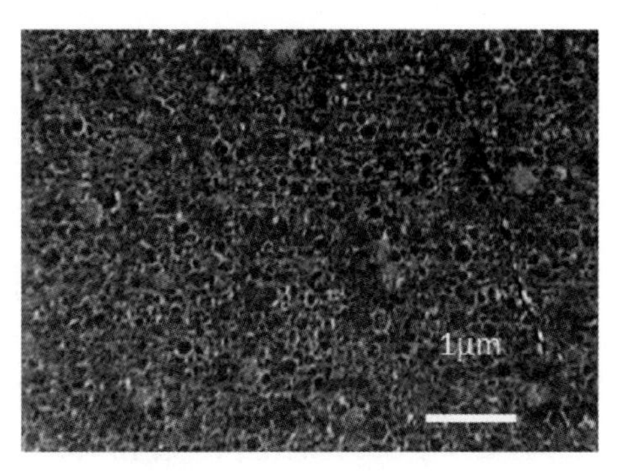

図5-7　超微細エマルション粒子膜のcryo-SEM像
（福井 崇：日本香粧品学会誌，41：119-123，2017）

4　サンスクリーンのUV防御効果の測定手法

一般的なサンスクリーン効果の測定方法には，前述したようにSPFとUVA-PFがあるが，これらはヒトの肌に紫外線を照射した際の紅斑反応，黒化反応を観察するような侵襲的な測定方法のため，被験者への負担や測定に時間がかかってしまう，また塗布直後のUV防御効果しか測定できないといった課題もある．

一方で測定の迅速化から，*in vitro*のSPF測定手法も開発されており，Labsphere™社UV-2000 SPF analyzerや，三浦ら[11]が開発した紫外線を照射しながらSPFを予測する測定方法も開発されている．しかし，基板として用いられている素材の多くが皮膚形状を模したポリメタクリル酸メチル（PMMA）であるため，サンスクリーン製剤の基板への塗れ性がヒト肌と異なる，塗布直後のUV防御効果のみしかできないといった課題が存在している．実際の生活においては汗や水，擦れなどの外的要因が影響してくるが，従来手法では侵襲的手法であるため経時によるサンスクリーン効果の測定は困難であった．そこで針生ら[12]はUVマルチイメージング装置を用いて，リアルタイムでUV防御効果を可視化，数値化する手法を開発した．この手法はUV偏光フィルターを用いたUVカメラで310～380nmの波長を各10nmずつ測定することにより，非侵襲でヒト肌におけるUV防御効果を測定する手法である．UV偏光フィルターを用いることで，従来のUVカメラの手法よりも高感度でUV防御効果を測定することが可能となり，*in vivo*のSPF結果と非常に高い相関が確認されている．さらに非侵襲でヒト肌でのUV防御効果を測定することが可能なため，実生活における経時でのUV防御効果をモニタリングすることが可能となっている．針生らの研究によると，6時間の水中レジャー活動の前後におけるUV防御効果を測定した結果，活動後のUV防御効果はサンスクリーン製剤の耐水性性能よりも耐擦れ性能のほうがより相関が高いことを示しており，実生活においては塗布直後のUV防御能や耐水性だけでなく，耐擦れ性能も重要な機能であることを示唆している．

5 サンスクリーンの作用

サンスクリーンが一般的に用いられたのは1935年にEugene Schuellerらによって初めてサンスクリーンが開発されてからといわれている[13]．それ以降，紫外線の害から守るために，サンスクリーンは日常からレジャーにおけるさまざまな場面で使用されている．

サンスクリーンの効果作用としては，サンバーン（紅斑）やサンタン（黒化）のほか，しみ・しわ・たるみなどの光老化や，皮膚がんの予防として有効である．日本香粧品学会誌で発行している「皮膚の光老化とその予防に関するコンセンサスステートメント」[14]にサンスクリーン剤使用による予防効果に関してまとめた記載があり，その内容を含めて，ヒトに対するサンスクリーンの連用効果を検証した報告例を表5-2にまとめる．

古くは光線過敏症患者によるサンスクリーンの単回使用による紅斑抑制効果が報告されている．河本ら[15]はステロイド剤の外用治療を行っているにもかかわらず消長を繰り返す光線過敏症患者に対して，SPF 28のサンスクリーンの単回使用で紅斑の抑制効果を確認したほか，軽度～中程度のステロイド外用薬とサンスクリーンの連用により皮疹の改善も確認している．また，中西ら[16]も光線過敏症患者に対して，SPF 53.1，UVA-PF 17.8のブロードな防御スペクトルを有するサンスクリーンを10週間連用することで，乾燥，落屑，紅斑，浮腫，丘疹の改善効果を報告している．さらに対象者のうち，皮膚に最も過敏な波長を示す主作用波長にUVA領域を含む対象者と，UVB領域のみの対象者の肌改善効果を比較した結果，UVA領域を含む対象者により顕著な肌改善効果がみられたことから，光線過敏症患者に対してはUVA防御効果の高いサンスクリーンを使用することがより効果的だと述べている．

皮膚がんに対してのサンスクリーンの有用性評価も古くから行われており，Naylorら[17]やGreenら[18]は，SPF 29，SPF 16のサンスクリーンをそれぞれ2年，4年半使用することで，日光角化症やメラノーマが抑制されたことを報告している．一方，長期にサンスクリーンを連用して光老化に対する効果を検証した報告例はまだ少ないが，日本人においては水野ら[19]がSPF 30.4のサンスクリーンを1年半使用した際の水分量，水分蒸散量，肌性状の効果を検証した報告があ

表5-2 ヒトでのサンスクリーン作用の報告例

報告年	試験国	対象者年齢	対象者人数	サンスクリーン使用期間	使用したサンスクリーン	評価項目
1995[15]	日本	51～75歳 光線過敏症患者	4	単回	SPF 28	紅斑
1995[17]	アメリカ	日光角化症，皮膚がんの既往症患者	53	2年	SPF 29	日光角化症
2010[18]	オーストラリア	20～69歳	1,621	4年6ヵ月	SPF 16	メラノーマ
2014[16]	日本	光線過敏症患者	39	10週間	SPF 53.1 UVA-PF 17.8	乾燥，落屑，紅斑，浮腫，丘疹
2016[19]	日本	62～91歳	14	1年6ヵ月	SPF 30.4 UVA-PF 8.0	水分量，TEWL，肌色

る．この報告ではサンスクリーンの連用によって水分量は有意な増加がみられたが，水分蒸散量，しみ，しわ，肌色の顕著な違いはみられなかった．しかしながら，サンスクリーン使用量と試験期間前後のしみの数，しわの数，肌色の不均一性には相関がみられたことから，サンスクリーンの使用による光老化の予防効果を示唆しているものだと述べている．

以上の報告から，サンスクリーンを連用することで，紅斑や黒化といった日やけ症状だけではなく，皮膚がんや光老化の抑制にも効果的であると考えられる．

＊　　＊　　＊

紫外線から肌を保護する重要性が高まっていることから，サンスクリーンはレジャーから日常までさまざまな場面で使用されており，それぞれの使用場面に適した製剤を開発することが重要である．また，近年UVBの防御だけでなくUVAの有害性も明らかになり，日やけだけでなく，光老化の予防にはUVAの防御効果向上が重要となってきている．本文で述べたように，サンスクリーン製剤に使用される紫外線防御剤は，その防御剤ごとに防御効果や製剤に配合する際の課題がさまざまに存在している．サンスクリーン製剤においては，紫外線防御剤の特徴をよく理解したうえで，使用用途に適した剤形，紫外線防御剤と増粘剤を選択し，紫外線防御効果を肌上で最大限に発揮させるための製剤化技術の開発が重要である．さらに実際に日常シーンを想定した場合には，汗・水だけではなく擦れにまで対応できるサンスクリーン製剤の開発がますます重要になってくると考えられる．

註：本項は「サンスクリーン製剤化技術の特徴」[20]を基に加筆修正を行ったものである．

（福井　崇）

■文 献

1）Berneburg M, Plettenberg H, Krutmann J：Photoaging of human skin. *Photodermatol Photoimmunol Photomed*, 16：239-244, 2000.

2）Tsoureli-Nikita E, Watson REB, Griffiths CEM：Photoageing：the darker side of the sun. *Photochem Photobiol Sci*, 5：160-164, 2006.

3）Commission Recommendation of 22 September 2006 on the Efficacy of Sunscreen Products and the Claims Made Relating Thereto（2006/647/EC）.

4）Food and Drug Administration 21 CFR Parts 201 and 310［Docket No.FDA-1978-N-0018］RIN 0910-AF43 Labelingand Effectiveness Testing；Sunscreen Drug Products for Over-the-Counter Human Use；Final Rule, 2011.

5）山口道広，熊野可丸，戸辺信治：膨潤性粘土鉱物の包接作用（第3報）．油化学，40：491-496，1991.

6）特許第3363016号.

7）福井 崇，衣田幸司，味村浩司ほか：薄片状酸化亜鉛によるUVA防御効果の向上．第65回SCCJ研究討論会発表資料，2009.

8）小田島秀樹：高い紫外線防御効果とみずみずしい感触を両立させたサンスクリーン製剤の開発．日本化粧品技術者会誌，48：83-89，2014.

9）Yamaki S, Yamaguchi K, Yoshikawa N, et al：IFSCC Conference, 2015.

10）荒川 崇，菊池 祥，石田華緒梨ほか：超微細エマルションによる光学特性粒子膜の形成．日本油化学会第54回年会要旨，2015.

11）Miura Y, Takiguchi Y, Shirao M, et al：Algorithm for *in vitro* Sun Protection Factor based on transmission spectrum measurement with concomitant evaluation of photostability. *Photochem Photobio*l, 84：1569-1575, 2008.

12）Haryu Y, Nishino K, Matsumoto M, et al：Development of spatio-temporal imaging system for UV protection efficacy on human skin：A novel UV multispectral imaging technique. IFSCC Conference, 2017.

13）Aldahan AS, Shah VV, Mlacker S, et al：The history of sunscreen. *JAMA Dermatol*, 151：1316, 2015.

14）日本香粧品学会 みらい検討委員会：皮膚の光老化とその予防に関するコンセンサスステートメント．日本香粧品学会誌，

41：240-243，2017.
15）河本英恵，宮内洋子，山田聖佳ほか：Chronic actinic dermatitisに対するサンスクリーン剤の有用性．皮膚，37：791-799，1995.
16）中西美樹：日焼け止め化粧料の特性と有用性評価．表面科学，35：40-44，2014.
17）Naylor MF，Boyd A，Smith DW，et al：High sun protection factor sunscreen in the suppression of actinic neoplasia. *Arch Dermatol*，131：170-175，1995.
18）Green AC，Williams GM，Logan V，et al：Reduced melanoma after regular sunscreen use：Randomized trial follow-up. *J Clin Oncol*，29：257-263，2011.
19）Mizuno M，Kunimoto K，Naru E，et al：The effects of continuous application of sunscreen on photoaged skin in Japanese elderly people—the relationship with the usage. *Clin Cosmet Investig Dermatol*，9：95-105，2016.
20）福井 崇：サンスクリーン製剤化技術の特徴．日本香粧品学会誌，41：119-123，2017.

6 美白製品とその作用

Key words

●美白　●有効成分　●作用メカニズム　●色素沈着　●メラニン

日本では，「色の白いは七難隠す」ということわざがあるように，古くから肌が白く，しみやくすみがない状態を好む価値観が存在する．それゆえ，しみ，そばかすは，多くの消費者にとって肌悩みの一つとなっており，そのような肌トラブルに対するスキンケアを指す用語として「美白」という言葉が用いられている．古くは「うぐいすのフン」が色白になる洗顔料として利用されていたといわれているが，美白製品の開発が本格的に進み始めたのは1960年代からである．近年，消費者の美白に対する関心の高まりに伴い美白製品の需要が増大し，今では日本におけるその市場規模は2,000億円を超え，スキンケア製品の1/5以上を占めるまでになったとされる．ここでは，美白製品とその作用について概説する．

1 美白製品の定義

美白とは，しみ，そばかすなどの色素沈着が少なく，明るく美しい肌を目指すことであり，そのためには，「日やけによるしみ，そばかすを防ぐ」「メラニンの生成を抑え，しみ，そばかすを防ぐ」，あるいはこれらに類似した効能を表示できる医薬部外品を用いることが一般的である．これらには，厚生労働省が美白効果の有効性と安全性を認めた美白有効成分が配合されており，現状，十数種類の美白有効成分が認可を受けている．すなわち，美白製品とは，美白有効成分を配合された医薬部外品と定義することができる．

2 色素沈着のメカニズム

ヒトの皮膚色は，主に4種類の色素，すなわち，メラニン，カロチン，酸化ヘモグロビンおよび還元ヘモグロビンにより決定されるといわれている．その中で最も重要な因子はメラニン色素であり，その量と分散状態により各個人の皮膚色は決定される．メラニンは，フェノール類物質の酵素的酸化により形成された高分子の色素の総称であり，微生物から植物，昆虫，魚類，爬虫類，哺乳類に至るまで広く存在する．ヒトの皮膚のメラニンは，表皮基底層に分布するメラノサ

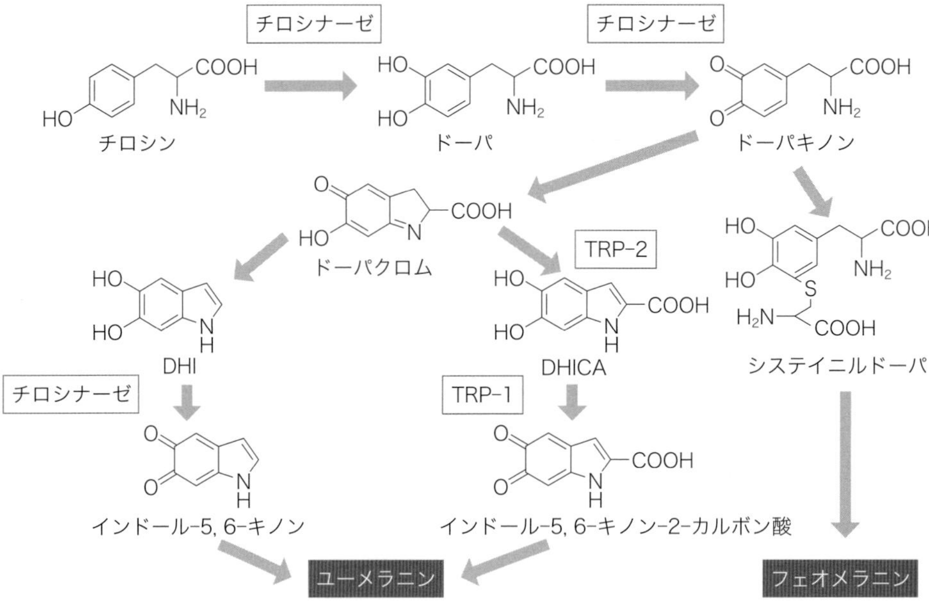

図6-1　メラニン生合成経路

イトのメラノソーム（melanosome）と呼ばれる細胞小器官において合成され，ケラチノサイトへと受け渡される[1,2]．メラノソーム内におけるメラニン生合成経路を図6-1に示す．まず，出発物質であるチロシン（tyrosine）がドーパ（DOPA）を経てドーパキノン（DOPA quinone）へと本経路の律速酵素であるチロシナーゼ（tyrosinase）によって変換される．システイン存在下では，ドーパキノンはシステイニルドーパ（cysteinyl DOPA）を経て黄色から赤色のフェオメラニン（pheomelanin）へと変換される．一方，ドーパキノンは，チロシナーゼ関連タンパク質2（tyrosinase-related protein-2：TRP-2，dopachrome tautomerase）やチロシナーゼ関連タンパク質1（tyrosinase-related protein-1：TRP-1，DHICA oxidase）の働きにより，茶褐色から黒色のユーメラニン（eumelanin）へと変換される．このようなフェオメラニンとユーメラニンが混ざり合い，肉眼的に観察される色を呈する．

しみ，そばかすなどの色素沈着は，紫外線をはじめとするさまざまな刺激により，メラニン生成が亢進することにより生じると考えられている．紫外線のメラノサイトに対する直接的な作用として，UVBは，プロテインキナーゼCの活性化を介し，チロシナーゼを活性化し，メラニン生成の亢進を引き起こすこと[3]，また7～9塩基のDNA断片がメラニン生成を増強する現象から，紫外線によるDNA損傷がメラニン生成の亢進を引き起こすこと[4]が報告されている．一方，紫外線によるメラニン生成の亢進は，紫外線を浴びたケラチノサイト由来の因子によるものが主たるものと考えられている．すなわち，紫外線によりケラチノサイトにおけるメラノサイト刺激ホルモン（melanocyte stimulating hormone），エンドセリン（endothelin），プロスタグランジン（prostaglandin），SCFなどの産生と放出が高まり，メラノサイトに対してパラクリン的に作用し，メラニン生成が亢進することが示されている．例えば，メラノサイト刺激ホルモンは，メラノサイトのメラノコルチン1受容体（melanocortin 1 receptor）を介し，メラノサイトの増殖およびメラニン生成を亢進すること[5-7]，エンドセリン1は，メラノサイトの増殖促進効果やその

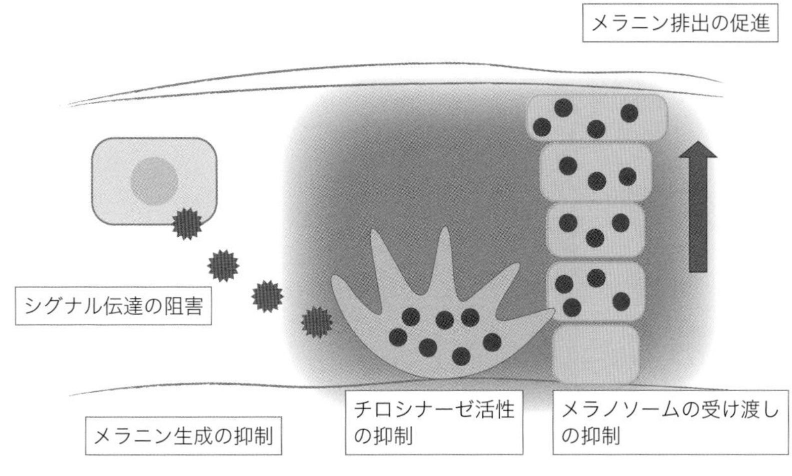

図6-2 美白のための作用メカニズム

アポトーシスを抑制する効果を示すこと[8, 9]，プロスタグランジンE_2および$F_2\alpha$がメラノサイトの樹状突起の伸長を促すこと[10, 11]，SCFは，メラノサイトにおけるそのレセプターであるc-kitを介し，メラノサイトの増殖およびメラニン生成を亢進すること[12]などが報告されている．また，UVB照射によってケラチノサイトにおけるプロテアーゼ活性型受容体2（protease-activated receptor 2：PAR-2）の発現が亢進し，メラノサイトからケラチノサイトへのメラノソームの受け渡しが促進されることが明らかになっている[13]．このように紫外線によりさまざまなメカニズムにてメラノサイトが増殖し，さらにメラニン生成が亢進し，ケラチノサイトへのメラノソームの受け渡しが促進されることにより，表皮内のメラニンが増加し，色素沈着が引き起こされると考えられる．それゆえ，紫外線による色素沈着をしみ，そばかすのモデルとして，図6-2に示すさまざまな美白のための作用点が考えられ，それらにアプローチする種々の美白有効成分の開発が進められてきた．

3 美白有効成分の作用メカニズム

現在，医薬部外品への配合が認められている美白有効成分の代表例を図6-3に示す．これらは，酵素チロシナーゼに対する作用や細胞レベルでのメラニン生成に対するデータ，さらには，紫外線照射により誘導したヒト色素沈着に対する効果が報告されている．以下にそれらの一部を紹介する．

1 チロシナーゼ活性を抑制する成分

ⓐ ビタミンC

ビタミンCは，ドーパキノンをドーパに還元する，酸化型メラニンを還元型メラニンに変換するなどの作用により，美白効果を発揮することが古くから知られてきた．しかし，ビタミンC

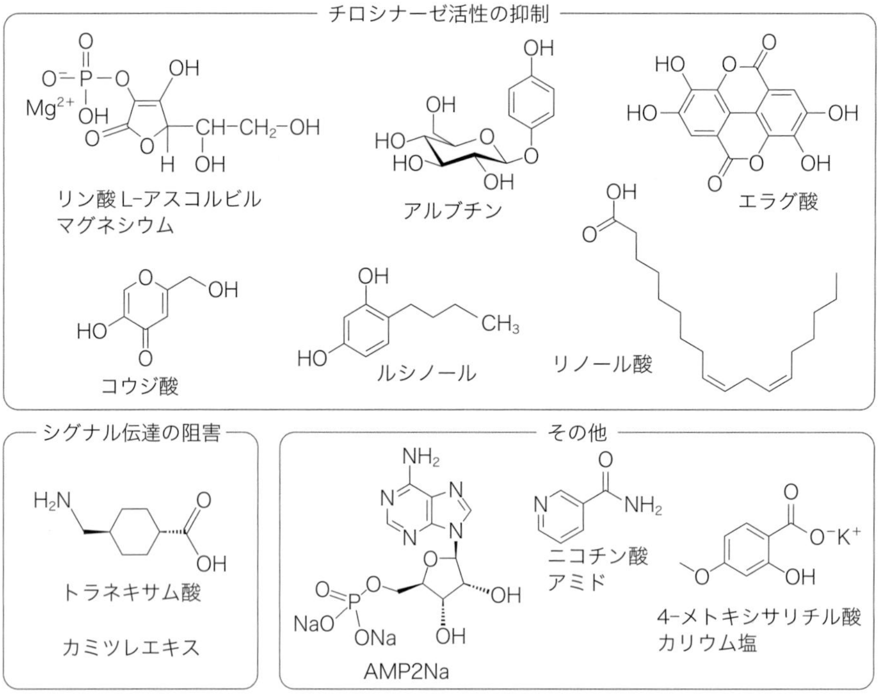

チロシナーゼ活性の抑制

リン酸L-アスコルビルマグネシウム　アルブチン　エラグ酸

コウジ酸　ルシノール　リノール酸

シグナル伝達の阻害

トラネキサム酸

カミツレエキス

その他

AMP2Na　ニコチン酸アミド　4-メトキシサリチル酸カリウム塩

図6-3　美白有効成分の代表例

は，外用した場合その安定性に欠けることから，例えば，リン酸L-アスコルビルマグネシウム（ascorbyl-2-phosphate magnesium：APM）などの安定な誘導体が種々開発されている．APMは，チロシナーゼの活性を阻害することによりメラニン生成を抑制すること，APM配合クリームが肝斑，老人性色素斑，その他の色素異常症の色素沈着に対し，改善効果を示すことが報告されている[14)]．なお，ビタミンC誘導体は，ヒトの皮膚内で解離され，アスコルビン酸となり効果を発揮するものと考えられている．

ⓑ アルブチン

アルブチン（arbutin）は，コケモモやウワウルシなどの植物に含まれる天然型フェノール性配糖体，すなわち，ハイドロキノンとグルコースがβ結合したハイドロキノン誘導体であり，チロシナーゼの活性阻害作用によりメラニン生成を抑制する．また，紫外線誘導色素沈着防止効果を示すことが知られている[15)]．

ⓒ コウジ酸

コウジ酸（kojic acid）は，古くから，みそ，醤油，日本酒などの醸造に用いられてきた麹の発酵液の中から分離同定されたγ-ピロン化合物であり，チロシナーゼの銅イオンをキレート化し，その活性を阻害する．また，メラニン重合体形成過程において，メラニンポリマー生成の阻害効果も有する．さらに紫外線誘導色素沈着，肝斑，老人性色素斑などに有効であったとされている[16)]．

ⓓ エラグ酸

エラグ酸（ellagic acid）は，イチゴやリンゴなどの植物中に広く存在するポリフェノール化合物であり，抗酸化作用と金属イオンのキレート作用を有する．キレート作用により，チロシナーゼと銅の結合を阻害し，その活性を抑制する．また，紫外線誘導色素沈着防止効果を示すことが知られている[17]．

ⓔ ルシノール

ルシノール（Rucinol）は，レゾルシンの誘導体であり，レゾルシンの4位にブチル基が導入された4-*n*-ブチルレゾルシノールである．ルシノールは，チロシナーゼの活性阻害とともにTRP-1活性を阻害する．また，紫外線誘導色素沈着および肝斑に有効であったとされている[18]．

ⓕ リノール酸

リノール酸（linoleic acid）は，不飽和脂肪酸の一種であるが，チロシナーゼのタンパク質分解を促進することによるチロシナーゼ活性抑制作用を有する．また，リポソーム化リノール酸水溶性ジェル製剤の肝斑に対する有効性が確認されている[19, 20]．

2　ケラチノサイト由来因子に作用する成分

ⓐ カミツレエキス

カミツレエキス（chamomile extract）は，キク科植物カミツレの抽出物である．カミツレは，一般的にはカモミールという名称で親しまれ茶剤や食用として用いられてきた．紫外線に曝露された表皮ケラチノサイトから分泌されるエンドセリン1がメラノサイトを活性化する機構が明らかにされており，カミツレエキスはエンドセリン1による活性化反応を抑制する．また，紫外線誘導色素沈着防止効果を示すことが知られている[8, 21, 22]．

ⓑ トラネキサム酸

トラネキサム酸（tranexamic acid）は，抗線溶活性を有する薬剤であり，フィブリンの分解による出血を抑制するが，その一方でアラキドン酸の遊離や紫外線に曝露された表皮ケラチノサイトから分泌されるプロスタグランジンの生成を抑制する結果，メラノサイトにおけるメラニン生成を抑制することが報告されている．また，紫外線誘導色素沈着，肝斑に有効であったとされている[23, 24]．

3　その他の作用を有する成分

ⓐ アデノシン一リン酸二ナトリウム

アデノシン一リン酸二ナトリウム（disodium adenosinemonophosphate：AMP2Na）は，エネルギー代謝を高めて表皮のターンオーバーを促し，過剰のメラニンを有するケラチノサイトの排出を促進することにより美白効果を示す[25]．また，肝斑に有効であったと報告されている[26]．

ⓑ デクスパンテノール

ビタミンB類の一種であるデクスパンテノール（dexpanthnol）も同様に，エネルギー代謝を高めて表皮のターンオーバーを促し，メラニンの排出を促進することにより美白効果を示すことが報告されている[27]．

ⓒ ニコチン酸アミド

ニコチン酸の生理学的活性型であるニコチン酸アミド（niacinamide）は，メラノソームのメラノサイトからケラチノサイトへの輸送を抑制することにより美白効果を示す．また，肝斑，老人性色素斑，雀卵斑に有効であったとされている[28]．

ⓓ 4-メトキシサリチル酸カリウム塩

サリチル酸の誘導体である4-メトキシサリチル酸カリウム塩（potassium 4-methoxysalicylate）は，メラノサイトにおけるメラニン生成を抑制するとともに，しみ部位にみられる角化関連因子異常のモデルとしての紫外線による表皮ケラチノサイトにおける分化マーカーの変化を抑制する効果が確認されている[29]．

＊　　　＊　　　＊

現状，美白効果をうたうことができる医薬部外品に配合されている主な美白有効成分の作用メカニズムとヒト皮膚での効果について，論文情報を基にその概略を紹介した．わが国においては，近年，以前にもまして色素沈着を気にし，それを改善したいと願う消費者が増加した結果，美白製品の需要が増大してきた．そこで，美白に対する関心が高まり，新たな色素沈着のメカニズムが明らかにされ，その都度，新しい美白有効成分が開発されてきた．今後も，さらなる色素沈着メカニズムの解明に伴い，安全でより効果が高い美白有効成分の開発が期待される．

（田中　浩）

■文 献

1) Ando H, Niki Y, Ito M, et al：Melanosomes are transferred from melanocytes to keratinocytes through the processes of packaging, release, uptake, and dispersion. *J Invest Dermatol*, 132：1222-1229, 2012.

2) Wu XS, Masedunskas A, Weigert R, et al：Melanoregulin regulates a shedding mechanism that drives melanosome transfer from melanocytes to keratinocytes. *Proc Natl Acad Sci USA*, 109：E2101-E2109, 2012.

3) 船坂陽子，市橋正光：紫外線からの生体防御とメラノサイトの存在意義．色素細胞（松本二郎ほか編），慶應義塾大学出版会，東京，2001，pp.237-247.

4) Eller MS, Gilchrest BA：Tanning as part of the eukaryotic SOS response. *Pigment Cell Res*, 13（Suppl 8）：94-97, 2000.

5) Abdel-Malek Z, Swope VB, Suzuki I, et al：Mitogenic and melanogenic stimulation of normal human melanocytes by melanotropic peptides. *Proc Natl Acad Sci USA*, 92：1789-1793, 1995.

6) Suzuki I, Cone RD, Im S, et al：Binding of melanotropic hormones to the melanocortin receptor MC1R on human melanocytes stimulates proliferation and melanogenesis. *Endocrinology*, 137：1627-1633, 1996.

7) Rees JL：Genetics of hair and skin color. *Annu Rev Genet*, 37：67-90, 2003.

8) Imokawa G, Yada Y, Miyagishi M：Endothelins secreted from human keratinocytes are intrinsic mitogens for human melanocytes. *J Biol Chem*, 267：24675-24680, 1992.

9) Kadekaro AL, Kavanagh R, Kanto H, et al：alpha-Melanocortin and endothelin-1 activate antiapoptotic pathways and reduce DNA damage in human melanocytes. *Cancer Res*, 65：4292-4299, 2005.

10) Black AK, Greaves MW, Hensby CN, et al：Increased prostaglandins E_2 and F_2alpha in human skin at 6 and 24 h after ultraviolet B irradiation（290-320 nm）. *Br J Clin Pharmacol*, 5：431-436, 1978.

11) Scott G, Leopardi S, Printup S, et al：Proteinase-activated receptor-2 stimulates prostaglandin production in keratinocytes：Analysis of prostaglandin receptors on human melanocytes and effects of PGE_2 and PGF_2alpha on melanocyte dendricity. *J Invest Dermatol*, 122：1214-1224, 2004.

12) Hachiya A, Kobayashi A, Ohuchi A, et al：The paracrine role of stem cell factor/c-kit signaling in the activation of human melanocytes in ultraviolet-B-induced pigmentation. *J Invest Dermatol*, 116：578-586, 2001.

13) Scott G, Deng A, Rodriguez-Burford C, et al：Protease-activated receptor 2, a receptor involved in melanosome transfer, is upregulated in human skin by ultraviolet irradiation. *J Invest Dermatol*, 117：1412-1420, 2001.

14) 田川正人，村田友次，大沼俊雄ほか：メラニン産生に及ぼすリン酸L-アスコルビルマグネシウムの抑制効果．日本化粧品技術者会誌，27：409-414, 1993.

15) 前田憲寿，福田 実：アルブチンのメラニン生成抑制機序と美白効果．フレグランスジャーナル，臨時増刊（14）：127-

132, 1995.
16) 三嶋 豊，芝田孝一，瀬戸英伸ほか：コウジ酸のメラニン生成抑制作用と各種色素沈着症に対する治療効果．皮膚，36：134-150, 1994.
17) 立花新一，田中良昌：エラグ酸のメラニン生成抑制効果．フレグランスジャーナル，25 (9)：37-42, 1997.
18) 片桐崇行，大久保 禎，及川みどりほか：4-*n*-ブチルレゾルシノール（ルシノール®）のメラニン産生抑制作用とヒト色素沈着に対する有効性．日本化粧品技術者会誌，35：42-49, 2001.
19) Ando H, Watabe H, Valencia JC, et al：Fatty acids regulate pigmentation *via* proteasomal degradation of tyrosinase：a new aspect of ubiquitin-proteasome function. *J Biol Chem*, 279：15427-15433, 2004.
20) リノール酸配合外用剤臨床研究班：リノール酸配合外用剤の肝斑に対する臨床効果．西日皮，60：537-542, 1998.
21) Imokawa G, Kobayashi T, Miyagishi M, et al：The role of endothelin-1 in epidermal hyperpigmentation and signaling mechanisms of mitogenesis and melanogenesis. *Pigment Cell Res*, 10：218-228, 1997.
22) 川島 眞，奥田峰広，小林明美ほか：紫外線誘導色素沈着に対するカミツレエキスの抑制効果．西日皮，61：682-685, 1999.
23) 前田憲寿：トラネキサム酸．*Dermatology*, 98：35-42, 2005.
24) 前田憲寿：B波紫外線による色素沈着生成メカニズムと色素沈着に対するt-AMCHA外用の効果．フレグランスジャーナル，臨時増刊 (18)：42-49, 2003.
25) Furukawa F, Kanehara S, Harano F, et al：Effects of adenosine 5′-monophosphate on epidermal turnover. *Arch Dermatol Res*, 300：485-493, 2008.
26) 川島 眞，水野惇子，村田恭子：表皮ターンオーバーの促進に基づく色素沈着の改善―アデノシン一リン酸二ナトリウムの肝斑に対する臨床効果．臨皮，62：250-257, 2008.
27) 磯田隆宏：新規美白医薬部外品成分の開発．フレグランスジャーナル，48 (2)：16-21, 2020.
28) Hakozaki T, Minwalla L, Zhuang J, et al：The effect of niacinamide on reducing cutaneous pigmentation and suppression of melanosome transfer. *Br J Dermatol*, 147：20-31, 2002.
29) 藤原留美子，吉田雄三，青木宏文ほか：4-メトキシサリチル酸カリウム塩の作用と新たな美白アプローチの可能性．フレグランスジャーナル，36 (9)：37-41, 2008.

Section 1
化粧品の種類

7 しわ形成メカニズムと抗シワ製品

Key words

●しわ　●光老化　●抗シワ製品

女性の美に対する渇望は，時代，地域を問わず普遍的なものである．特に見た目年齢や外観に大きく影響するしわのような悩みを改善したいという要望は，はるか昔より存在する．例えば古代エジプト時代（紀元前1000年頃）には，すでにしわ取り化粧料があったとされており，18世紀半ばにフランスで発行された書籍には，しわ取りの方法が記されている[1-3]．現代日本においても，30代以降の女性の約70%がしわに悩んでいると回答しており[4]，化粧品業界や美容医療の重要な対象者となっている．

ここでは，しわが形成される機序について概説するとともに，しわの改善法についても紹介する．

1 しわ形成機序

皮膚は角層を含む表皮および真皮から構成されている．角層は皮膚の最外層に位置し，外界からアレルゲンなどの異物侵入を防ぐだけではなく，体内からの水分蒸散を防ぐために非常に重要な役割を担っている．加齢などの内的要因や気温，湿度の低下といった外的要因により，皮膚の水分保持力が低下すると，肌表面の柔軟性の低下を招き，初期のしわ形成に関与すると考えられている．そのため，表皮へのケアもしわ対策として重要である．

一方，真皮は表皮の10倍以上の厚さをもち，その大部分はコラーゲン線維や弾性線維，ヒアルロン酸などの細胞外マトリックスから構成される[5]．これらの成分は主に真皮線維芽細胞によって生成され，真皮層のホメオスタシスの維持に働いている．細胞外マトリックスの減少や変性は，皮膚弾力性を大きく損なう要因となり，しわ形成に多大な影響を与えることが報告されている[6]．これらを引き起こす要因として，加齢に伴う内因性の生理老化（intrinsic aging），紫外線や物理的刺激などによる外因性の老化（extrinsic aging）がよく知られている[7]．特に長期間にわたり紫外線に繰り返し曝露された際には，劇的な皮膚の組織学的変化を伴うことから，紫外線曝露による外因性の老化は光老化と呼称される．しかし光老化の症状も若齢ではみられず，紫外線曝露の繰り返しと同時に経年的な生理老化も起こっているため，光老化皮膚の理解には光老化と生理老化の両者を考慮する必要がある．

以上のような細胞外マトリックスの減少や変性を防ぎ，正常な構造体をつくり上げることが，しわの予防ならびに改善には重要だと考えられる．

以降，表皮と真皮の両層において，しわの原因として考えられる機序について概説する．

1 表皮としわ形成

角層中の水分は皮膚柔軟性と相関し[8]，角層水分量や経表皮水分蒸散量（TEWL）と，しわ形成との関連についても報告されている[9]．このような背景から，表皮の乾燥により，皮膚柔軟性が減少することがしわ形成の一因と考えられる．

角層表皮の水分量を保持・調節する因子として，まずはヒアルロン酸があげられる．ヒアルロン酸は*N*-アセチルグルコサミンとD-グルクロン酸が交互に結合した高分子の多糖であり，理論的な水分保持能は数L/gと，非常に高いことが知られている[10]．Ohらの報告によると，非露光部の表皮におけるヒアルロン酸量は性別を問わず加齢で減少することが示されており[11]，加齢に伴う乾燥の一因として考えられる．

また水分蒸散を防ぐ皮膚バリア機能として知られているタイトジャンクションも，水分保持には非常に重要な役割を担っている．タイトジャンクションは顆粒層に存在する細胞間結合構造であり，水分蒸散の防止のみならず，成熟した角層や細胞間脂質の形成に関与することが知られている[12,13]．タイトジャンクションの構成タンパク質が加齢や紫外線により減少することが知られており[14,15]，タイトジャンクションの機能を保つことは，水分および健常な角層構造の維持に寄与すると考えられる．

2 真皮としわ形成

前述したとおり，真皮には種々の細胞外マトリックス成分が存在し，それらの減少および変性がしわ形成に関与するという報告がなされている[6]．以降，細胞外マトリックス成分ごとに，組織構造の変化を論じる．

ⓐ 弾性線維

弾性線維の主成分は，線維状に配列してそれぞれが架橋されたエラスチンタンパクである．エラスチンタンパクの単量体は，トロポエラスチンと呼ばれ，ファイブリン-5を介して主にフィブリリン-1やフィブリリン-2から構成されるマイクロフィブリルに結合することで弾性線維を形成している．トロポエラスチンは単量体で組織中に存在するのではなく，トロポエラスチン中のリジン残基がリジルオキシダーゼにより縮合・架橋され，四官能性のイソデスモシンや，デスモシンを形成することで線維の弾性を担っている．弾性線維はエラスチンタンパクとマイクロフィブリルの構成比率により，マイクロフィブリルのみから構成されるオキシタラン線維，エラスチンタンパクの周囲と内部に多数のマイクロフィブリルが存在するエラウニン線維，多量のエラスチンタンパクと少数のマイクロフィブリルをもつ弾性線維の3種類に分類されている．皮膚での局在様式は，真皮上層部の乳頭層にオキシタラン線維が垂直方向に樹形状に認められ，真皮下層部では弾性線維が皮膚表面と水平方向に認められる．両者は連続しており中間にはエラウニン線維が存在するとされ，それぞれが正しく存在することで皮膚の弾力性が保たれている．

弾性線維は光老化での明瞭な形態変化が報告されている．露光部皮膚では表皮直下を除いた真皮全層で変性した弾性線維の顕著な増加が認められ，日光弾性症と呼ばれる．変性した弾性線維が増加する一方，オキシタラン線維については露光部皮膚の真皮上層部での減少が報告されている[16]．エラスチンが組織内に異常蓄積する日光弾性症の原因となる生体分子の変化として，単純な量的変化としては，紫外線によるエラスチンやフィブリリンの発現亢進[17]，ファイブリン-5の増加[18]が知られており，エラスチン分解系の異常として生体内の好中球エラスターゼインヒビターであるエラフィンの蓄積[19]，エラスチンのラセミ化による変性[20]，終末糖化産物の生成による分解耐性[21]などが原因として報告されている．

生理老化皮膚での弾性線維は光老化皮膚と逆の形態変化を示すことが知られており，高齢ドナー由来の被覆部皮膚では弾性線維の減少が報告されている．Bontaらは，2～85歳の121例の皮膚を観察し，50歳以降で弾性線維の断片化傾向が認められ，55歳以上では断片化が顕著になると報告している[22]．また，構成成分レベルでも，エラスチンタンパク，フィブリリン-1，フィブリリン-2，ファイブリン-5[18]，オステオポンチン[23]などの減少が報告されている．

ⓑ コラーゲン線維束

コラーゲン線維束はⅠ型，Ⅲ型コラーゲン分子を主成分とし，その3本鎖が規則的に配列し，複数束になった構造で存在する．コラーゲン線維束は複数の成分から構成される複合体であり，コラーゲン細線維の内部に取り込まれるⅤ型コラーゲン[24]や線維と結合するⅫ型，ⅩⅣ型などのFACIT型コラーゲン[25]も構成成分として存在し，コラーゲン線維束を組み立てる因子としてトロンボスポンジン2[26]やデコリン[27]，ルミカン[28]などのプロテオグリカンが報告されている．走査型電子顕微鏡（SEM）による検討から，コラーゲン線維束は被覆部皮膚では境界面が明瞭な太いバンドル状の形態として観察される一方，日光曝露皮膚ではコラーゲン線維束の境界が不明瞭になると報告されている[29]．筆者らの検討においても，目尻しわ部のコラーゲン線維束は被覆部皮膚と比べ，境界が曖昧となり，細線維化している様子が認められている（図7-1）．

光老化皮膚におけるコラーゲン線維束変性の主な原因としては，マトリックスメタロプロテアーゼ（matrix metalloproteinase）ファミリーのタンパク質分解酵素（MMPs）の増加がFisherらのグループを中心に報告されている[30]．特にコラーゲン三本鎖を分解するMMP-1は数多くの研究が報告されており，光老化との関連性が強く示唆されている．コラーゲン線維束を構成するⅠ型コラーゲンは，露光部皮膚でmRNA発現の増加が認められるが，一方でタンパク産生は低下していると報告されている[31]．さらに，乳頭層を中心としたデコリンの減少[32]やテネイシンCの増加[33]など線維形成に関わるプロテオグリカンの変化も報告されている．

一方，生理的老化では，コラーゲン線維束は三次元的な形態が悪化し，密度が増加することがLavkerらの報告[34]をはじめとして多数のグループから報告されている．Bontaらにより，50歳から乳頭層のコラーゲン線維の断片化が進行するが，乳頭層以外のコラーゲン線維では太さが増大し，70代ではさらに太い線維状のコラーゲンが観察されることが報告されている[22]．構成成分レベルの変化では，80代でⅠ型コラーゲンの免疫染色強度は減少するが，Ⅲ型コラーゲンの大きな変化は認められないことが報告されている[35]．また，コラーゲン量の代表的な指標であるハイドロキシプロリン量については，ドナー年齢による変化はない一方で，SDS電気泳動での

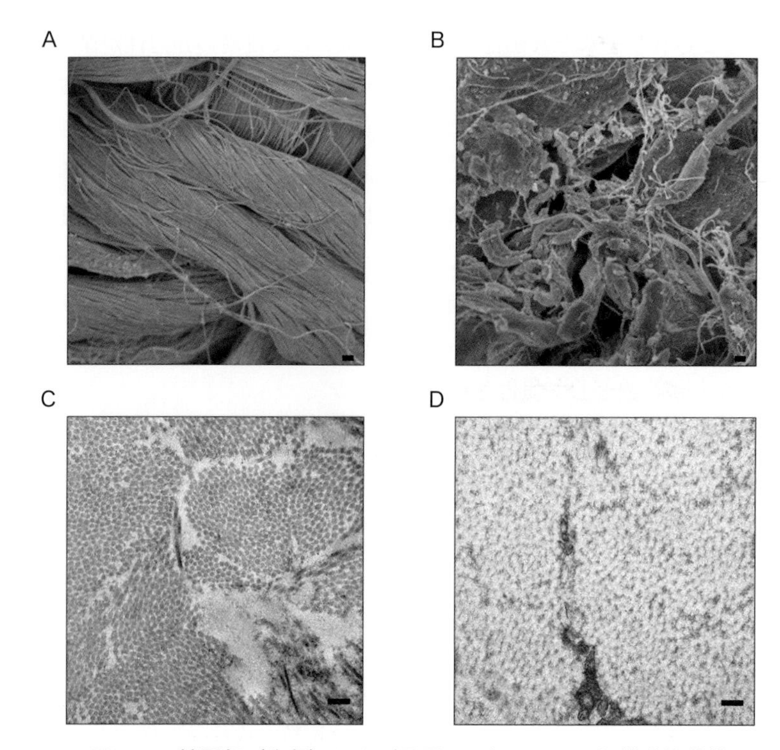

図7-1　被覆部（腹部）および目尻しわ部における組織学的特徴

（A，C）65歳白人女性の被覆部由来皮膚.
（B，D）65歳白人女性の目尻しわ部由来皮膚の組織像.
（A，B）走査型電子顕微鏡による観察（Scale bar = 1 μm）.
（C，D）透過型電子顕微鏡による観察（Scale bar = 300 nm）.

解析で65歳以上では，Ⅲ型コラーゲンの比率が増加することが報告されている[36].

❸ グリコサミノグリカン（GAG）

ヒアルロン酸とコンドロイチン硫酸が真皮の主なグリコサミノグリカンとして知られており，コンドロイチン硫酸はプロテオグリカンの側鎖として存在すると考えられている．露光部皮膚ではヒアルロン酸とコンドロイチン硫酸のいずれも増加することが報告されている[37]．また，ヒアルロン酸に関しては，紫外線によるヒアルロン酸の分子量低下[38]といった報告もあり，ヒアルロン酸の分子量依存的に生理反応が変化する二面性（鎖長の短い低分子ヒアルロン酸は炎症誘導[39]，鎖長の長い高分子ヒアルロン酸は抗炎症[40]）と合わせて非常に興味深い．一方，生理老化皮膚では，表皮と同様，ヒアルロン酸は減少するが，コンドロイチン硫酸には年齢相関は認められないことが報告されている[41]．また，コンドロイチン硫酸の一つであるデコリンの側鎖が短くなるといった質的な変化も報告されている[42].

2 外用によるしわ改善

これまでにしわ形成機序について論じてきたが，それらの知見を基にしわを改善する方法について，美容医療および化粧料の両観点から紹介する．

1 美容医療（医薬品）によるしわ改善

美容医療分野におけるしわ改善法として，ヒアルロン酸などをしわ部に注入し，物理的にしわの凹みを充填するフィラー注入法がよく用いられている．ヒアルロン酸注入は効果をすぐに実感しやすく，また注入による腫れや痛みが生じてから回復するまでの時間（ダウンタイム）が短いという特徴を有している．一方，体内で吸収されるまでおよそ6〜12ヵ月程度であり，持続的に効果を得たい場合，継続的に注入する必要がある．

続いて，A型ボツリヌス毒素製剤であるボトックスビスタ®の注射があげられる．ボトックスビスタ®は，筋肉内注射により神経終末からのアセチルコリン放出を抑え，筋肉の収縮を抑制する．これにより筋肉が弛緩し，一定期間，表情変化に伴い表出する眉間または目尻の表情じわを改善する．

また，ケミカルピーリングによりしわを改善する方法も汎用されている．ケミカルピーリングは，皮膚にグリコール酸やサリチル酸などの薬剤を塗布し，皮膚を剥離させることで，創傷治癒機転による皮膚再生を促すものである．「日本皮膚科学会ケミカルピーリングガイドライン（改訂第3版）」[43]によれば，剥離深達レベル1〜3（角層〜表皮と真皮乳頭層の一部から全部）の皮膚剥離によって，角層をはじめとした表皮および真皮浅層の皮膚リモデリングが誘導され，皮膚のきめや小じわが改善されるとされ，「良質な根拠は少ないが，選択肢の一つとして推奨する」治療法となっている．

一方，外用においては，トレチノインなどが美容医療分野でしわの治療に用いられている．トレチノインは，アメリカFDAにて，「顔のしわ軽減（緩和）の補助剤」として用いる処方箋医薬品として承認されている[44]．しかし，わが国では未承認の成分であり，皮膚刺激などの報告もあることから，医師の管理下で適切に使用することが重要である．

2 化粧料によるしわ改善

日々の化粧行動におけるしわの予防・改善は，消費者からの期待が高く，業界各社も積極的に開発に取り組んできた．しかしながら2006年以前は，各社が各自の評価基準にて有効成分の有効性判定を行っており，より客観性の高い統一基準にて評価する必要があった．そこで日本香粧品学会では，シワ評価に関する専門家を集い，抗老化機能評価専門委員会を設立し，抗シワ医薬部外品の開発に適切な高い客観性・科学性を有する評価法の確立を目指してきた．このような取り組みの結果，2006年に「新規効能取得のための抗シワ製品評価ガイドライン」（以下，抗シワ評価ガイドライン）[45]が策定され，評価法の統一化が図られ，抗シワ化粧料の製造販売が認められる契機となった．

抗シワ評価ガイドラインでは，化粧品と医薬部外品それぞれに対する評価法を設定しており，対象とするシワの深さや有効性判断基準，使用期間など，いくつかの相違点がある（表7-1）．化粧品については，製剤による保湿効果により，「乾燥による小ジワを目立たなくする」という

表7-1　ヒト有効性試験における化粧品と医薬部外品の対比

	化粧品	医薬部外品
比較対象	無塗布と塗布	有効成分配合製剤とプラセボ製剤
試験方法	遮蔽試験（評価者に塗布・無塗布群がわからないようにする）	二重遮蔽試験
有効性基準	目視もしくは写真，あるいは機器測定で有意な有効性	目視もしくは写真，および機器測定で有意な有効性
被験者のシワグレード	1〜3	3〜5
試験期間	2週間以上	2ヵ月以上

（抗老化機能評価専門委員会：日本香粧品学会誌，30：316-332，2006より改変．日本香粧品学会より転載許諾済〔No.JCSS R22-003〕）

効能が標榜可能となる．一方，医薬部外品については，有効成分による生理作用によってしわを改善する．抗シワ医薬部外品主剤として厚生労働省から承認を受けている成分は，2022年3月時点で確認できたものとして3種あり，①三フッ化イソプロピルオキソプロピルアミノカルボニルピロリジンカルボニルメチルプロピルアミノカルボニルベンゾイルアミノ酢酸ナトリウム（ポーラ化成工業株式会社，2016年承認），②レチノール（株式会社資生堂，2017年承認），③ニコチン酸アミドW（P＆Gプレステージ合同会社，2017年承認）となっている．それぞれ対象とする細胞や機能などが異なるものの，抗シワ評価ガイドラインに則った臨床試験によって有効性が実証されている点で共通している．すなわち，化粧品の効能追加のみならず，上記医薬部外品の承認についても，本ガイドラインが重要な役割を担ったものと考えられる．

＊　＊　＊

高度高齢化社会に突入した日本にとって，しわ改善を中心としたアンチエイジングへの要望はますます高まると予想される．本項で示したとおり，しわに関する研究の歴史は長く，数多くの報告がある一方，どのメカニズムが最もしわ改善に寄与するかの決定的なエビデンスはいまだ提示されていない．そこで重要となるのが，薬理メカニズムに加え，ヒトでの改善実証であると考えている．そのような観点から，客観性の高い統一基準を定めた抗シワ評価ガイドラインの策定は，わが国において抗シワ製品市場が形成される契機となった．

今後さらなる研究の深耕，およびさまざまな有効成分の開発によって，より多くの女性のしわが軽減し，QOLの一助になることを期待する．

（楊　一幸）

■文献

1）R・コーソン 著，ポーラ文化研究所 翻訳：メークアップの歴史―西洋化粧文化の流れ―，ポーラ文化研究所，東京，1993，p.12.
2）Le Camus A：Abdeker，ou l'art conserver la beauté，Cuchet，1754，1756.
3）BEAUTY，COSMETICS，TATTOOS AND PERFUMES IN ANCIENT EGYPT. Facts and Details，https://factsanddetails.com/world/cat56/sub365/item1938.html，2021年12月9日閲覧.
4）ポーラ文化研究所：肌の老化に関する意識とアンチエイジング，https://www.cosmetic-culture.po-holdings.co.jp/report/pdf/081104hadanorouka.pdf，2021年12月9日閲覧.
5）清水 宏：あたらしい皮膚科学，第2版，中山書店，東京，2011，pp.13-17.
6）Kligman AM：Early destructive effect of sunlight on human skin. *JAMA*，210：2377-2380，1969.

7) Farage MA, Miller KW, Elsner P, et al：Intrinsic and extrinsic factors in skin ageing：A review. *Int J Cosmet Sci*, 30：87-95, 2008.
8) 高橋元次：化粧品・食品の有用性研究に役立つ 効能評価と皮膚測定, じほう, 東京, 2016, pp. 82-89.
9) 芋川玄爾, 武馬吉則：表皮, 特に角質層が関与する小じわの発生要因とその予防. フレグランスジャーナル, 20 (11)：29-42, 1992.
10) Laurent TC, Fraser JRE：Hyaluronan. *FASEB J*, 6：2397-2404, 1992.
11) Oh JH, Kim YK, Jung JY, et al：Changes in glycosaminoglycans and related proteoglycans in intrinsically aged human skin *in vivo*. *Exp Dermatol*, 20：454-456, 2011.
12) Kurasawa M, Maeda T, Oba A, et al：Tight junction regulates epidermal calcium ion gradient and differentiation. *Biochem Biophys Res Commun*, 406：506-511, 2011.
13) Kuroda S, Kurasawa M, Mizukoshi K, et al：Perturbation of lamellar granule secretion by sodium caprate implicates epidermal tight junctions in lamellar granule function. *J Dermatol Sci*, 59：107-114, 2010.
14) Jin SP, Han SB, Kim YK, et al：Changes in tight junction protein expression in intrinsic aging and photoaging in human skin *in vivo*. *J Dermatol Sci*, 84：99-101, 2016.
15) Parrish AR：The impact of aging on epithelial barriers. *Tissue Barriers*, 5：e1343172, 2017.
16) Watson RE, Griffiths CE, Craven NM, et al：Fibrillin-rich microfibrils are reduced in photoaged skin. Distribution at the dermal-epidermal junction. *J Invest Dermatol*, 112：782-787, 1999.
17) Bernstein EF, Chen YQ, Tamai K, et al：Enhanced elastin and fibrillin gene expression in chronically photodamaged skin. *J Invest Dermatol*, 103：182-186, 1994.
18) Kadoya K, Sasaki T, Kostka G, et al：Fibulin-5 deposition in human skin：Decrease with ageing and ultraviolet B exposure and increase in solar elastosis. *Br J Dermatol*, 153：607-612, 2005.
19) Muto J, Kuroda K, Wachi H, et al：Accumulation of elafin in actinic elastosis of sun-damaged skin：Elafin binds to elastin and prevents elastolytic degradation. *J Invest Dermatol*, 127：1358-1366, 2007.
20) Fujii N, Tajima S, Tanaka N, et al：The presence of D-beta-aspartic acid-containing peptides in elastic fibers of sun-damaged skin：A potent marker for ultraviolet-induced skin aging. *Biochem Biophys Res Commun*, 294：1047-1051, 2002.
21) Yoshinaga E, Kawada A, Ono K, et al：*N*(ε)-(carboxymethyl) lysine modification of elastin alters its biological properties：Implications for the accumulation of abnormal elastic fibers in actinic elastosis. *J Invest Dermatol*, 132：315-323, 2012.
22) Bonta M, Daina L, Muţiu G：The process of ageing reflected by histological changes in the skin. *Rom J Morphol Embryol*, 54 (Suppl 3)：797-804, 2013.
23) Baccarani-Contri M, Taparelli F, Pasquali-Ronchetti I：Osteopontinis a constitutive component of normal elastic fibers in human skin and aorta. *Matrix Biol*, 14：553-560, 1995.
24) Wenstrup RJ, Florer JB, Brunskill EW, et al：Type V collagen controls the initiation of collagen fibril assembly. *J Biol Chem*, 279：53331-53337, 2004.
25) Agarwal P, Zwolanek D, Keene DR, et al：Collagen XII and XIV, new partners of cartilage oligomeric matrix protein in the skin extracellular matrix suprastructure. *J Biol Chem*, 287：22549-22559, 2012.
26) Kyriakides TR, Zhu YH, Smith LT, et al：Mice that lack thrombospondin 2 display connective tissue abnormalitiesthat are associated with disordered collagen fibrillogenesis, anincreased vascular density, and a bleeding diathesis. *J Cell Biol*, 140：419-430, 1998.
27) Danielson KG, Baribault H, Holmes DF, et al：Targeted disruption of decorin leads to abnormal collagen fibril morphology and skin fragility. *J Cell Biol*, 136：729-743, 1997.
28) Chakravarti S, Magnuson T, Lass JH, et al：Lumican regulates collagen fibril assembly：Skin fragility and corneal opacity in the absence of lumican. *J Cell Biol*, 141：1277-1286, 1998.
29) Nishimori Y, Edwards C, Pearse A, et al：Degenerative alterations of dermal collagen fiber bundles in photodamaged human skin and UV-irradiated hairless mouse skin：Possible effect on decreasing skin mechanical properties and appearance of wrinkles. *J Invest Dermatol*, 117：1458-1463, 2001.
30) Fisher GJ, Wang ZQ, Datta SC, et al：Pathophysiology of premature skin aging induced by ultraviolet light. *N Engl J Med*, 337：1419-1428, 1997.
31) Chung JH, Seo JY, Choi HR, et al：Modulation of skin collagen metabolism in aged and photoaged human skin *in vivo*. *J Invest Dermatol*, 117：1218-1224, 2001.
32) Bernstein EF, Fisher LW, Li K, et al：Differential expression of the versican and decorin genes in photoaged and sun-protected skin. Comparison by immunohistochemical and northern analyses. *Lab Invest*, 72：662-669, 1995.
33) Filsell W, Rudman S, Jenkins G, et al：Coordinate upregulation of tenascin C expression with degree of photodamage in human skin. *Br J Dermatol*, 140：592-599, 1999.
34) Lavker RM, Zheng PS, Dong G：Aged skin：A study by light, transmission electron, and scanning electron microscopy. *J Invest Dermatol*, 88 (Suppl 3)：44s-51s, 1987.
35) El-Domyati M, Attia S, Saleh F, et al：Intrinsic aging vs. photoaging：A comparative histopathological, immunohistochemical, and ultrastructural study of skin. *Exp Dermatol*, 11：398-405, 2002.
36) Lovell CR, Smolenski KA, Duance VC, et al：Type I and III collagen content and fibre distribution in normal human skin during ageing. *Br J Dermatol*, 117：419-428, 1987.
37) Bernstein EF, Underhill CB, Hahn PJ, et al：Chronic sun exposure alters both the content and distribution of

dermal glycosaminoglycans. *Br J Dermatol*, 135：255-262, 1996.

38) Tobiishi M, Sayo T, Yoshida H, et al：Changes in epidermal hyaluronan metabolism following UVB irradiation. *J Dermatol Sci*, 64：31-38, 2011.

39) Eberlein M, Scheibner KA, Black KE, et al：Anti-oxidant inhibition of hyaluronan fragment-induced inflammatory gene expression. *J Inflamm*（Lond）, 5：20, 2008.

40) Neumann A, Schinzel R, Palm D, et al：High molecular weight hyaluronic acid inhibits advanced glycation endproduct-induced NF-kappaB activation and cytokine expression. *FEBS Lett*, 453：283-287, 1999.

41) Poulsen JH, Cramers MK：Determination of hyaluronic acid, dermatan sulphate, heparan sulphate and chondroitin 4/6 sulphate in human dermis, and a material of reference. *Scand J Clin Lab Invest*, 42：545-549, 1982.

42) Li Y, Liu Y, Xia W, et al：Age-dependent alterations of decorin glycosaminoglycans in human skin. *Sci Rep*, 3：2422, 2013.

43) 古川福実，松永佳世子，秋田浩孝ほか：日本皮膚科学会ケミカルピーリングガイドライン（改訂第3版）．日皮会誌，118：347-355，2008．

44) US FOOD & DRUG：Renova（tretionin）Cream NDA #021108. Drug Approval Package, https://www.accessdata.fda.gov/drugsatfda_docs/nda/2000/21-108_Renova.cfm, 2021年12月9日閲覧.

45) 抗老化機能評価専門委員会：新規効能取得のための抗シワ製品評価ガイドライン．日本香粧品学会誌，30：316-332，2006．

Section 1
化粧品の種類

8 メイクアップ製品

Key words

- ベースメイク
- ポイントメイク
- 粉体
- 油剤
- 樹脂
- 容器
- 使用性
- 光学特性

人の化粧の歴史は古く，有史以前より化粧習慣を示す痕跡が残されているとされる．目的は，肌や目の保護や宗教的な儀式のための装飾，魔除けなどであり，現存する中では古代エジプトのファラオのマスクに施された濃く長いアイメイクが象徴的である．その後，美しさの表現とともに，地位や身分を示す意味合いでも使用され，1920〜1930年代以降のアメリカやヨーロッパにおいて，口紅やマスカラなどの現在に近いアイテムが大量生産されるようになり，おしゃれや自己表現として一般に普及していくことになった．日本においては，江戸時代頃の白（白粉（おしろい）），黒（お歯黒，置き眉），赤（頬紅や口紅）の3色が中心の化粧習慣から，戦後〜1970年代にかけて欧米文化とともに現在のメイクラインナップが一般化した[1]．海外では化粧をすることは主に自己表現の一部と捉えられているのに対し，日本では身だしなみとして他者の目を意識する傾向があるとされる．

現在，化粧品は，医薬品医療機器等法において「人の身体を清潔にし，美化し，魅力を増し，容貌を変え，又は皮膚若しくは毛髪を健やかに保つために，身体に塗擦，散布その他これらに類似する方法で使用されることが目的とされている物で，人体に対する作用が緩和なものをいう」と規定されている．その中でメイクアップ製品は主に人の身体を美化し，魅力を増し，容貌を変える効果をもつものと捉えられ，肌トラブルの隠ぺい，補正や色，質感，立体感の演出などの視覚的効果を第一の機能として認識されている．一方で，近年では紫外線防御や保湿など保護的な付加効果も訴求されるようになり，年々その重要性は増している．それに加えて，メイクアップを施すことによる自信や満足感の獲得，社会性の自覚などの心理的効果に関する研究も進んでおり[2]，メイクアップ製品の果たす役割は大きくなってきているといえる．

メイクアップ製品はアイテムごとに塗布部位が多岐にわたり，それぞれに求められる仕上がり効果が異なっている．そのため，メイクアップ製品を安全かつ効果的に使用するためにはそれぞれのアイテムに用いられる剤形の特徴，容器や塗布具を含めた使用方法を正しく理解することが重要である．

ここでは，各メイクアップ製品の製剤構成と特徴的な原料について解説し，成形技術と使用方法についても概要を説明する．

1 メイクアップ製品の分類と使用順序

メイクアップ製品は大きくベースメイクとポイントメイクに分けられる．ベースメイクは主に顔全体に広く使用し，肌の色，質感を整え補正するアイテムであり，下地，ファンデーション，白粉，コンシーラーがあげられる．ポイントメイクは目の周辺，唇，爪などに使用され，部分的に色彩や陰影，質感を付与するものであり，アイシャドウ，マスカラ，アイライナー，アイブロウ，チークなどの眉目類化粧品類，口紅類，マニキュアなどの爪化粧品類があげられる．

メイクアップ製品の使用順序の一例と各アイテムの主な役割について図8-1に示す．

メイクアップ製品の品目と剤形の例を表8-1に示す．表中の粉末固形状はパウダーファンデーションに代表される粉を押し固めたもの（プレストパウダー）であり，油性固形状は口紅に代表される油を主にワックスなどの固形脂で固化させたものである．メイクアップ製品は製剤の種類も多いが，容器やそれに付随する充填成形方法も多種多様であり，スティック状，ペンシル状などそれぞれに合わせた技術検討がなされている．

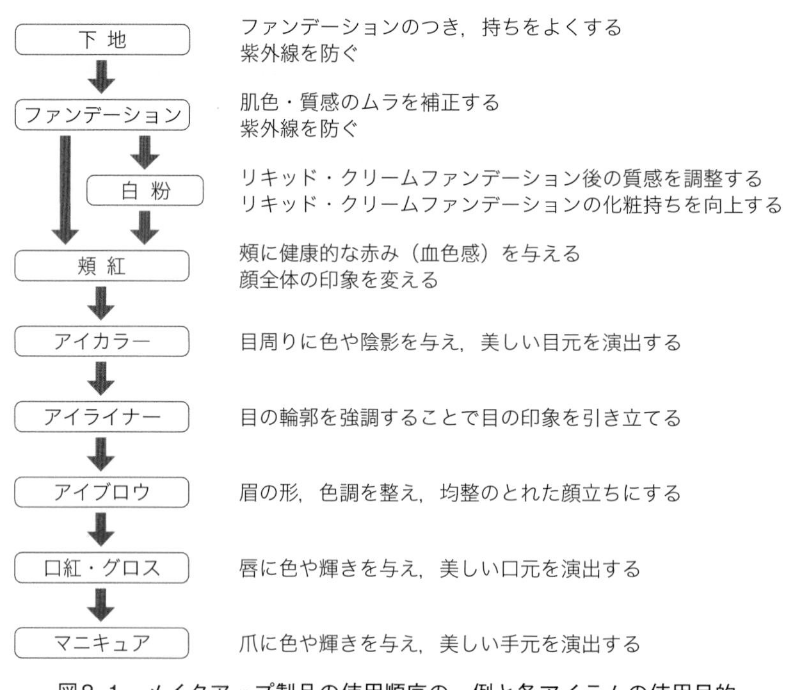

図8-1 メイクアップ製品の使用順序の一例と各アイテムの使用目的

表8-1　メイクアップ製品の品目と主な剤形

品 目	粉末固形状	油性固形状	粉末状	液 状	クリーム・乳液状	スティック状	ペンシル状
下 地				○	◎		
ファンデーション	◎	○	○	○	◎	○	
白 粉	◎		◎				
頬 紅	◎	○	◎	○	○	○	
口 紅		◎		○	○	◎	○
アイシャドウ	◎	○	○	○	○	○	○
アイライナー	○	○		◎	○		◎
マスカラ				○	◎		
アイブロウ	◎	○	○		○		◎
マニキュア				◎			

◎はそのアイテムにおいて特に採用頻度の高い剤形.

2 メイクアップ製品に使用される代表的な成分

化粧品は水系成分，油性成分，粉体成分から構成され，それらの混合状態を主に界面活性剤によりコントロールし製剤化されている．その中で，メイクアップ製品は，カバー効果や色彩付与，質感改変のための粉体成分と，成形や化粧持続性向上のための油性成分の使用の点で，特にスキンケア製品と異なる技術が用いられている．以下にそれら成分についての分類と特徴，具体例について説明する．

1 粉体成分

粉体成分の分類と特徴を表8-2に示す．粉体は同じ物質であっても形状や粒子径によって特性が異なる．形状については大きく分けて板状，球状，その他（粒状や繊維状など）があげられる．一例として，板状の粉体は肌への接地面積が大きいため付着に優れ，その平滑な面が光を反射することで，つやのある仕上がりを演出できる一方で，球状粉体は肌上を転がるように広がるため軽い使用感があり，曲面が光を拡散するためマットな仕上がりになる．

図8-2にメイクアップ製品に使用される粉体の粒子径とそれらの光学特性を示す．図の中で大粒径パール剤以上のサイズであれば粒一つを目視で確認することができる．また，粒径が大きく表面が平滑であるほど光の拡散反射（散乱）が抑えられるため，パール剤やラメなどの板状粉体の正反射光によるきらめき感が目立ちやすくなる．そこから粒子径が小さくなるにつれ粉体の端面の比率の増大により光の散乱が増えていき，隠ぺい力が増すとともにマットな質感を呈しやすくなる．可視光の波長の半分～同程度の粒径をもつサブミクロンオーダーの粒子が光散乱効率として最大の隠ぺい力をもつため，着色顔料の多くがこの粒子径領域に設計されている．その後，さらに粒径が小さくなり，光の波長より十分に小さい100 nm程度以下の粒子になると，散乱強度が落ち，隠ぺい力は減少していく．

表8-2　粉体の分類と主な配合目的

分類1	分類2	形状	素材	具体例	配合目的
体質粉体	──	板状	無機	マイカ，セリサイト，タルクなど	つや効果，肌への付着性
			有機	ラウロイルリシン，板状セルロースなど	
		球状	無機	シリカ，炭酸カルシウムなど	伸び広がりの軽さ，ソフトフォーカス効果
			有機	アクリル樹脂，ウレタン樹脂，シリコン樹脂など	
		不定形（粒）状	無機	タルクなど	充填成形性（粉末固形），ソフトフォーカス効果，マット（つや消し）効果
			有機	セルロース，PET，PTFEなど	
		繊維状	有機	ナイロン，ポリプロピレン，レーヨンなど	まつ毛のロング効果
着色剤	白色顔料	粒状，板状，針状など	無機	酸化チタン，酸化亜鉛，硫酸バリウムなど	隠ぺい力の付与，紫外線防御効果
	着色顔料	粒状，針状など	無機	酸化鉄，群青，紺青など	化粧料および肌や毛などの着色効果
			有機	赤色202号，黄色4号，コチニール色素など	
	光輝性顔料	板状	無機	雲母チタン，酸化チタン被覆ホウケイ酸など	光沢付与（小粒径），きらめき感の付与（大粒径）
			有機	PET／エポキシラミネートなど	

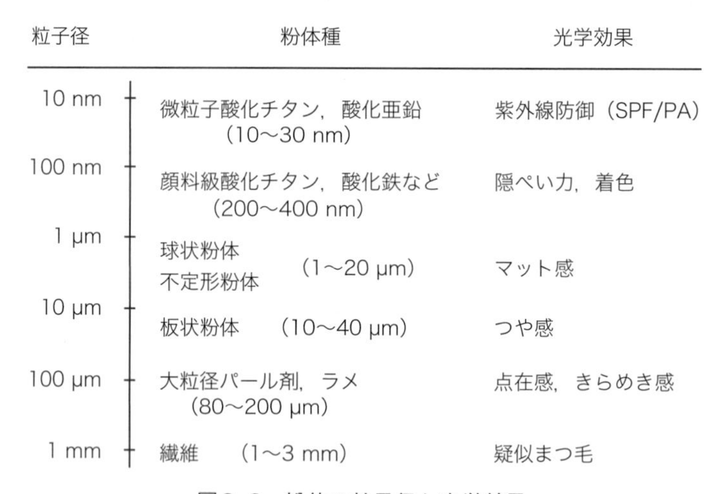

図8-2　粉体の粒子径と光学効果

また，粒径の低下に伴う表面積の増大により，表面自由エネルギーが高まるために凝集して表面積を減らそうとする力が強く働くようになる．各粉体は基本的に分散した1次粒子の状態で最も目的の光学効果が発揮されるように設計されているため，特に1 μm以下の粉体では，そのパフォーマンスを最大限発揮させるために製造時に凝集状態をほぐして分散させ，製剤中で分散状態を安定に保たせる必要があり，高分散な製造機器や界面活性剤あるいは樹脂による分散性向上と安定化の技術，さらには大粒径の粉体への複合化などの手段が用いられている．

メイクアップ製品の視覚的効果に最も大きな影響を与える成分は着色剤で，表8-2に示すとおり，白色顔料，着色顔料（無機，有機），光輝性顔料（パール剤，ラメ）に分類される．白色顔料としては酸化チタン（二酸化チタン）と酸化亜鉛が主に使用されている．白色顔料の着色力（隠ぺい力）は物質の屈折率と粒子径に依存し，ルチル型酸化チタン（屈折率約2.7）＞アナターゼ型酸化チタン（同2.5）＞酸化亜鉛（同2.0）の順に隠ぺい力が高い．ここで，酸化チタンのルチル型とアナターゼ型は結晶構造を表し，どちらも正方晶系だが，ルチル型のほうがより密な構造をとるために屈折率が高い．また，酸化チタンは光触媒に用いられるように触媒活性をもつ物質であるが，ルチル型のほうが触媒活性が低く製剤中で触媒作用による問題を起こしづらいこともあり，白色顔料としてはルチル型の酸化チタンが最も使用されている．粒子径に関しては塗料など他業界と同様に，200～400 nm程度の顔料級のものが最も隠ぺい力が高いため汎用されている．化粧品においては，酸化チタンの触媒活性を抑えたり，製剤での分散性の向上などを目的としてシリカ・アルミナなどの無機素材や，脂肪酸・シリコーンオイルなどの有機素材により表面処理を施して使用されることが多い．

このほかに，酸化チタンや酸化亜鉛は400 nm付近の波長に相当するエネルギーを受けると，結晶内の電子状態が変化しそのエネルギーを吸収する性質がある．この特性を利用して，紫外線防御効果を目的に超微粒子酸化チタンや超微粒子酸化亜鉛も使用されるが，それらは顔料級より1オーダー小さい，数十nmの粒径をもち，紫外線防御効果は高いが隠ぺい力は低い（逆にいえば，透明性が高いためサンスクリーン剤に適している）[3,4]．

着色顔料は色彩付与のために用いられ，光安定性が高いが彩度の低い無機顔料と，鮮やかな色調だが安定性が低く，一部配合規制もある有機顔料に分類される．無機顔料としては赤酸化鉄（ベンガラ），黄酸化鉄，黒酸化鉄，群青，紺青などが代表例としてあげられ，いずれも耐光性は高いが，群青は酸性条件に，紺青はアルカリ条件にやや弱く，液系での使用時には注意が必要である．有機顔料としては，コチニール色素（カルミン）やアントシアニン，アスタキサンチンなどの天然色素と，赤色202号，黄色4号，青色404号などの法定色素（タール色素）があり，どちらも無機顔料に比べ光安定性が低いが，特に天然色素のほうがより耐光性が悪い傾向にある．有機顔料の中には赤色104号や黄色4号などのようにもともとは染料（分子溶解して発色する色材）であるが，アルミニウムやバリウムなどにより金属塩を形成させて不溶化（レーキ化）して顔料（溶解せず粒子として発色する色材）として使用しているものもある．これら法定色素の規制は国ごとに異なるため，海外での販売時は特に確認が必要である．

光輝性顔料は主にポイントメイク製品に使用される，光の反射やその干渉光により輝きを有する色材である．真珠や魚のうろこのような天然のパール光沢をヒントに，その層状構造を模して作成されている．汎用のパール剤である雲母チタン（酸化チタン被覆雲母）の断面図と干渉光の発色原理を図8-3に示す．板状で積層構造をもった光輝性粉体の各層からの反射光が光路差により干渉することで特定色を強めて発色する．図の雲母チタンの場合，酸化チタンの層の厚みを変えることで光路差が変化し，膜厚が薄い順にシルバー → ゴールド → レッド → ブルー → グリーンと干渉光が変化する[5]．

光輝性顔料はパール剤とラメに分類され，一般には粒子径の小さなものがパール剤，大きなものがラメと認識されている．また，素材としてマイカやガラスに酸化チタン，酸化鉄を被覆して作成される主に無機物質でできているものをパール剤，エポキシ樹脂やポリエステル樹脂などの

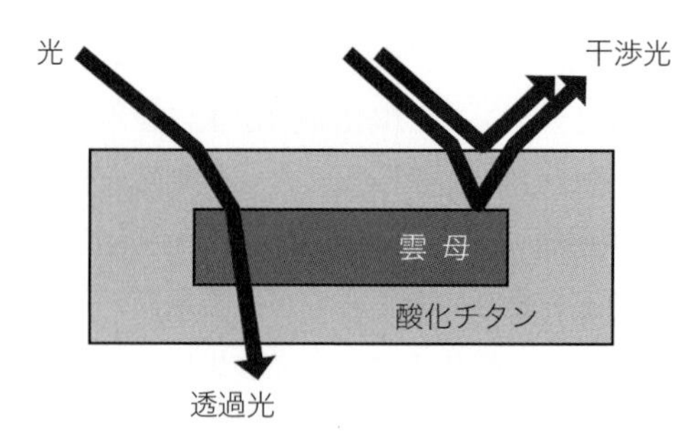

図8-3 パール剤（雲母チタン）の断面模式図と光干渉原理

積層フィルムを裁断して作成される有機物質から構成されているものをラメと分類する考え方もある.

2 油性成分

油性成分の分類と性質を表8-3に示す．この中でメイクアップ製品において特徴的に使用されるものは，ワックス類および樹脂があげられ，これらを主に解説する.

ⓐ ワックス類

ワックスは炭化水素基による疎水性結晶を有する物質であり，主な機能は液状油の固形化，化粧塗膜の強度向上である．具体的には，口紅においてスティック形状を保持したり，マスカラにおいてまつ毛のカール状態を固定化させるために使用される．代表例としては天然系ワックスとしてカルナウバロウ，ミツロウ，キャンデリラロウや合成ワックスとしてポリエチレンワックス，マイクロクリスタリンワックス，パラフィンワックスなどがあげられる．後述の樹脂と比べ一般に数百～千程度と低分子量であり，高温で液状油とともに加熱溶解し，室温に冷却することで液状油を固形化（オイルゲル化）することができる．ワックスの種類や液状油との組み合わせにより得られるオイルゲルの強度や物理特性が大きく変化することが知られており，各種検討がなされている[6, 7]．ワックスそのものおよびワックスオイルゲルは，ワックスの結晶が光を散乱するため白濁している.

ⓑ 樹 脂

樹脂はもともと植物から分泌される粘稠性の液状物質またはそれが固化した物質で，松脂（まつやに）やそれを精製して得られるロジン酸が代表例である．付着性の高さや，成膜時の膜の均一性の高さが特徴で，マスカラのまつ毛への糊剤および塗膜の持続性向上のために昔から配合されてきた．近年では，合成高分子による合成樹脂が皮膜形成剤としてマスカラ以外のアイテムにも多く使用されるようになっている．樹脂はワックスと違い，結晶性が低く，液状油に加熱溶解後冷却しても固化せず，透明な液状を保つものが多い．合成樹脂の代表例としては，硬さに優れ構造調整が容易なアクリル樹脂，柔軟性が高いウレタン樹脂，硬くべたつきが少ないシリコーン樹脂，塗膜に撥水撥油機能を付与できるフッ素樹脂などがあげられる．これらの樹脂は油剤に溶解して製品に配合されるほか，製剤によっては水に分散させた形態のエマルションポリマーとしても使用される．これら樹脂は主に揮発性成分とともに配合され，乾燥後の塗膜強度を向上させることで化粧

表8-3　油性成分の分類と主な配合目的

状態	分類	極性	具体例	配合目的
液状油	炭化水素系	無	軽質イソパラフィン，流動パラフィン，スクワランなど	エモリエント効果，つや付与，伸び広がりなど
		有	植物油，トリグリセリドなど	
	シリコーン油	—	ジメチルポリシロキサン，デカメチルペンタシロキサンなど	伸び広がり，さらさら感，撥水性など
	フッ素油		パーフルオロポリエーテルなど	撥水撥油性，2次付着レス効果など
半固形油	—	無	ワセリン	付着力，密着感，エモリエント効果など
		有	ラノリン，ラウロイルグルタミン酸ジ（オクチルドデシル／フィトステリル／ベヘニル）など	
固形油	ワックス類	無	ポリエチレン，パラフィン，マイクロクリスタリンワックスなど	液状油のゲル化，塗膜強度向上など
		有	カルナウバロウ，トリベヘン酸グリセリルなど	
	樹脂	—	ロジン酸グリセリル，アクリル酸アルキルコポリマー，トリメチルシロキシケイ酸，トリフルオロアルキルジメチルトリメチルシロキシケイ酸など	付着力，成膜性，塗膜強度向上，撥水撥油性付与など

持続性を高めることができる．一方で，揮発性成分の乾燥時の違和感や仕上がり後の塗膜の硬さ，さらにクレンジングのしにくさなどから肌の負担感につながるケースもある．ファンデーションなどの全顔に使用するアイテムやアイシャドウなどの皮膚の薄い部位に使用するアイテムでは，特に配合量や塗膜物性に注意が必要である．

3　メイクアップ製品の種類と使用方法

1　ベースメイク

ベースメイク製品は顔全体に使用し，肌色や質感を整え，補正するアイテムである．基本機能としては，しみなどの色むらをカバーする隠ぺい力，毛穴などの凹凸を目立ちにくくするソフトフォーカス効果，化粧持続効果があり，近年訴求されるケースの多い付加機能としては紫外線防御効果，保湿効果があげられる．

隠ぺい力は白色顔料の項で述べているが，酸化チタンによる隠ぺいは，時にペンキのようなのっぺりとした不自然な仕上がりにつながるため，古くから適切な隠ぺい効果と素肌のような自然な仕上がりの両立がベースメイク製品の大きなテーマとなっており，素肌や化粧肌の光学特性に関する研究が数多くなされている[8, 9]．ソフトフォーカス効果は球状粉体などによる光の拡散反射を利用して，凹凸などによる影をぼかすことで得られる．化粧持続効果については，剤形や着眼点により異なるが，大まかに，樹脂などの固形油により化粧膜の物理的強度を高める方法，粉体の表面処理により撥水あるいは撥油性を付与することで汗や皮脂への耐性を高める方法，多孔質粉体の配合により汗や皮脂を吸着させる方法などがあげられる．紫外線防御効果，保湿効果についてはそれぞれサンスクリーン剤，スキンケア製品と共通であることから，「化粧品の種類と使い方—スキンケア化粧品—」の項（p.15）を参照されたい．

ⓐ 下 地

下地は元来，ファンデーションに先立って使用することで，ファンデーションの肌への付着を補助し，仕上がりの均一性や化粧持続効果を高めるアイテムである．そのため，薄く均一に塗布することが重要であり，水中油（O/W）型あるいは油中水（W/O）型の乳液状の剤形が多く採用されている．一方で，近年では下地の高機能化が進み，紫外線防御効果はほぼ必須の機能となっているうえ，保湿をはじめとするスキンケア効果，化粧崩れ防止効果，肌色や凹凸補正効果など，それぞれの機能に特化した訴求を行っている製品も少なくない．また，BBクリームやCCクリームなどの下地とリキッドファンデーション，さらには乳液とのオールインワン的な製品の流行も記憶に新しいところである．

ⓑ ファンデーション

ファンデーションは顔全体に塗布することで，しみなどの色むらや，毛穴などの凹凸をカバーし，表面の質感を調整するアイテムであり，ベースメイクの中心的製品となるため，剤形も多岐にわたっている．日本において市場規模の大きいものとしてはパウダーファンデーション，リキッド／クリームファンデーションがあり，そのほかに油性固形（W/O型固形も含む）や，粉末状ファンデーション，リキッドファンデーションをスポンジに含浸させたクッションファンデーションなどがあげられる．なお，1975年頃に日本で発明され，現在は主流であるパウダーファンデーションは，一部のアジアを除く海外では気候や化粧習慣の違いなどからあまり使用されていない．

カバー力以外の重要な品質項目としては，広い面積に塗り広げるため，軽い力で伸び広がり，均一な仕上がりが得やすいこと，紫外線防御能が十分にあること，汗や皮脂により崩れにくいことである．

パウダーファンデーションはパフやスポンジで手軽に使用できるアイテムで，構成成分としては，おおむね粉体が90％程度に油剤10％程度が一般的である．粉体の中でカバー力や肌色を演出する着色顔料が15～30％程度を占め，残りは使用感やつや，マットの質感を調整したり，成形効果を高めたりするための体質粉体から選択される．油剤は粉体の結合剤として働くため，配合量が少ないと軽い伸び広がりでパウダリーな使用感になるが，ケーキ強度[注1]が不足しやすい．一方で，油剤量を増やすとウェットな使用感になり付着力が高まるが，使用中にケーキが固まって取れなくなるケーキングを引き起こしやすくなる．成形方法としては，粉体と油剤の混合物を皿に入れてそのまま押し固める乾式成型と，粉体と油剤にさらに揮発性溶剤を加え泥状にして皿に流し込み，その後溶剤を吸い取ったり揮発させたりして固める湿式成型がある．湿式成型は乾式成型に比べ工程数が増えるデメリットがあるが，粉体の充填密度を高めやすいため，乾式では成形できない処方領域でも固められる場合があり，使用感や仕上がり効果の広がりが期待できる[10]．

リキッド／クリームファンデーションは，指またはスポンジ，ブラシなどを用いて塗布されるアイテムで，パウダーファンデーションに比べてややテクニックを要するが，潤い感がありつや

注1 ケーキ強度：プレスして固めた成形品の強度．

のある仕上がりが得やすい特徴がある．剤形としてはO/W型，W/O型の2タイプがあり，O/W型はみずみずしい使用感やはり感のある仕上がりが，W/O型ではエモリエント感やつやのある仕上がりが演出しやすい．もともとは経時安定性の観点からO/W型が一般的であったが，1980～1990年代に低HLBのシリコーン系界面活性剤や有機変性粘土鉱物による揮発性シリコーンの増粘技術が開発されたことで，安定なW/O型のファンデーションがつくられるようになり[11, 12]，現在ではW/O型が主流となっている．化粧持続性の観点ではW/O型のほうが優れており，揮発性のシリコーン油やイソパラフィンとともにシリコーン樹脂やフッ素樹脂を配合することで，より化粧持続性を高めることが可能であるが，配合量によっては肌への負担感やクレンジング時に落としにくいというデメリットが出ることもある．

ⓒ 白粉（おしろい）

白粉は，パフやブラシを用いて，主にリキッド／クリームファンデーションの上に使用することでファンデーションの崩れを防止したり，肌表面の質感を整えるアイテムである．剤形としてはパウダーファンデーションのように固形に成形されたプレストパウダーと，粉末状のルースパウダーがあげられる．ふんわりとしたフォギーな仕上がり（霧がかかったような光沢がほとんどない仕上がり．マットな仕上がりよりもナチュラル感がある）にしたい場合は球状粉体を，つやのある仕上がりにしたい場合はパール剤などの板状粉体を中心に配合するといった質感調整が可能である．その使用目的から，隠ぺい力や付着力はほとんど求められないため，酸化チタンや油剤の配合量はファンデーションと比べてはるかに少ない．

ⓓ コンシーラー

コンシーラーはしみなどの欠点を隠すために部分的に用いられ，一般にパウダーファンデーションまたは白粉の前に使用するアイテムである．シミカバータイプは高い隠ぺい力を要求されるうえ，広く伸び広げるよりは部分的に塗布する必要があるため，酸化チタンを高配合しやすく付着性の高い油性固形の剤形が選択されることが多い．そのほかに毛穴やくまをカバーするアイテムもあり，酸化チタンによる隠ぺいだけでなく，ソフトフォーカス効果やパール剤の光学的な効果を用いて悩みに対応しているものもある．

近年のナチュラルメイク志向のトレンドの中で，ファンデーションによる顔全体の隠ぺい効果を下げ，気になる部分を別途コンシーラーでカバーするという消費者も増えており，コンシーラーの重要性とともに製品のバリエーションも増加してきている．

2　ポイントメイク

ポイントメイク製品は，目の周辺，まつ毛，眉，唇，爪などに使用し，部分的に色彩や陰影，質感を付与する製剤群である．ベースメイク製品に比べ，パール剤，ラメなどの光輝性顔料を含む幅広い色域が特徴であり，またまつ毛や唇，爪などそれぞれ形状や特性の異なる狭い部位に使用されることから，容器や塗布具を含めた使用性が重要な品質項目となっている．

ⓐ 頬紅（チーク）

チークはファンデーション後の頬に使用することで，血色感や立体感を与え，肌をより美しく見せるアイテムである．使用方法は主にブラシで，肌当たりや粉の含み，手入れのしやすさからナイロンやポリエステルなどの合成繊維のほか，ヤギや灰リス，馬などの天然毛も用いられ，用途に合わせて選択されている．剤形としては，まれにクリーム状やリキッド状の製品もあるが，多くはルース状，プレスト状の粉体製剤で，処方骨格の構成としてはパウダーファンデーションや白粉に近い領域である．ただし，チークは血色感を与えるために彩度の高い赤・黄色系の有機色素や，光沢感や華やかさを付与するためにパール剤を使用することが多い．チークは入れる位置や塗布量により印象が大きく変わるうえ，ほかのポイントメイク製品に比べ塗る部位が明確でないため，慣れやテクニックを要するアイテムといえる．そのため，ぼかしやすさや発色の調整しやすさが重要品質項目にあげられる．

ⓑ アイシャドウ

アイシャドウは化粧料全体の中でも広い色域が特徴で，目元に陰影などの立体感を与えたり，色彩やパール剤による華やかな印象を演出するアイテムである．アイシャドウに求められる品質特性として，濃淡の調節がしやすくぼかしやすいこと，つやなどの質感を付与できること，化粧持ちがよいことなどがあげられる．剤形としては粉末固形状，乳液状，油性固形状などがあるが，ぼかしやすさや手軽さの観点から市場では粉末固形状の製品が多数を占めている．特に日本では粉末固形の3～4色程度が同じ容器にセットされ，順番に使用することで瞼にグラデーションを作る多色パレット製品の使用率が高い．粉末固形状の成形方法として，乾式成型と湿式成型があるのはファンデーションの項で述べたとおりであるが，アイシャドウでは湿式成型の採用率がより高い．理由として，アイシャドウによく配合されるパール剤がアスペクト比[注2]の高い板状粉体であるため，多量に配合した場合，乾式成型ではケーキ内に空隙を含みやすく，成形不良を引き起こしやすい点と，パール剤の瞼からの脱落を防止するため粘度の高い油剤や樹脂を配合する際に，湿式成型のほうが均一に分散しやすく効果が高いという点がある．

アイシャドウは鮮やかな色調を与えるために有機顔料が配合される製品も多い．日本においての色素規制はほかの部位と大差ないが，アメリカでは目の周辺という分類で多くの有機顔料の使用が規制されているため，注意が必要である．

ⓒ 眉墨（アイブロウ）

アイブロウは眉に塗布して濃淡を調整し，好みの形に描くことで顔に表情をつくり，魅力的な容貌を演出するアイテムである．剤形としては主にペンシルタイプ，粉末固形状，クリーム状がある．ペンシルタイプはややぼかしにくく不自然に仕上がる場合があるものの，手軽で使いやすいため市場シェアが最も高い剤形であり，ぼかしやすく自然な仕上がりが得られるものの，やや化粧持続性が劣る粉末固形状が第2位のシェアとなっている．粉末固形の製品では，ノーズシャドウやハイライトなども含めて数色が同時にセットされているものもあり，それらは明度の濃淡により目の周辺全体の立体感を演出するために使用されている．クリーム状はアイブロウマスカラと呼ばれ近年アイテム数が増加している剤形で，マスカラのようにブラシを用いて眉毛にしっかり色をつけることができるため，染めた髪色と眉の色を合わせる際に使用されるケースも多い．

ⓓ アイライナー

アイライナーは目のきわに塗布することで目元の印象を強調するアイテムで，入れる太さや目

注2 アスペクト比：板状粉体の薄さと長径の比率．

尻の形などで印象を大きく変化させることができる．色は多くが黒で黒酸化鉄やカーボンブラックが着色剤として使用される．ペンシル，パウダー，リキッド，筆ペンなど剤形や容器は多種多様にわたっており，文房具との類似点も多い．品質上の重要項目としては，皮膚が薄く敏感な瞼のきわに塗りやすいこと，涙やマイボーム腺（瞼のきわから分泌される脂腺）に対してにじまず化粧持ちがよいことである．そのため，化粧持ちを高める目的で剤形に合わせてワックスやエマルションポリマーなどの固形油が多く配合される．また，目に最も近く眼粘膜に触れる可能性のあるアイテムであることから，防腐基準や色素規制がマスカラとともに特に厳しく，粒子径の大きなパール剤などの目の刺激につながる成分の配合にも注意が必要である[13]．

ⓔ マスカラ

マスカラはブラシを用いてまつ毛に塗布することで，まつ毛を太く，長くし，カールさせることで目を大きく魅力的に見せるアイテムである．日本人は欧米人に比べまつ毛が少なく，短く，下向きに生えており，マスカラによる印象変化は大きい[14]．通常，アイラッシュカーラーと呼ばれる道具を用いて，まつ毛を上向きにカールさせたあとにマスカラを塗布し，その状態を保たせることが多い[15]．まつ毛はまばたきにより頻繁に動くことから，マスカラには塗膜の硬さと強靭さの両立が求められる．製剤としては，ワックスと樹脂を配合することで，硬いが脆いワックスの性質を樹脂の柔軟性で補い，強固な化粧膜を形成し，まつ毛形状を固定・保持する機能を付与している．また，ワックスや樹脂は常温で固形であり，そのままでは塗布できないため，溶剤で希釈して塗布しやすい状態にする必要がある．その際の溶剤を揮発性油剤とするのが油性（W/O型も含む）タイプであり，水を用いるのがO/W乳化タイプである．油性タイプは塗膜強度の高い油溶性樹脂を高配合できるため非常に高い化粧持ちとカール効果をもつのが特徴であるが，メイク落としが難しく，専用のアイメイクアップリムーバーが必要となり，まつ毛への負担も大きい．一方で，O/Wタイプは，樹脂を水中に分散したエマルションポリマーを皮膜形成剤として使用し，一般にフィルムタイプとも呼ばれる．このタイプはエマルションポリマーの成膜性の問題で塗膜の強度が油性タイプより劣るため，油性タイプほどのカール力や化粧持ちを具現化することは難しいが，お湯や石けんなどの洗顔料で容易にメイクを落とすことが可能であり，現市場ではこちらのタイプが主流となっている．

また，まつ毛を長く見せる目的で繊維を配合したロングタイプのマスカラもある．ナイロンやポリエステル系の繊維が主に使用されており，長さ1～2mm，太さ10～40μm程度のものが自然にロング効果を演出できるため汎用されている．繊維の断面形状も通常の円だけではなく，凹凸のある形にすることでマスカラ液の含みをよくしたり，中空にすることで軽量化を図るなどさまざまな検討がなされている[16]．

さらに，マスカラは中身の品質だけでなく，ブラシとのマッチングが仕上がりに与える影響も大きい．表8-4に代表的なブラシ形状とそれぞれの仕上がり効果の違いを示す．ここに示した以外にもさまざまな形状のブラシが，研究，開発されている[17]．

ⓕ 口紅およびグロス

口紅は唇に血色を与えたり，つやなどの質感を付与するアイテムで，簡便な使用で化粧効果が高いためメイク製品の中でも利用率が高く，重要なアイテムの一つである．グロスは比較的若年層の使用率が高いアイテムで，つやを付与するのに特化した油性液状～バーム状の製剤である．

グロスは口紅の上に重ねて使用するほか，単独で使用されることもある．口紅に求められる品質としては，前述の色・質感に加え，乾燥感や負担感がなく滑らかに心地よく使用できることや，仕上がった色味や質感が持続すること，不快な味や臭いがしないことなどがあげられる．乾燥感に関しては，唇は角層が非常に薄いため荒れやすく，水分蒸散しやすいという特性から，油剤による閉塞効果が重要である．そのため，口紅およびグロスには一部の例外を除き油剤をワックスやゲル化剤で固めた油性剤形が選択されており，塗布時のテクスチャーや水分閉塞効果などによって油剤が使い分けられている．口紅で主流のスティック剤形において，とろけるような滑らかな塗り心地と最後まで折れずに使用できる強度の両立は永遠の課題である．そのために，ワックスや油剤の開発，充填方法，容器などのさまざまな観点から検討が行われている[6, 7, 18]．化粧持続性に関しては，口紅はほかの製剤と異なるアプローチもとられており，近年の落ちない口紅の市場ニーズの増大に伴い，さまざまなタイプの製品が市場に投入されている．代表的なものを表8-5に示す[19-21]．

表8-4　マスカラブラシの形状と，仕上がり特徴

ブラシ形状		特徴
アーチ型		最もオーソドックスな形状．ブラシがカーブしているため，まつ毛の根元にフィットしやすい
ストレート型		まつ毛の根元からすくいあげて塗ることが可能．どの向きで使用しても同じ仕上がりになりやすい．細かな仕上げは難しい
ロケット型		先端を使うことで下まつ毛や，目の端のまつ毛にも塗りやすい．先端に液がたまりやすく，先端を使うことでボリュームを出せるが，つきすぎて束になる傾向がある
ラグビーボール型		中央が膨らんでいて，望むところにつけてボリュームを出しやすい．先端部を使うとまつ毛が束になりやすい
ピーナッツ型		左右のまつ毛を持ち上げカールを出しやすい
コーム型		とかしながら使え，まつ毛1本1本がセパレートした自然な仕上がりになる．一方向にしか使えないため，使うには慣れが必要である
コイル型		まつ毛1本1本につくため，液が均一について繊細な仕上がりになる．ボリュームアップには向かない

表8-5　化粧持続性の高い口紅の分類と特徴

	処方特徴	メリット	デメリット
皮膜形成タイプ	揮発性油剤と樹脂を配合し，乾燥後に皮膜をつくる	色が持続する 色移りしない	乾燥感が強い つやがない
染料タイプ	唇に染着する色素を配合し，唇を染める	色が持続する	クレンジングでも落ちない 外観と残る色が異なることがある
相分離タイプ	油剤の相溶性を調整し，唇に塗布した際に相分離させる	負担感が少ない つや感を演出できる	上記に比べ化粧持ち効果が弱い 処方成分への制限が大きい
水分吸収タイプ	唇上で呼気や大気の水分を吸収し，ゲル化する素材を配合する	負担感が少ない つや感を演出できる	化粧持ち効果が弱い
オーバーコートタイプ	口紅と相溶しないフッ素系油剤を口紅の上に塗布する	色が持続する，色移りしない つや感を演出できる	2ステップで手間がかかる

安全性の観点では，口唇も眼粘膜と同じく粘膜部位にあたり，色素や防腐剤などの規制があるとともに，飲食や唇をなめたりすることで容易に体内に入ることも考慮して配合成分を選択する必要がある．

g マニキュア類

爪化粧品は爪に色彩を与え，指先を美しくするとともに，爪の保護機能を併せ持つものである．爪化粧品としてはベースコート，マニキュア（ネイルエナメル），トップコートといった爪の化粧効果，保護効果を目的としたものと，それらを除去するためのネイルエナメルリムーバー，さらに爪や甘皮のトリートメント効果を目的とした爪用美容液などに分類される．

一般的なマニキュアはベースコート，トップコートを含め，皮膜形成剤のニトロセルロースを酢酸エチル，酢酸ブチルなどの有機溶剤に溶解したものがベース骨格となっており，そこに可塑剤や乾燥促進剤として別の樹脂や添加剤を組み合わせて塗膜物性をコントロールし，品質を調整している[22]．マニキュアはそこにさらに顔料やパール剤，ラメを配合して色彩を付与する効果をもたせており，それら色材の沈降防止のため，ベントナイトや煙霧状シリカなどのゲル化剤が配合されている．かつては溶剤としてトルエンも使用されていたが，安全性志向の高まりなどで1990年代以降はトルエンフリーのマニキュアが一般的となっている．さらに，健康志向の流れで有機溶剤フリーの水系ネイルの開発も行われているが[23]，塗膜のつやや化粧持続性の点で溶剤タイプには及ばず，市場での主流となるには至っていない．

近年，溶剤を使用せず，アクリル酸モノマーやウレタンオリゴマーなどのUV硬化樹脂を用いたジェルネイルも普及してきている[24]．溶剤の揮発がなく固化するため，塗膜の厚みがでてつやがあり，爪上で高強度の樹脂を重合反応により生成することができるため，2～3週間程度と通常のネイルエナメルよりはるかに長持ちすることが評価の理由としてあげられる．一方で，使用する反応性モノマー，オリゴマーの安全性や，ジェルネイルを落とす際の爪へのダメージなどの懸念点もある．化粧品ではなく雑貨として販売されているケースもあり，内容成分や取り扱いに注意が必要である．

＊　　　＊　　　＊

ここでは，メイクアップ製品の分類と使用方法，原料や成形技術について概要を説明した．メイクアップ製品と一言でいっても，アイテムや剤形は多岐にわたり，中味の成分だけでなく，充填，容器，小道具，評価方法と幅広い技術が必要とされている．それだけに，その各ポイントでの技術革新により，新たな機能性や外観の審美性，使用性のよさが生み出され発展してきた．

紙面の関係上，各アイテムの詳細な技術情報を述べるには至らなかったが，興味をもたれた方は参考文献をはじめ個別の歴史や周辺情報をご確認いただきたい．

（萩野　亮）

■文 献

1）石田かおり：化粧せずには生きられない人間の歴史，講談社，東京，2000.

2）森地恵理子，広瀬 統，中田 悟ほか：メイクアップの心理的効果と生体防御機能に及ぼす影響．日本福祉大学情報社会科学論集，9：111-116，2006.

3）神谷正人：化粧品の研究開発技術の進歩35 顔料開発の進歩．フレグランスジャーナル，36（5）：91-93，2008.

4) 馬場一幸，園田一朗：最近の機能性化粧品と機能性原料の研究開発 最近の紫外線防御剤の開発．フレグランスジャーナル，20（6）：35-40，1992．
5) 西原正躬，岩根信雄，今井淳一郎：最近の雲母チタンの研究開発について．フレグランスジャーナル，12（2）：114-116，1984．
6) 増渕祐二：ワックスオイルゲルのナノ構造制御と口紅の高機能化．オレオサイエンス，13：79-85，2013．
7) 柴田雅史：ワックスゲルの物性制御と化粧品への応用．オレオサイエンス，17：633-642，2017．
8) 西村博睦：化粧品の研究開発技術の進歩35 ナチュラルな仕上がり感のファンデーションの開発．フレグランスジャーナル，36（5）：88-90，2008．
9) 勝山智祐：皮膚における表面下散乱を考慮したファンデーション．色材協会誌，90：383-387，2017．
10) 松下 篤：ファンデーションの技術・原料の開発動向 湿式充填を用いたパウダーファンデーションの開発．フレグランスジャーナル，34（6）：34-39，2006．
11) 経済産業省 特許庁：特許第1864813号公報．
12) 経済産業省 特許庁：特許第3403223号公報．
13) 厚生省：化粧品基準，平成12年9月29日 厚生省告示第331号．
14) 相馬 勤，堤 も絵：睫毛の生理特性に関する研究．フレグランスジャーナル，35（5）：65-69，2007．
15) 森 洋輔：アイラッシュカーラーの機能性評価手法の開発．日本感性工学会予稿集，2019，pp.115-116．
16) 荻野 亮：繊維を出発原料とする化粧品の機能性素材．繊維学会誌，73：228-232，2017．
17) 長谷川節子，前野広史：第23回日科技連官能検査シンポジウム，1993，pp.111-116．
18) 経済産業省 特許庁：特開2006-280553号公報．
19) 小林 進：最近の化粧品科学 口紅の研究開発と最近の動向．化学工業，47（6）：469-474，1996．
20) 郷田千恵：高，発色ゲルコート成分を配合した高機能口紅の開発．第153回FJセミナー講演要旨集，2012，pp.7-11．
21) 東 竜太，柿本 涼，外尾恵美：愛用の口紅を落ちない口紅に変化させる口紅オーバーコートの開発．日本化粧品技術者会誌，53：188-196，2019．
22) 宇田川史仁：ネイルエナメルの開発動向．皮膚と美容，46：105-111，2014．
23) 細川 均，福田啓一，菅原 享ほか：水性ネイルエナメルの開発．日本化粧品技術者会誌，31：403-412，1997．
24) Pagano FC：A review of gel nail technologies. *Cosmetics ＆ Toiletries*，130：40，42-49，2015．

9 頭髪用製品とその作用

Key words

●整髪料　●パーマ剤　●カーリング料　●ヘアカラーリング剤　●育毛剤

頭髪用製品としては，シャンプー，コンディショナー（リンス），トリートメント，整髪料，パーマ剤（カーリング料含む），ヘアカラーリング剤，育毛剤がある．一部の育毛剤を除いて，いずれも「医薬品，医療機器等の品質，有効性及び安全性の確保等に関する法律」（医薬品医療機器等法）においては化粧品あるいは医薬部外品に該当するものである．この中で，シャンプーと育毛剤は頭皮が作用部位だが，その他の製品は頭髪への作用に限られる．頭髪は頭皮内にある毛根下部の毛母細胞が分裂を繰り返して形成されるケラチンを主体とした繊維で，毛根部は生きている部分だが，頭皮から上に出てきた目に見える部分は死んだ細胞である．そこで，頭髪用製品には皮膚用製品と違って，パーマ剤や染毛剤といった化学反応を伴う製品も存在することに特徴がある．もっとも，頭髪だけに塗布することは難しく，頭皮や皮膚にも付着する可能性が高いので，それぞれ規制があり，安全性も十分に検討されている．

トリートメントにはお風呂の中で使ういわゆるインバス製品のみならず，お風呂の外で使用されるアウトバス製品もある．上記の頭髪用製品の中でシャンプー・コンディショナー・トリートメントのインバス製品に関しては，「洗浄料とその作用」の項（p.37）で詳しく解説されているので，ここではそれ以外の製品について解説することとする．本書の目的に従い，製品の種類と目的，機能，配合成分，使い方に焦点を当てる．

1 整髪料（スタイリング剤）

日本人の場合は一般に直毛が多いといわれているが，実際にはくせ毛や不規則にうねった頭髪が混じっていることが多く[1,2]，自然に髪がまとまる人は少ない．また，寝ぐせがついてしまう場合もあり，きちんとしたヘアスタイルにするには，髪をスタイリングする必要がある．さらに，髪質や好みに合わせて，ボリュームを調整したり，ウェーブ・カールをつけるなど，本来もっている頭髪形状を変えて思いどおりのヘアスタイルにすることが望まれている．

頭髪は水分含有量にもよるが，その重量の65〜95%がタンパク質でできており，構成アミノ酸には特にシスチンが多いことが特徴である[3]．シスチンは2つのシステインがジスルフィド結合をしたものだが，タンパク質分子内で結合しているものと，分子間で架橋し巨大な網目構造形成に寄与しているものがある．頭髪内のその他の分子間結合には，タンパク質分子間の水素結合，および酸性アミノ酸と塩基性アミノ酸の側鎖間のイオン結合がある．髪の形状を変えるには，頭髪内の結合をいったん切って自由に内部の分子鎖が動けるようにし，形を変えた状態（ヘアスタイルを整えた状態）で再結合させる．

1 ヘアスタイリングのメカニズム

水素結合は水により容易に切断される．したがって髪がぬれると柔らかくなって形を変えやすくなり，髪が乾くことでその時の形が維持される．ヘアスタイリングは主にこの原理を利用している．逆に，ヘアスタイルが乱れるのは，髪を十分に乾かしていない状態で動いて髪の形が変わったり，高湿度下で髪が吸湿し水素結合が再度切れて元の髪形状に戻ったりするからである．また，寝ぐせがつくのは髪がぬれたまま寝たり，寝汗でぬれてしまうことが原因である．そこで，寝ぐせをとるには根元から髪をぬらして整え直せばよい．整髪料にはぬらして水素結合を切断した状態で頭髪を思いどおりの形状に整えやすくしたり，整えたヘアスタイルを保つ役割がある．水素結合の切り替えによらず，製剤に含まれる成分の粘着や接着によって髪の形を変える整髪料もある．

一方，ジスルフィド結合は化学結合なので簡単には切れない．これを組み替えるには還元・酸化プロセスを伴うパーマ剤が用いられる．パーマ剤については後述する．

2 整髪料の種類と成分

整髪料の目的は主に頭髪の形を整えやすくし，それを保つことだが，さらに髪につやを与え，滑らかさやしっとり感を与えるなど，髪の状態をよくするためのものもある．それぞれの目的に合わせて，形をつくり維持するものを（ヘア）スタイリング剤と呼び，髪のコンディションを整えるものを洗い流さないトリートメントと呼ぶこともあるが，それらの機能は必ずしも明確に分けられるものではない．

整髪料には，使用部位や目的別にさまざまな剤形・種類のものがある．剤形は大きく霧状，泡状，液状，固体状に分けられ，その中にさまざまな種類や名称の製品群がある．それを表9-1にまとめた．この中で，洗い流さないトリートメントは主にウォーター／ミルク／オイルタイプの製品である．次に，製品の種類ごとに詳しく説明する．

ⓐ ヘアスプレー（エアゾール）

缶の中に入っている溶液（原液）を噴射剤の力で霧状に吐出する．手を汚さず広い面積に薄くつけられるのが特徴である．噴射剤には液化石油ガス（LPG）やジメチルエーテル（DME）のような液化ガスのほか，窒素ガスなどを圧縮したものがあり，これらを充填したものはエアゾールタイプと呼ばれる．原液はエタノールをベースにした非水系のものが多く，塗布しても髪が水でぬれず，仕上げたヘアスタイルが崩れにくいので仕上げ剤として使用することができる．原液の粘度，ガス圧，噴射ボタンの設計などにより霧の広がり方や細かさが調節可能である．霧が細かいと髪がぬれにくく，速く乾くので，フィニッシュ剤として使用される．髪同士を点で接着す

表9-1　整髪料の剤形と種類

剤形	種類
霧状	ヘアスプレー（エアゾール） ヘアウォーター・ミスト・ローション
泡状	エアゾールフォーム ポンプフォーム
液状	ヘアクリーム・ミルク ヘアジェル・ジュレ ヘアリキッド・トニック ヘアオイル
固体状	ヘアワックス・ポマード・チック

ることができるので自然なセットを維持できる．逆に，しっかり髪をぬらして乾くまでの間にヘアスタイルを整える機能を付与したり，髪同士を束状に接着させることで高いセット力を得るために粗い霧に設計することもできる．

髪同士を接着させるための成分として，アクリル系ポリマーやポリビニルピロリドン-酢酸ビニル共重合体（PVP/VA）などの皮膜形成性ポリマーが主に使用されている．また，可塑剤や油分の添加，またはポリマー自体に粘着性ポリマーを用い，ヘアスタイルを整える過程に使ったり，手直しできるものも開発されている．

ⓑ ヘアウォーター・ミスト・ローション

髪をぬらして形を整えやすくする，寝ぐせを直す，髪の手触りをよくする，形づけしやすくするなど，スタイリングの下地として使用される．髪の広い範囲に均一に塗布でき，霧が粗く，しっかり髪をぬらすことのできるポンプスプレータイプやトリガー式のミスト剤形が主に用いられている．これらは髪へのなじみをよくするために，エタノールや界面活性剤が配合されていることが多い．また，感触や整えやすさ・スタイル維持効果の設計に合わせて，アミノ変性やポリエーテル変性などの変性シリコーン類，C16～C22の塩化アルキルトリメチルアンモニウムなどのカチオン性界面活性剤，グリセリンなどのポリオール類，カチオン性ポリマーなどが含まれることがある．ただし，ノンエアゾールで霧状で出すために，溶液の粘度をあまり高くできない．

最近では頭皮ケア用の製品もローションと呼ばれることがあるが，古くからあるセットローションはブラシやカーラーを巻いて頭髪をセットするときに用いられるもので，霧状に出るポンプミストタイプのものが多く，エタノールと水の混合液に水溶性のセットポリマーが配合されている．

また，ミストタイプの中には粘着性のあるアクリル系の架橋ポリマーなどを配合し[4]，高いセット性と再整髪性をもたせたものもある．

ⓒ ヘアフォーム

泡状に吐出されるもので，飛び散らず，手に取って狙った部位につけやすい剤形である．泡状にするためには，気体を取り込む必要がある．その方法には，容器内に充填された液化石油ガスなどが気化したものを用いるエアゾールタイプと，取り込んだ空気を混合してノズル部分のメッシュで泡にするノンエアゾールのポンプタイプがある．いずれも水系で，ヘアスタイルを整える際に用いられる．エアゾールタイプは容器を振ってから使うように設計されているものが多い．これにより原液は分離していてもよく，成分をリッチに配合することができるため，処方設計の幅が広がる．一方，ノンエアゾールタイプでは均一な溶液にすることが必要で，さらに泡にするために溶液の粘度を高くすることはできず，消泡作用のある成分（エタノールなど）を多く配合できないなど，処方設計上の制限が多い．その一方，水分が多い泡が利点となり，髪の狙った部位をしっかりぬらすことができるという特長がある．

配合成分はその目的に合わせてさまざまだが，手にとっても潰れず，伸ばしやすくかつ髪になじみやすい泡を形成し，塗布までの間持続させるために，各種界面活性剤が配合されている．ハードなセット性を付与する場合にはアクリル系やウレタン系の皮膜形成ポリマーが，滑らかな手触りのためにはカチオン性界面活性剤やエステル油または植物油などの油剤，ジメチルポリシロキサンや変性シリコーン類などが配合されている．

ⓓ ヘアクリーム・ミルク

主に髪に滑らかさ，柔軟性を与え，まとまりやすくするために使用される．ミネラルオイルやスクワランなどの炭化水素油，植物油，エステル油などの油性成分をポリオキシエチレンアルキルエーテルやPEG-60水添硬化ヒマシ油などの非イオン性界面活性剤と高級アルコールで乳化して使いやすくしている．さらに，滑らかな手触りのためにジメチルポリシロキサンや変性シリコーン類などが配合されている．近年はヘアクリームよりも髪に伸ばしやすいミルクが多く，美容液という名称のものもある．

ⓔ ヘアジェル・ジュレ

ヘアジェルとジュレは違いが明確ではないが，ともに粘性のあるゼリー状の水性整髪料で，髪を束にして強いセット力をもたせることができる製品もある．水分を多く含み，増粘用あるいはセット用成分としては，主に水溶性の多糖（カラギーナン，ヒドロキシエチルセルロースなど）や酢酸ビニル・ビニルピロリドン共重合体などのノニオン性ポリマー，カルボマー，アクリル系ポリマーなどが用いられている．また，ポリオールやシリコーン類も含み，より柔らかな仕上がりのものもある．

ⓕ ヘアリキッド・トニック

主に男性用の液体整髪料で，ヘアリキッドは髪をまとめることができるが，セット力はあまり強くない．水，エタノールベースに水溶性のポリオキシプロピレンアルキルエーテルやポリエチレングリコールなどが配合されている．ヘアトニックは通常セット力はなく，フケや頭皮臭を抑える目的で使われるもので，メントールなどを配合し，頭皮の爽快感を付与している．血行促進成分などを配合し，医薬部外品のものもある．

ⓖ ヘアオイル

髪につや，滑らかさや柔軟性を与えたり，まとまりやすくするために用いられる．古くは椿油やその他の液体油を主成分としたものが多かったが，近年は環状シリコーンや水添ポリイソブテンなどの揮発性の油に高重合ジメチルポリシロキサンを主とし，天然油またはエステル油を訴求成分として配合した製品が多い．塗布時には伸びがよく，揮発性の油が蒸発すると高分子シリコーンなどが薄く残って髪に滑らかさと適度なまとまりを付与する．

ⓗ ヘアワックス・ポマード・チック

ヘアワックスは製剤の粘着性を利用して束感を出したり毛先をまとめたり，また髪につやを出したりする目的で使用される．ハードタイプでは髪を立ち上げたりすることもできる．少量を手の平上で薄く伸ばして使用される．粘着性を利用しているので，再整髪が可能である．

カルナウバロウやワセリンなどの固体脂やパラフィンなどの液体油を非イオン性界面活性剤で乳化したものが多く，水分を含み，水となじみがよいので洗い落ちもよい．さらにカルボマーなどの水溶性増粘ポリマーやポリオール，シリコーン類，シリカなどの粉体が含まれることもある．

ポマードやチックは古くからある男性用のスタイリング剤で，主に木蝋（もくろう）とヒマシ油からなる油性のジェルやペーストである．蝋分が多くより硬いものがチックと呼ばれる．油の粘着性で髪を固定するスタイリング剤で，べたつきが強く洗い落ちがよくないことからあまり用いられなくなっていた．しかし最近では，女性のまとめ髪の表面の浮き毛やはね毛を押さえる整髪料として，スティック状のチックタイプが多くみられるようになってきた．成分は昔のチックと同様，ヒマシ油，蜜蝋，マイクロクリスタリンワックス，エステル油などで，固形脂を混合した固形状のものである．

3　ヘアスタイリング用道具

ヘアスタイルを整える目的でさまざまな形状のくし，ブラシ，カーラーなど，髪を乾燥させる目的でヘアドライヤーがある．最近のドライヤーは，風量が多くなって熱が髪にとどまらず素早く乾燥できるようになった．最近，使用頻度が高くなっているものにヘアアイロンがある．熱によって水素結合の切り替えが起きやすくなるので，乾いた髪を短時間で形づけできる．しかし，高温加熱は髪のダメージを引き起こしやすい．ヘアアイロンは100℃以上の設定で，最高温度が200℃以上のものも多い．毛髪を構成するコルテックスの繊維構造は，160℃を超える加熱の繰り返しで元に戻らない変化を起こして傷むので，なるべく低い温度で使用することが望ましい．

2　パーマ剤とカーリング料[5, 6]

水にぬれても形が戻らない永久セット剤として，パーマネント・ウェーブ用剤（パーマ剤）と洗い流すヘアセット剤（カーリング料とも呼ばれる）がある．パーマ剤は医薬部外品で，その承認基準としてパーマネント・ウェーブ用剤製造販売承認基準（以下，パーマ剤承認基準）がある．パーマ剤には「毛髪にウェーブをもたせ，保つ」および「くせ毛，ちぢれ毛又はウェーブ毛髪をのばし，保つ」の2種類の効能，効果がある．一方，カーリング料は化粧品に該当するもので，パーマと誤認されるような表現は認められていないが，パーマ剤と同様な作用メカニズムで永久セットをつけることができる（p.112参照）．

パーマ剤の市場はヘアカラーが急伸長する直前の1990年代前半をピークとして長期に減少しているが，近年ではヘアカラーした髪にも施術できる方法としてカーリング料の市場が大きく伸びている[7]．消費者が家庭で使うホームパーマも存在するが非常に少なく，大半は理美容サロンで施術が行われている．

1 パーマ剤

ⓐ パーマの原理

前述のように，頭髪構成タンパク質にはシスチンが多く存在し，それは分子間および分子内でジスルフィド結合（-S-S-）によって架橋構造を形成しており，物理的に髪を変形しても元の状態に戻る．しかし，髪を水でぬらして水素結合を切断し，さらに頭髪内のジスルフィド結合を第1剤の還元反応により切断すると髪は非常に軟化する．その状態で頭髪の形を変えた後（あるいは変形した後に還元して軟化させる），第2剤に含まれる酸化剤によりジスルフィド結合を再形成させることで，新しい髪形状で架橋による固定が行われ，永久的なセットが可能となる（図9-1）．ただし，第2剤による酸化が不十分な場合には，再結合を起こさないでチオール基（-SH）のまま残り，時間とともに元の組み合わせのジスルフィド結合へと切り替わり，元の頭髪形状へ戻っていくことがある．また，第2剤の酸化過程や再結合されず残ったチオール基の自然酸化により，スルホ基（$-SO_3H$）へ変化しやすい（シスチンのシステイン酸への変化）．システイン酸ができてしまうと元には戻せず，架橋点が減少して頭髪の弾力が失われてパーマセットの崩れにつながる．さらに，架橋点の低下とタンパク質の変性・親水化により構成タンパク質の溶出が起きやすくなるなど髪のダメージの一因となるので，パーマ施術には注意が必要である．

ⓑ パーマ剤の種類

パーマ剤承認基準によると，パーマ剤は還元剤の種類や使用方法により10種類に分類される（表9-2）．大きくウェーブ用6種と縮毛矯正用4種に分けられ，用いられる還元剤にはチオグリコール酸を用いるものと，システインまたはアセチルシステインを用いるものがある．第1剤を塗布したあとの放置を室温で行うものをコールド式，60℃までの加温が許されるものを加温式とし，さらに縮毛矯正剤では180℃までの高温整髪用アイロンを使用する場合もある．第2剤の酸化剤には主に臭素酸塩または過酸化水素が用いられる．いずれもその分類ごとに用いることので

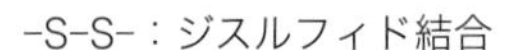

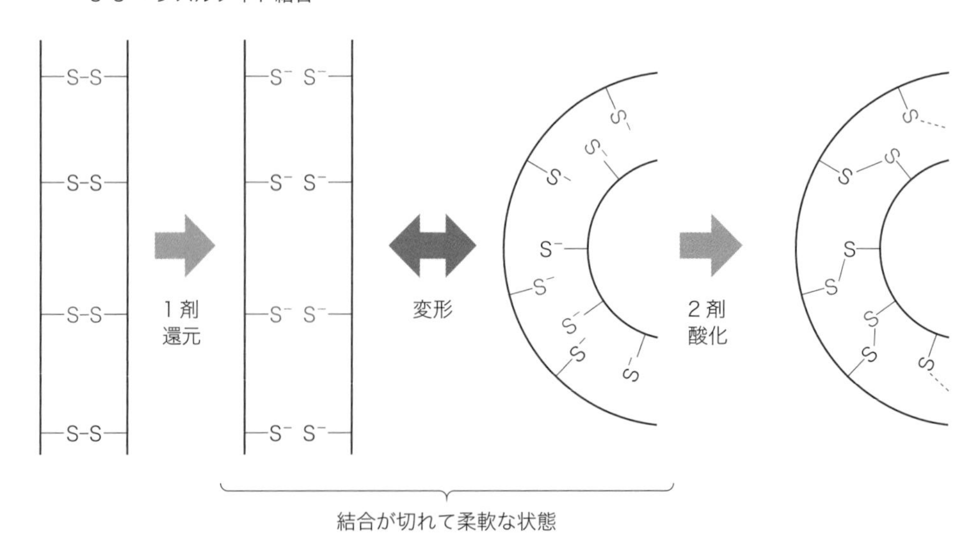

図9-1 パーマによる永久セットのメカニズム

きる還元剤や酸化剤の種類，濃度／アルカリ量／pH範囲が定められている．また，あまり市場に多くはないが，一浴式のものや第一剤用時調製発熱二浴式のものもある．

第1剤を塗布，放置，水洗したあとに髪をヘアドライヤーなどを用いて乾燥させる行為については，パーマ剤の使用方法の範疇に入らないと考えられることから行ってもよいとされており，髪を乾燥後，専用の加熱ロッドに巻いて，通電して加熱する技法が普及している．これは，ホット系パーマやデジタルパーマと呼ばれる．

Ⓒ パーマ剤の成分

パーマ剤承認基準によると，有効成分以外の添加剤は，別途定められた「パーマネント・ウェーブ用剤添加物リスト」に約1,800成分がリストアップされている．それらの規格および分量が定められており，その範囲で配合することになっている．もっとも，本リストに収載されていなくても，十分な安全性と有効性を確認し，製造販売承認が得られれば各社独自成分を配合することは可能である．

添加剤のうち主なものは，アンモニアやモノエタノールアミンなどのアルカリ剤である．第1剤の還元力はアルカリ性にすることによって高くなる．パーマ剤承認基準では使えるアルカリ量に上限があるが，その範囲内でどのアルカリ剤を用いるかは，pH上昇効果，臭い，頭髪損傷への影響などを考慮して製品によって異なる．また，チオグリコール酸による反応の調整剤[8)]としてジチオジグリコール酸が配合されることもある．

そのほか，第1剤の還元剤の安定剤としてエデト酸などのキレート剤，クリーム状やジェル状

表9-2　パーマ剤の分類

<table>
<tr><th>効能</th><th>浴式</th><th>第1剤有効成分</th><th>第2剤有効成分</th><th>備考</th></tr>
<tr><td rowspan="7">パーマネント・ウェーブ</td><td rowspan="2">コールド二浴式</td><td>チオグリコール酸またはその塩類</td><td rowspan="4">臭素酸ナトリウム，臭素酸カリウム，過ホウ素酸ナトリウム，過酸化水素</td><td rowspan="2">第1剤処理温度：室温(1～30℃)</td></tr>
<tr><td>システイン，システインの塩類，アセチルシステイン</td></tr>
<tr><td rowspan="2">加温二浴式</td><td>チオグリコール酸またはその塩類</td><td rowspan="2">第1剤処理温度：60℃以下</td></tr>
<tr><td>システイン，システインの塩類，アセチルシステイン</td></tr>
<tr><td>コールド一浴式</td><td>チオグリコール酸またはその塩類</td><td>なし</td><td>チオグリコール酸濃度3.0～3.3%，第2剤の代わりに空気酸化を利用する</td></tr>
<tr><td rowspan="2">第一剤用時調製発熱二浴式</td><td>(1) チオグリコール酸またはその塩類</td><td rowspan="6">臭素酸ナトリウム，臭素酸カリウム，過ホウ素酸ナトリウム，過酸化水素</td><td rowspan="2">第1剤の (1) と (2) を使用直前に混合する．約40℃に発熱する</td></tr>
<tr><td>(2) 過酸化水素</td></tr>
<tr><td rowspan="4">縮毛矯正</td><td>コールド二浴式</td><td rowspan="4">チオグリコール酸またはその塩類</td><td rowspan="2">第1剤 粘度40,000 mPa·s以下．1剤処理温度条件はウェーブパーマと同じ</td></tr>
<tr><td>加温二浴式</td></tr>
<tr><td>高温整髪用アイロンを使用するコールド二浴式</td><td rowspan="2">アイロン180℃以下．第1剤粘度40,000 mPa·s以下．1剤処理温度条件はウェーブパーマと同じ</td></tr>
<tr><td>高温整髪用アイロンを使用する加温二浴式</td></tr>
</table>

など剤形を保つために各種界面活性剤やヒドロキシエチルセルロースなどの増粘性ポリマー，頭髪保護や感触のために油剤，シリコーン類，タンパク質を酸，アルカリ，または酵素により加水分解し分子量を数百～1万位の大きさにした各種タンパク質加水分解物（PPTと呼ばれることも多い）などが配合されている[5]．

2 カーリング料

ⓐ カーリング料の原理

カーリング料は化粧品だが，頭髪内のジスルフィド結合を開裂して頭髪を軟化させ，形をつくったのちに再結合して固定することはパーマ剤と同じである．カーリング料で用いられる還元剤の一つである亜硫酸塩の場合は開裂反応機構が異なり，ジスルフィド結合に反応するとブンテ塩（$-S-SO_3^-$）が生成して開裂し，それが洗い流されることにより開裂時とは逆反応が起こってジスルフィドが再結合されるものである．弱酸性～中性でジスルフィド結合開裂の割合が高くなるが，弱酸性では髪が軟化しにくく，また，再結合反応はアルカリ性のほうが速い[9]．サルファイト系と呼ばれる亜硫酸塩を用いたカーリング料は，pHを高く設定し，加温により効果を高め[5]，後処理剤（第2剤）も使用するようである．

そのほかは，パーマ剤と同様にチオール基を有する化合物が用いられ，臭素酸塩などの酸化剤を含む後処理剤を用いてジスルフィドの再結合処理を施すのが一般的である．ただし，医薬部外品のパーマ剤と区別するため，「パーマ」「ウェーブ」「縮毛矯正」といった表現を使うことはできない．「ヘアセット料」「カーリング料」などと呼ばれる．

カーリング料の還元力はパーマ剤と比べると低く抑えられているが，熱を与えることで髪の軟化を促進することができる．カーリング料は化粧品なので髪に塗布し，洗い流してしまえばそのあとの方法に制限がないため，洗い流したあとの乾燥・加熱などの方法は自由にでき，乾燥後に髪を専用の加熱ロッドに巻いて，通電して加熱する技法が普及している．これもホット系パーマやデジタルパーマと呼ばれる．

ⓑ カーリング料の成分

カーリング料で用いられる還元剤には亜硫酸塩のほか，システアミン，チオグリセリン，ブチロラクトンチオール，チオグリコール酸グリセリルなど，種々のチオール化合物がある[5,7]．パーマ剤の有効成分であるチオグリコール酸やシステイン，アセチルシステインを含んでもよいが，パーマ剤の範疇に入らないように配合上限が設けられている（チオグリコール酸換算で2%未満）．カーリング料は化粧品の範疇なので，パーマ剤のように配合する原料の種類や濃度などに制限はなく，企業の自己責任で設計できる．そのため，日本パーマネントウェーブ液工業組合では，消費者の安全確保を目的として「洗い流すヘアセット料に関する自主基準」を制定している．それによると，チオール基を有する成分の量はチオグリコール酸換算で7.0%以下に制限されている．

化粧品なのでパーマ剤のように第2剤とセットで販売されることはないが，開裂したジスルフィド結合を再結合する必要があるので，通常は固定用の酸化剤が用いられる．化粧品では過酸化水素を用いることができないため，臭素酸塩を配合した製品が主に用いられている．

3　パーマ剤・カーリング料の安全性

パーマ剤・カーリング料は毛髪構成タンパク質の化学反応を伴い，還元された毛髪は非常に軟化しているので，その状態で過剰な力がかかると髪のダメージ（断毛まで起こることがある）につながる．また，還元のしすぎや第2剤による酸化不足も髪のダメージの原因となる．

パーマ剤が原因の皮膚障害の多くは一次刺激性接触皮膚炎で，アレルギー性接触皮膚炎はほとんど発生しないといわれている[5]．

なお，頭髪用パーマ剤の目的外使用（まつ毛パーマなど）は1985年の厚生省課長通知で禁じられている．しかし近年，前述のように化粧品範疇のカーリング料が使用できるようになり，その還元力がパーマ剤以下に抑えられているとはいえ，カール形成の原理がパーマ剤と同じであることから，カーリング料のまつ毛への使用はパーマ剤と同様に安全上の懸念がある．

3　ヘアカラーリング剤[10]

ヘアカラーリング剤は永久的〜一時的に頭髪の色を変えるもので，医薬部外品と化粧品の範疇のものがある．パーマ剤と違い，ヘアカラーリング剤はサロン施術だけでなく，消費者が自分で使用する家庭用の割合も大きい．ヘアカラーリング剤の分類を表9-3に示す．このうち現在市場で多くみられる主なものは酸化染毛剤，脱色剤（ヘアブリーチ），半永久染毛料，一時染毛料であるので，以下はそれらについて述べる．

1　頭髪の色とヘアカラーリング剤による着色原理

白髪にはメラニンがないが，黒髪の場合にはメラノソームと呼ばれる脂質膜で覆われた細胞小器官の中にメラニンが存在し，それが髪色の元となっている．メラニン色素にはユーメラニンとフェオメラニンの2種類があるが，黒髪の場合にはユーメラニンが多い．黒髪から抽出されたメラニンの吸収スペクトルによると[11]，特定波長の吸収極大はなく，可視領域では波長とともに吸光度が減少することから茶色く見え，メラニン色素量が多いと濃茶〜黒く見える．

主なヘアカラーリング剤の着色原理を表9-4に示す．頭髪のすべてが白髪の場合には染毛剤・染毛料の色がそのまま反映されるが，実際には黒髪が混じっているので色の調整は複雑になる．酸化染毛剤や脱色剤は，髪色の元であるメラニン色素を分解して明るくする作用をもつ．一方，半永久染毛料や一時染毛料にはそのような脱色効果がない．

2　酸化染毛剤（ヘアカラー）

ⓐ 酸化染毛剤の原理

医薬部外品である染毛剤には，染毛剤製造販売承認基準（以下，染毛剤承認基準）が規定されている．酸化染毛剤は，通常，酸化染料とアルカリ剤を含有する第1剤と過酸化水素を含む第2

表9-3 ヘアカラーリング剤の分類

種 類			主な成分	通 称	備 考
染毛剤（医薬部外品）	永久染毛剤	酸化染毛剤	第1剤：酸化染料 第2剤：酸化剤（過酸化水素水など）	ヘアカラー／ヘアダイ／白髪染め／おしゃれ染めなど	使用前に混合する．パッチテストが必要
		非酸化染毛剤	第1剤：ポリフェノール，アルカリ剤 第2剤：硫酸第一鉄	オハグロ式白髪染め	パッチテストが必要．毛髪へ第1剤，第2剤の順に重ね塗りする
	脱色・脱染剤		第1剤：アルカリ剤 第2剤：酸化剤（過酸化水素水など）	ヘアブリーチ／ヘアライトナー	使用前に混合する．過硫酸塩が配合されている製品もある
染毛料（化粧品）	半永久染毛料		直接染料（酸性）	ヘアマニキュア	1回で染まる（使用後洗髪）
			直接染料（酸性／塩基性／ニトロ）	カラーシャンプー／カラーリンス／カラートリートメント	1回で染まる（使用後すすぐ）
	一時染毛料		直接染料	ヘアマーカー	使用後放置でわずかに染まるものもある
			顔 料	ヘアマスカラ／カラースプレーなど	毛髪表面に固着させる
	その他		植物染料	ヘンナ（ヘナ）など	パッチテストが必要

表9-4 ヘアカラーリング剤の種類と着色メカニズム

	酸化染毛剤	脱色剤	半永久染毛料	一時染毛料
着色メカニズム	メラニンを分解すると同時に酸化染料が毛髪内部で重合し発色する	酸化剤がメラニンを分解し，色が明るくなる	メラニンは分解せず，髪に直接染料を浸透させて色をつける	髪の表面に顔料などを固定し，色をつける
モデル図 未処理毛 メラニン	メラニンが分解され流れ出た跡 反応してできた染料	メラニンが分解され流れ出た跡	浸透した染料	固着した顔料

剤を使用前に混合して用いられる．第1剤と第2剤の混合液は通常アルカリ性である．アルカリ性では頭髪は膨潤しやすく，分子量が比較的小さい酸化染料は速やかに頭髪内に浸透する．また，アルカリ条件になった過酸化水素は活性を増し，その酸化力により，次の二つの反応が進行する．一つは酸化染料の酸化的カップリング反応で，これにより頭髪内に浸透した酸化染料が発色する．もう一つは頭髪内のメラニンの分解で，これにより黒色だった髪色を明るくすることができる．白髪と黒髪が混じった髪を真っ黒に染める場合には白髪を黒く染めるだけで十分だが，明るい髪色に染める場合にはもともとの黒髪を明るくする必要がある．過酸化水素の2番目の働きでそれが可能となっている．

酸化染毛剤はプレカーサーとカップラーと呼ばれるいずれもほぼ無色の酸化染料を含む．プレカーサーはパラフェニレンジアミンやパラアミノフェノールのように，オルトまたはパラ位が水酸基またはアミノ基で置換された芳香族アミンで，まずこれが酸化剤によってキノイドに変化することから反応が始まる．できたキノイドは，共存するレゾルシンやメタフェニジンジアミンのように水酸基またはアミノ基がメタ位に置換している芳香族化合物であるカップラーと反応し発色するようになる[12]．プレカーサーとカップラーの組み合わせを変えることにより，種々の色をつくることができる．このように広い範囲の色設計ができるが，黄色から橙色に関して十分な発色を得る組み合わせがなく，これらの色が必要な場合には，染毛剤の有効成分に含まれるニトロパラフェニレンジアミンのようなニトロ系の直接染料を配合して補われる場合もある．

しっかり染める目的の製品では，通常，混合時にアルカリ性となるが，後述のように髪のダメージを伴う．そこで，既染部の染色やダメージの激しい頭髪への施術を対象として，製品によっては混合時のpHが酸性～中性になるように設計されているものもある．これは，酸性酸化染毛剤と呼ばれることもあり，後述の「半永久染毛料」で述べる酸性染毛料とは異なる．

ⓑ 酸化染毛剤の成分

第1剤に配合される染料としては，プレカーサー，カップラー，さらにニトロ染料があり，それぞれ使用時の濃度上限が定められている．目的とする髪色設計に合わせてそれら染料が複数種組み合わされて配合されている．第2剤は過酸化水素水などの酸化剤を有効成分として含み，安定化のために酸性となっている．

染毛剤承認基準によると，有効成分以外の添加剤は染毛剤添加物リストにまとめられており，定められている規格および使用濃度上限の範囲で用いられる．もっとも，染毛剤承認基準外であっても，十分な安全性と有効性を確認し厚生労働大臣から製造販売承認が得られれば各社独自の製品も制度上可能である．十分な染毛性のために，通常は混合後もアルカリ性になるように設計されており，第1剤にはアンモニア水やモノエタノールアミンなどのアルカリ剤が含まれている．

その他の添加剤の主なものとしては，第1剤の安定化のために亜硫酸塩やアスコルビン酸などの酸化防止剤，酸化染料を溶かすためのプロピレングリコールなどの溶剤が含まれ，第2剤には過酸化水素の安定化のためにキレート剤などが配合されている．酸化染毛剤の剤形としては，液状，クリーム状，泡状，2連式エアゾールタイプなどがあり，それら剤形に対応して界面活性剤や増粘性ポリマーが用いられ，さらに頭髪保護や感触のための油剤，シリコーン類などが配合されている．

ⓒ 酸化染毛剤の安全性について

酸化染料はアレルギー性接触皮膚炎のポテンシャルが高いことが知られており[13,14]，アレルギー反応を起こす可能性を事前に試す皮膚アレルギー試験（パッチテスト）の実施が推奨されている．しかし，消費者に対する調査によると[14,15]，パッチテストの認知度は高いもののパッチテストを毎回行っている人の割合は10％に満たず，一層の啓発が必要と認識されている．最近では消費者へのさらなる注意喚起を行うべく，製品外箱の正面部分にアレルギーの可能性を表示し，パッチテストの実施方法を動画で提供するなど，行政と業界団体（ヘアカラー工業会）とが協調した取り組みが進められている[15]．

酸化染毛剤は（脱色剤も）アルカリ性過酸化水素で強い酸化力を有することから，毛髪タンパク質への影響が少なくない．毛髪表面は18-メチルエイコサン酸（18-MEA）が毛髪タンパク質とチオエステル結合しており[16]，これが撥水性や滑らかな感触を生み出しているが，酸化染毛剤施術と日常のヘアケア行動の繰り返しで失われてしまう[17,18]．18-MEAが失われると毛髪の感触が低下するとともに外観も悪化する[19]．さらに，毛髪表面の摩擦が大きくなって髪がからまりやすくなり，タンパク質もダメージを受けていることから，お手入れによっては切れ毛が増える場合もある．また，アルカリ性過酸化水素の影響でシステイン酸ができるが，毛髪の弾力低下への影響はパーマ剤と比べると小さい．

3 脱色剤（ヘアブリーチ剤）

ⓐ 脱色剤の原理

前述の「酸化染毛剤」から染料を除いたものが脱色剤である．頭髪中のメラニンを分解して量を減らすことにより，髪色を明るくすることができる．欧米ではブロンドヘアへのあこがれから，古くからブリーチ剤が日本以上に使用されてきた．脱色力もかなり強いものが要求され，日本の基準より高い濃度の過酸化水素が使われている．また，過硫酸塩など，より強いブリーチ力をもつ脱色剤も用いられてきた．日本でも1回の処理でより明るい髪色にするために，欧米同様，過硫酸塩などの粉体を混ぜて使用するパウダーブリーチが広まった時期もあったが，現在の家庭品での市場は小さい．染毛により着色した色を落とす目的の脱染剤も，その成分は同じである．

脱色剤・脱染剤には酸化染料は含まれないが，過硫酸塩を配合した製品の場合には，体質や肌状態によっては過硫酸塩でアレルギー反応を起こしたという報告があるので注意が必要である．

ⓑ 脱色剤の成分

酸化染毛剤から染料を抜いたものが脱色剤であり，ほかは同様な成分が配合されている．ただし染毛剤と異なり，アルカリ剤が染毛剤承認基準では有効成分となっている．

4 半永久染毛料

ⓐ 半永久染毛料の原理

色をもつ直接染料を頭髪内に浸透させることで着色するもので，酸化染毛剤のように黒髪を脱色する力はない．染料の頭髪への浸透と定着が重要な因子である．頭髪を構成するタンパク質の等電点は約5であり，製剤のpHがそれから外れるほどイオン結合が切断して頭髪は膨潤し，物質が浸透しやすくなる．ヘアマニキュアは酸性で，処理された頭髪内タンパク質のイオン性はプラスに傾く．そこにスルホン酸を官能基としてもつ酸性染料がイオン的に吸着するため持続性が高くなる．

塩基性染料の場合は逆にアルカリ性のほうが頭髪への吸着性はよいが，一般にカラートリートメントは通常のトリートメントと同様にpHは弱酸性～中性なので，着色性・持続性は低い．しかし，シャンプーのあとに通常用いられるコンディショナー・トリートメントの代わりに，簡便に使用できるという特長がある．

ⓑ 半永久染毛料の成分

ヘアマニキュアなどの酸性染毛料（または酸性カラー）の場合，黒色401号や紫401号などのマイナスイオンをもつ法定タール色素が用いられる．酸性でよく染まるので，有機酸などを配合してpHを2～4付近に調製してある．また，頭髪への染料浸透性を高めるための浸透促進剤としてベンジルアルコールなどの溶剤が含まれている．カラーシャンプー・リンス・トリートメントでも酸性染料を用いる場合はこれと同様である．ヘアマニキュアでは特に頭皮や皮膚への着色が問題となるため，適度な粘度を保って液のたれ落ちを防ぐ目的で，ヒドロキシプロピルキサンタンガムやアクリル系ポリマーなどの高分子増粘剤が添加されている．その他の成分としては，溶剤，油剤，シリコーン類など一般の頭髪化粧品に用いられる成分がいずれにおいても配合されている．

一方，塩基性青99などの塩基性染料やHC黄4，HC青2などのHC染料（ニトロ染料）を主に用いるカラートリートメントの場合は，通常のトリートメントと同様に，カチオン性界面活性剤と高級アルコールにより構成されるαゲル構造で，油剤，シリコーン類などが含まれる．これら塩基性染料やHC染料は一般に分子量が小さく，比較的頭髪内に浸透しやすいが，酸性染料と違って頭髪内でのイオン結合が弱い，またはないため，持続性は一般にあまり高くない．

半永久染毛料ではアレルギーは少ないが，塩基性染料によってはアレルギーの可能性が報告されているものもあり[20]，パッチテストを推奨している製品もある．

5　一時染毛料

ⓐ 一時染毛料の原理

マスカラタイプ，エアゾールスプレー，ハケで塗るタイプなどさまざまな剤形のものがあるが，いずれも頭髪表面に染料や顔料を固着させることで着色するものである．1回のシャンプーで洗い落ちてしまうが，簡便に使えることが特長である．

ヘアマーカーとは直接染料を含んだ液を髪に塗布してそのまま乾かすもので，徐々に染まるとの訴求をしているものもある．ただし，頭髪が乾いてしまえば染料が毛髪内部へ浸透することは困難なので，その染色持続性は一般に低い．

ⓑ 一時染毛料の成分

一時染毛料で用いられる顔料には，カーボンブラックや黒酸化チタン，マイカなどがあげられる．顔料を固着するために，一般にポリマーが用いられるが，固着力を上げると髪がごわつくなど感触が悪くなり，その両立は難しい．また，汗や雨に対する耐水性と，シャンプーで落ちるという洗髪性の両立も必要である．この用途に用いられる固着剤の例としてアニオン性や両性のアクリレートポリマーがあげられる．マスカラタイプには酸性染料を配合したものもある．

6　その他のヘアカラーリング剤

ヘンナ（ヘナ）はミソハギ科の植物葉から得られる天然染料で，古代から使用されていたものである．ヘンナ染料だけでは淡い赤系の色にしか染まらないので，濃く染めることを訴求している製品では何らかのほかの染料が添加されている．化粧品には認められていないパラフェニレンジアミンなどの酸化染料が含まれていたものがあり，問題となったことがある．また最近では，医薬品医療機器等法上の化粧品では着色成分として扱うことのできないものであるが，緑〜青色に発色するナンバンアイ葉やホソバタイセイ葉などの植物末を混合して使用する場合もあるようである[21]．

現在ではヘンナを配合する頭髪用化粧品類については，染毛料ではあるが使用する前に必ず皮膚アレルギー試験（パッチテスト）を行うことの表示が義務づけられている．

4 育毛剤

薄毛のパターンや原因については数多くの研究知見がある．それらに対応して育毛剤の作用メカニズムには血行促進，男性ホルモン抑制，細胞賦活などがあり，多くの基剤が提案されている[22,23]．

発毛・育毛剤製品は医薬品と医薬部外品のカテゴリーのものがある．両者に共通の効能もあるが，壮年性脱毛症における発毛など，医薬品にしか許可されていない効能もある．

日本皮膚科学会から「男性型および女性型脱毛症診療ガイドライン」が出された[24]．これは育毛・発毛剤だけでなく植毛術やLEDおよび低出力レーザー照射，再生医療なども含めて，科学雑誌などに発表された科学的根拠に基づいて効果を評価した基準である．それらの方法や育毛剤などの使用について，「A 行うよう強く勧める」「B 行うよう勧める」「C1 行ってもよい」「C2 行わないほうがよい」「D 行うべきではない」との区分に分類している．

1 医薬品の発毛剤・育毛剤

内服薬であるフィナステリドは処方箋薬だが，ミノキシジルを配合した外用剤はOTC医薬品で，広く使用されている．近年は関連特許が期限切れを迎えたこともあり，複数社からミノキシジル配合発毛剤が上市されている．ミノキシジルの最大濃度は5%で，製品にはその溶解のためエタノールや1, 3-ブチレングリコールなどの溶剤が含まれる．液状で頭皮に直接ふりかけるタイプだが，医薬品では1回の使用量を厳密に制御することが必要なため，1mLずつ測り取る計量器を備えた容器の工夫がなされている．

2 医薬部外品の育毛剤

訴求できる効能として，育毛，脱毛の予防，発毛促進などが可能である．有効成分としては各社独自の成分が配合されている[23]が，一般的なものとしては血行促進作用のあるセンブリ抽出液やニコチン酸アミドなど，頭皮状態を改善するための抗炎症作用のあるグリチルリチン酸ジカリウムや，殺菌作用のあるオクトピロックスなどが配合されている．また，清涼感や温感などを目的としてメントールやトウガラシエキスなど，乾きの速さや成分溶解性を目的として，エタノールや溶剤が配合されている場合が多い．

剤形としては，炭酸ガスやDMEを配合したジェット式エアゾールで，頭皮に直接剤を到達させるタイプが多い．

＊　　＊　　＊

ここでは，現在の国内における頭髪用製品の概要を，その種類と目的，機能，配合成分，使い方について述べた．代表的なものしかあげられていないが，市場には多くの種類の製品があり，配合されている成分の種類も数えきれない．2001年4月の旧薬事法改正以降，医薬部外品は従来のまま残ったが，化粧品については用いることができる原料の規制は一部を除いて原則なくなり，企業の自己責任で使用できるようになっている．これにより，海外での使用実績のある原料や企業独自に安全性チェックを行った原料が用いられるようになり，それ以前にはなかったカテゴリーの製品も出現するようになった．一方，最近では動物実験禁止の流れから，化粧品において新しい成分を配合することが困難になっているという一面もある．

消費者を取り巻く環境も大きく変化し，嗜好性も多様化している．また，一般消費者がさまざまな情報に接する機会が多く，その中には科学的に立証されていない情報もある．このような状況において，製品を開発・販売する企業は，これまでにも増して安全性に十分配慮した製品の上市は当然として，正しい情報の発信にも積極的に努めることが必要だと考えている．

（伊藤隆司）

■文 献

1) Nagase S, Tsuchiya M, Matsui T, et al：Characterization of curved hair of Japanese women with reference to internal structures and amino acid composition. *J Cosmet Sci*, 59：317-332, 2008.
2) Nagase S, Kajiura Y, Mamada A, et al：Changes in structure and geometric properties of human hair by aging. *J Cosmet Sci*, 60：637-648, 2009.
3) クラーレンス・R・ロビンス：毛髪の科学（山口真主 訳），第2章，第4版，フレグランスジャーナル社，東京，2006, pp.69-119.
4) 豊田智規，倉島 巧，藤山泰三ほか：新奇粘着性ポリマーの開発とヘアスタイリング製品への応用．日本化粧品技術者会誌，45：108-113, 2011.
5) 日本パーマネントウェーブ液工業組合：パーマの科学，第1〜3章，新美容出版，東京，2015, pp.11-80.
6) 日本パーマネントウェーブ液工業組合：JPWIAホームページ，http://www.perm.or.jp/, 2021年12月10日閲覧.
7) 岡野みのる：安全かつ機能性のあるパーマネントウェーブの開発．フレグランスジャーナル，36（5）：102-104, 2008.
8) 岩田 宏：パーマネントウェーブ用剤中のジチオグリコール酸の効果．フレグランスジャーナル，21（6）：63-72, 1993.
9) Albrecht L, Wolfram LJ：Mechanism of hair waving. *J Soc Cosmet Chem*, 33：363-367, 1982.
10) 日本ヘアカラー工業会：JHCIAホームページ，https://www.jhcia.org, 2021年12月10日閲覧.
11) Ozeki H, Ito S, Wakamatsu K, et al：Spectrophotometric characterization of eumelanin and pheomelanin in hair. *Pigment Cell Res*, 9：265-270, 1996.
12) 山口真主，三栖大介，熊谷善敏：酸化染毛剤の反応機構と反応生成物．毛髪科学，114：3-13, 2014.
13) 奥村陽子，清島真理子：染毛剤による接触皮膚炎．皮膚と美容，44：58-62, 2012.
14) 矢上晶子：ヘアケア製品（染毛剤，シャンプー，リンス）による皮膚障害．日本香粧品学会誌，42：104-108, 2018.
15) 日本ヘアカラー工業会 安全性委員会：ヘアカラーの使用に関する消費者実態と日本ヘアカラー工業会の取組み．コスメティックステージ，12：55-68, 2017.
16) Negri AP, Cornell HJ, Rivett DE：A model for the surface of keratin fibers. *Text Res J*, 63：109-115, 1993.
17) Tanamachi H, Inoue S, Tanji N, et al：Deposition of 18-MEA onto alkaline-color-treated weathered hair to form a persistent hydrophobicity. *J Cosmet Sci*, 60：31-44, 2009.
18) 今井健仁：ヘアカラーリングにおける毛髪の低ダメージ化技術．コスメティックステージ，8：7-11, 2013.
19) Tanamachi H, Tokunaga S, Tanji N, et al：18-MEA and hair appearance. *J Cosmet Sci*, 61：147-160, 2010.
20) 大原香子：ヘアカラートリートメントの成分である4-ヒドロキシプロピルアミノ-3-ニトロフェノールによるアレルギー性接触皮膚炎の1例．皮膚臨床，57：2009-2012, 2015.
21) 津村光孝：ヘアカラーリング製品の種類と最近の傾向について．皮膚と美容，48：20-25, 2016.

22）荒瀬誠治：脱毛（薄毛化）メカニズム研究と育毛剤開発．フレグランスジャーナル，36（5）：98-101，2008．
23）岩渕徳郎：育毛薬剤の開発と評価方法（これまでと今後）．日本香粧品学会誌，42：98-103，2018．
24）男性型および女性型脱毛症診療ガイドライン作成委員会：男性型および女性型脱毛症診療ガイドライン2017年版．日皮会誌，127：2763-2777，2017．

10 フレグランス製品

Key words

●フレグランス　●化粧品　●創香　●調香師　●法規制　●機能性香料

われわれは，普段香りというものをあまり意識せずに生活している．しかし，身の回りのありとあらゆるものに香り（香料）は用いられている．朝起きて洗顔し，歯を磨き，化粧水やクリームをつけ，化粧をする．帰宅後は，風呂にゆったりとつかり，洗髪し，身体を洗い，ボディローションで肌に潤いを与える．さらに，家事に必要な衣類の洗剤，柔軟剤，食器洗剤，クリーナーなど，日ごろお世話になっている多くの日用品に，製品形態と使用シーンにマッチしたさまざまな香りが配合されている．これらの香りは，化合物が混ざり合った調合香料と呼ばれるものであり，多くの場合その製品向けに独自に開発されたものである．香りは，われわれの暮らしに彩りを添え豊かさをもたらしてくれる．化粧品などへ向けた香料開発は，単に嗜好性のよい香りを創るだけではなく，製品の基材にあった拡散性や，安定性，各種法規の遵守やコンセプトマッチ，トレンドの把握，さらには生理心理効果やスキンケアに関する付加価値の付与などが求められる．

ここでは，香粧品に使用される香料全般について説明し，どのようにパヒューマー（調香師）が化粧品などへ向けた香り創りを行っているのかを明らかにし，香料と製品，その関係性への理解を深めていきたい．

1 香粧品（フレグランス）と香りの歴史

1 香料の始まり

フレグランスの歴史は，天然香料の使用に始まり香水の誕生によって開花した．香料は，古代メソポタミア文明では宗教的目的で没薬（もつやく）（ミルラ）や乳香（オリバナム）が使用されていたことが記されている．古代エジプトでは，すでに没薬，乳香のほかにもシナモンなどを調合して香膏として使われていたとされる．古代ローマでは，さらに香料の使用が進み，香油や固形で用いられ，ローズ（バラ），スイセン，マルメロなどの花や柑橘からも香りを採取していた．

2 中世から近代[1)]

中世になると，アラビアにおいて水蒸気蒸留の技術が発明され，ローズの花からローズウォーターをつくることに成功している．14世紀には，アルコールに香料を溶かした「ハンガリー水」と呼ばれる最初の香水が登場する．その後，イタリアにおいて香水の生産技術が急速に発展し，フランスへ伝えられた．ルイ15世時代には宮廷内で，香水だけではなく，石けん，おしろい，毛髪染料の使用が流行となり香りの文化が花開いた．この流行はフランス革命を経て，宮廷から外に広まり1828年にピエール・フランソワ・パスカル・ゲランが香水，石けん，化粧水を富裕層に売り始めた．特権階級だけが楽しんでいたフレグランス製品が一般市民にも手が届くようになり，ビジネスとして成長していく．19世紀後半から20世紀初頭にかけては，合成香料の出現や新しい精油の抽出法により香水産業，および化粧品産業は大きく発展していく．1919年にゲランより「ミツコ」が，1921年にはシャネルより「N°5」が発売され，後世にまで影響を与える名香が出現した時代となった．第二次世界大戦後は，有機化学の分析や合成技術が大きく進歩し，香料は比較的安価に幅広い香調を提供できるようになり，ファインフレグランス（プレステージ香水）のみならず，マスフレグランス（低価格香水），化粧品，メイクアップ製品，ヘアケア製品やボディケア製品などにも広く用いられるようになった．

当初香料は，化粧品自体の基材臭をマスキングする目的もあったが，現在は，その香りによって製品コンセプトをサポートし，使用時の心地よさをアップさせるために欠くことのできない付加価値を与えるものになっている．

2 香料の分類と構成

1 香料の分類

完成された香水を1枚の絵画に例えるなら，香料はさながら絵の具かパレットであろう．どのような香料素材をどのぐらい配合するかによって，香りはさまざまに変化する．時には爽やかな印象を与え，時には女性らしい華やいだ印象をもたらす．

香料素材を数種から数十種類使用し，配合したものを調合香料と呼ぶ．また，調合香料は，口に入れる製品に向けた食品向けのフレーバー香料と，それ以外の口に入れない製品用のフレグランス香料とに開発，製造，法規上で分類されている．ここでは，フレグランス香料について説明する．香料は，天然物から採取される天然香料と，有機合成化学によってつくられる合成香料とに大別される（図10-1）．

2 天然香料[2, 3)]

天然香料は，自然界に存在する動植物を原料としてそれらに含まれている香り成分を水蒸気蒸留や溶剤抽出，圧搾などの物理的処理によって取り出したものである．天然香料は，植物由来と

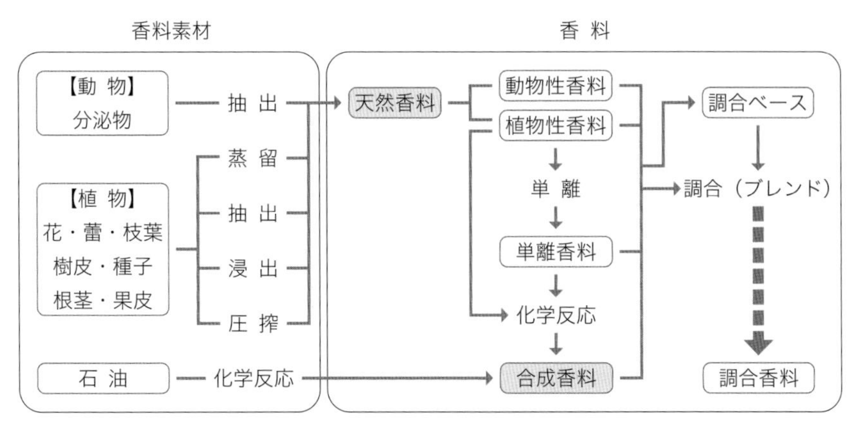

図10-1　香料素材と香料の分類

動物由来に分類される．植物由来は，花，葉，茎，根，果実，種子，樹脂，苔などから採取される．また，植物の種類や部位によりできるだけ多くの香り成分を取り出すために採取方法が異なっている．その主な採取方法を以下に示す．

ⓐ 水蒸気蒸留法（steam distillation）

原料に水蒸気を当て，香り成分を分離，留出する方法で最も広く用いられている．

例）ローズ，ネロリ，ラベンダー，ゼラニウム，ユーカリ，パチョリ，クローブなど．

ⓑ 溶剤抽出法（solvent extraction）

ヘキサン，エーテル，アルコールなどの有機溶剤によって香り成分を抽出する方法である．最近では二酸化炭素を用いる方法もある．

例）ジャスミン，チュベローズ，オレンジフラワー，ローズ，ミモザ（アカシア），スミレ（バイオレット），スイセンなど．

ⓒ 圧搾法（expression）

主に，オレンジやレモンなどの柑橘類の採取に用いられ，果皮を圧搾して香り成分を含んだ精油を得る方法である．

例）オレンジ，レモン，グレープフルーツ，ベルガモット，マンダリンなど．

一方，動物由来のものは，ムスク（ジャコウジカの雄の生殖腺嚢の分泌物），シベット（ジャコウネコの雌雄の分泌腺嚢の分泌物），カストリウム（ビーバーの雌雄の分泌腺嚢の分泌物），アンバーグリス（マッコウクジラの腸内結石）などの抽出物がある．しかし，現在は，ワシントン条約（1975年）により使用が制限されている．

植物由来の天然香料の中で代表的なものは，バラやジャスミンなどの花から採取されるものであるが，バラの精油1kgの製造に対し，3.5t～4tの花びらが必要となる．精油の収率は0.03%程度で高価なものとなっている．比較的安価なオレンジの精油でも収率は0.2%程度であり，最近は柑橘類も気候変動や栽培縮小の影響で値上がりしている．バラの精油には，約500種類もの香気成分が含まれており，精油だけでも香水のような華やかで奥行きのある香りが感じられる．花びらのほかに，ローズマリーやゼラニウムは葉から採取し，サンダルウッド，セダーウッドは樹幹から，オリス，ジンジャーは根茎からなど，さまざまな部位から精油の採取が行われている．天然香料の採取方法と採油部位については表10-1に示す．また，ローズとジャスミンの採

表10-1　天然香料の採取方法と部位

天然香料例	採取方法	採油部位
オレンジ，レモン，ベルガモット	圧搾法	果皮
ローズ，ネロリ，ラベンダー，イランイラン	水蒸気蒸留法	花，葉
セダーウッド，サンダルウッド，シナモン	水蒸気蒸留法	樹幹
ゼラニウム，ユーカリ，パチョリ	水蒸気蒸留法	葉
オリス，ジンジャー，カラミュス，ベチバー	溶剤抽出法，水蒸気蒸留法	根茎，根
アニスシード，ペッパー	水蒸気蒸留法	種子
ローズ，ジャスミン，チュベローズ，ジョンキル，オレンジフラワー，ミモザ，ナルシス	溶剤抽出法	花
ベンゾイン，乳香，オポポナックス，ミルラ（没薬）	溶剤抽出法	樹液
バニラビーンズ，トンカビーンズ	溶剤抽出法	果実（豆）
ベンゾイン，ラブダナム，ペルーバルサム	溶剤抽出法，水蒸気蒸留法	樹液
オークモス，トリーモス	溶剤抽出法	苔

ローズ

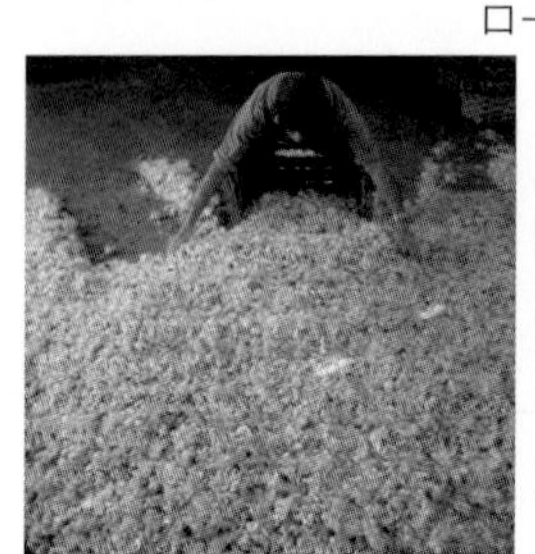

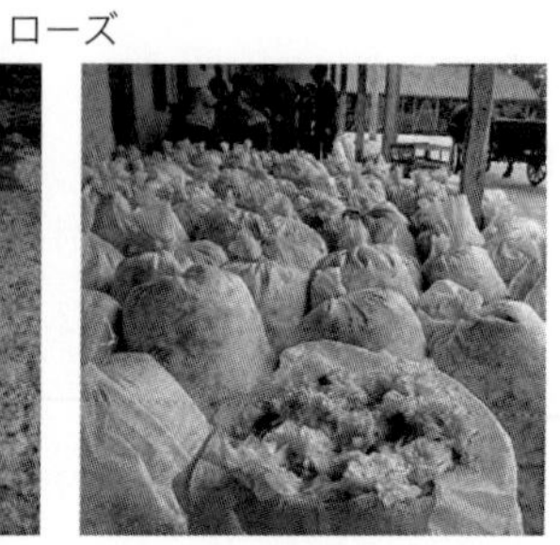

ジャスミン

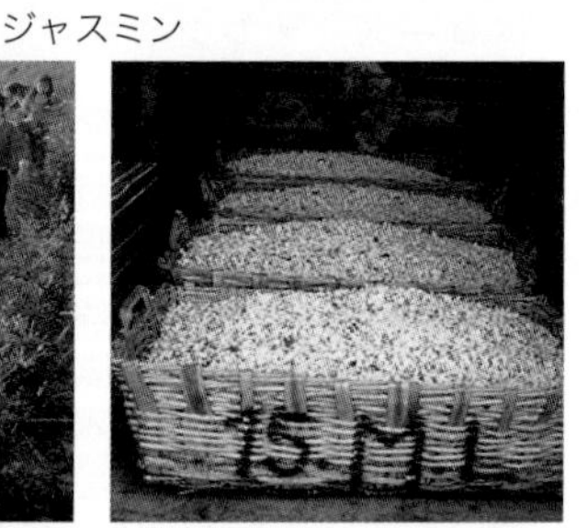

図10-2　ローズとジャスミンの花の収穫の様子

取の様子を紹介する（図10-2）.

3　合成香料

合成香料は，19世紀ごろより勃興した石炭産業の副産物を原料に，さまざまな物質が人工的に合成されるようになった．1868年には，イギリスの化学者ウィリアム・パーキンがコールタールからトンカビーンズの香り成分である「クマリン」の合成に成功した．さらにヘリオトロープの花の香り成分である「ヘリオトロピン」や，バニラビーンズの香り成分「バニリン」などが合成されるようになる．20世紀に入ると香り成分の分子の立体構造に関する研究が進められるようになり，合成香料産業は飛躍的に発展した．今日，石油などを原料に合成された香料が，香水や化粧品などの香粧品，さらには食品や飲料など幅広く活用されている．合成香料が登場する以前は，バラやスミレなどの花を中心とした天然香料のみで調合香料がつくられていたので，供給量もわずかでとても庶民には手が出ないものであった．さらに天然香料だけで表現できる香調（香りのタイプ）は多くはない．現在は，合成香料を中心に処方を組み立て，アクセント的にレモン，クローブ，バラなどの天然香料を配合し，用途と価格に見合った調合香料が開発されている．

合成香料は，以下の3種類に大別される[4)]．

ⓐ 単離香料

天然香料から主成分を物理的手段（分留），化学的手段（抽出）によって取り出された香料である．

例）ミント油 → *l*-メンソール
　　クローブ油 → オイゲノール
　　シトロネラ油 → シトロネラール，ゲラニオール

ⓑ 半合成香料

単離香料として天然原料から得られた化合物から，有機合成化学の手法によってさらなる化学変換された香料をいう．

例）β-ピネン → ミルセン → 含窒素中間体 →（不斉異性化反応）→ 光学活性中間体 →
　　d-シトロネラール → *l*-イソプレゴール → *l*-メンソール

β-ピネンは，テルピン油を精製し得られる単離香料である．このβ-ピネンが熱分解反応によりミルセンへ，さらに含窒素中間体へと変換される．この含窒素中間体に対して，野依良治（2001年ノーベル化学賞受賞）らにより開発された不斉触媒を利用した「不斉異性化反応」を行うことで*l*-メンソールになるための不斉炭素が導入される．さらにシトロネラール，*l*-イソプレゴールへと変換され，最終的に*l*-メンソールが得られる（図10-3）．この天然由来原料を用いた半合成による不斉中心のない光学活性体の不斉合成法は，高砂香料が世界に先駆けて工業化させた技術であり，それまでは天然不斉鋳型としてシトロネラオイルから得られる*d*-シトロネラー

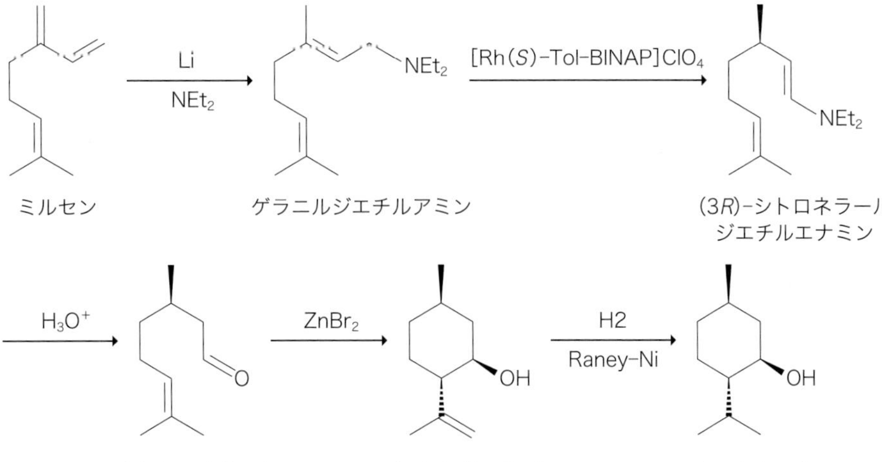

ミルセン → (Li, NEt_2) → ゲラニルジエチルアミン (NEt_2) → ([Rh(*S*)-Tol-BINAP]ClO_4) → (3*R*)-シトロネラール ジエチルエナミン (NEt_2)
→ (H_3O^+) → *d*-シトロネラール → ($ZnBr_2$) → *l*-イソプレゴール (OH) → (H2, Raney-Ni) → *l*-メンソール (OH)

図10-3　*l*-メンソールの立体選択的製造法

ルを出発原料とする方法が，一般的な光学活性を得る方法であった．最近では，特に再生可能な原料を用いた半合成が持続可能な開発目標（SDGs）という点でも重要となっている．

ⓒ 合成香料

石油由来の原料を使用する合成香料について，前述の*l*-メンソールの別の製造方法を下記に示す．同じ*l*-メンソールでも，製造方法や出発原料により，単離香料，半合成香料，合成香料に分類される．合成香料には多種多様な製造方法が存在する．19世紀後半から発展した合成化学技術により，20世紀にかけて発展した合成香料であるが，最近では合成生物学を活用した置き換えや，その手法によって得られる再生可能原料からの半合成などの製品開発がトレンドになっている．

例）イソブテン＋ホルムアルデヒド → シトラール →（不斉還元反応）→
　　(*R*)-シトロネロール → (*R*)-シトロネラール → β-イソプレゴール → *l*-メンソール

合成香料の官能基による分類を以下に示す．

- テルペン，セスキテルペン（炭化水素-C10，C15）：α-ピネン，リモネンなど
- アルコール（水酸基-OH）：フェニルエチルアルコール，シトロネロール，リナロールなど
- アルデヒド（アルデヒド基-CHO）：アルデハイドC-10，シンナムアルデヒド，ベンズアルデヒドなど
- ケトン（カルボニル基>C＝O）：α-イオノン，ラズベリーケトン，メントンなど
- エステル，ラクトン（エステル結合-COOR）：酢酸アミル，γ-デカラクトンなど
- エーテル（エーテル結合R1-O-R2）：シネオール，ローズオキシド，アニソールなど
- カルボン酸（酸化物）：酢酸，安息香酸，ゲラン酸など
- 含硫黄，窒素化合物（チオール，硫化物，ニトリル，アミン，オキシム）：ジメチルスルフィド，シトロネリルニトリル，スカトール，2-アセチルピラジンなど

3 調合香料の開発

1 イメージを香りで表現するパヒューマー

香料会社において，フレーバーおよびフレグランスの調合香料の開発は，最も大きな役割をもつ応用研究である．前述したようにフレーバーは，口に入れる製品に向けた香料である．

この場合，食品の具体的な香りを再現することが重要となる．例えばグレープフルーツのドリンクやストロベリーのヨーグルトなど，できるだけ本物に近いナチュラルな香りに近づけるようにすることを求められる．自然で美味しそうな香り，を追求することがフレーバーの世界である．一方，フレグランスにおいては，抽象的なイメージを香りで具現化することが多い．香水の開発を例にあげると，2017年に発売されたKENZOの「KENZO WORLD」の香りは次のような文章で表現されている．

「KENZOを象徴し，世界への解放を意味する“アイ（目）”を通して，夢見る世界へと誘う新しいフレグランスです．何の制約も受けず，誰よりも目を惹き，自由に世界を見渡すKENZOウーマンたちへ．フローラルフレグランスの常識を塗り変えて作られた，フェミニンでパワフルなアンバー・フローラルの香りが，これまでの“女性らしさ”の概念を打ち破ります」

このように，かなりコンセプチュアルな香水の場合，嗜好性を踏まえた香りよりも，その香水の世界観や独自性を表現できていなければ魅力的な香りとはいえない．では，どのようにしてパヒューマーは，抽象的なイメージを香りで表現しているのだろうか．

先に述べたように，香粧品などに配合される調合香料は，商品のコンセプト，用途，価格などに合わせて，天然香料と合成香料を数種から数十種組み合わせて作成したものである．香料原料にはそれぞれシトラス，フローラル，グリーン，スパイス，ウッディなどの香りのタイプ（香調）がある．また，香りの強度や持続時間などすべて異なる特徴をもっている．パヒューマーの訓練は，パレットとして使用できる1,000品ぐらいの香料原料のそれぞれの香りとその特性を記憶することから始まる．まず香りを嗅いで，頭に浮かんだ印象を，「草むらに寝転んだときのむっとする香り」や「歯医者さんのにおい」または「杏仁豆腐の甘い香り」などのように，とにかくたくさん記していく．記憶するために何度も繰り返し嗅いでいるうちに，これは草むらの香りだからトリプラール（グリーン系香料）だな，歯医者さんのにおいがするからオイゲノール（スパイス系香料）だな，という風に情景や自分の過去の記憶と香料名が結びついてくる．また，数多く嗅いでいくと，フローラル系，グリーン系，ウッディ系などの大きな香りのカテゴリーに分類ができるようになってくる．さらにフローラル系の中でもシトロネロールやゲラニオール（ともにフローラル系香料）は，ローズのグループに属し，爽やかさやグリーン感が違うな，というようにちょっとした香気の差を識別できるようになる．こうして嗅覚と記憶が次々と結びつけられ，香りの引き出しが増えていくのである．

しかしながら，絵心のない人に油絵の具を渡して，人々を感動させるような絵を描いてみてください，といわれても無理であるのと同じように，香料原料を記憶しただけでは調和のとれた意図する調合香料を仕上げることは困難である．完成された香りというものは，数十種類の単品原料が配合されていても，それぞれの単品香料が主張することなく，バランスよく一つのまとまった香りとして感じられるものである．いろいろな香りがバラバラに感じられると，人は心地よさを感じられない．そういった意味では，バラ，ジャスミン，レモン，マスカットなど，自然界に存在する芳しい香りは，神様がつくった香りのレシピといえるだろう．実際，フレーバーと同様に，花，柑橘，フルーツなどをヘッドスペース法という香気捕集技術を使用して，香気成分と量をGCマスで分析し，再現してさまざまな調合品の香りとして参考にすることも多い．天然の香りと違うところは，商品価値を高めるために，香りの持続，安定性，安全性，嗜好性，コンセプトマッチなどのさまざまな要素を加味することである．パヒューマーは，数多くの香料原料の中から目的にマッチした原料を選択し，配合量のバランスをとり，できる限りベストな香りにたどり着くまで試行錯誤を繰り返す．そうした調合香料の開発は，一朝一夕にできるものではなく，香料原料や調合処方の基礎知識，安定性に関する化学的知識，イメージを香りに投影できるセンス，マーケットの把握など，バランスのとれた技量が必要となる．調香とは，化学と官能の融合である．まさにパヒューマーがクリエーターといわれるゆえんである．

2 香りの構成

香水などを含む香粧品やトイレタリー製品は，香りの付加価値を高めるため，天然物とは構成を変えている．例えば，レモンやグレープフルーツをメインとしたボディソープは，リモネンやシトラールなど天然を参考にした骨格をベースとしつつ，より揮発性を高めるために，アルデハイドやエステル類を加え，香りが持続するようにフローラル要素やムスクといった天然にはない要素を加え，商品形態にマッチさせている．香りの構成は，よくピラミッド型の図に示すように(図10-4)，揮発性の高い順にトップノート，ミドルノート，ベースノートという順で表現される．

トップノートは，嗅いだときに初めに感じられる香りで，第一印象を与える香りグループである．具体的には，シトラスノート，フルーティノート，リーフィグリーンやカンファーなどである．ミドルノートは，トップの第一印象から少し経過した，フレグランスの核となる香りグループである．フローラル，深みのあるグリーン，スパイシィなどがある．ベースノートは，香水でいうと肌残りに感じられるような土台となる香りである．ムスク，ウッディ，アンバーなど保留効果に優れた落ち着いた香り群である．

パヒューマーは，トップノート，ミドルノート，ベースノートにどのような香料原料があてはまるのかといった分類を原料習得時に学び，実際に創香を行う際に，拡散性や保留効果，香りの方向性を考えながら必要な原料を選び出し，配合量を決めて処方を作成していく．商品レベルのフレグランスを創るためには，実に膨大なスタディが必要となるので，パヒューマーの育成には，4～5年程度の時間が必要となるのである．

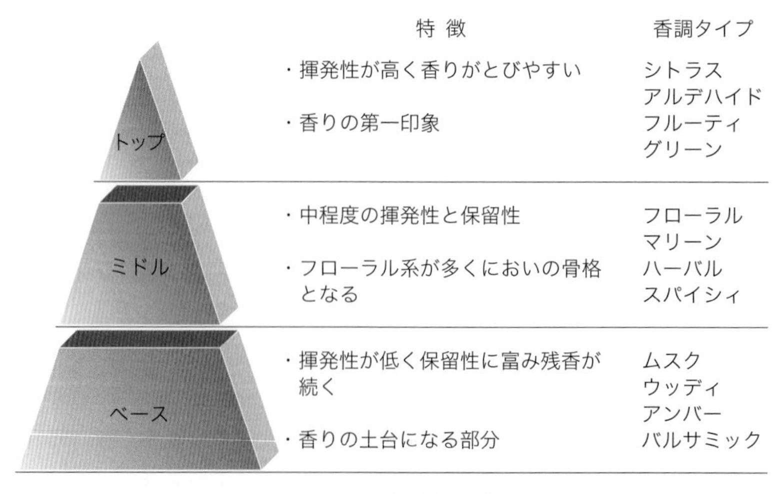

図10-4　調合香料の構成

4 創香へのアプローチ

1 香りの組み立て方（ローズの処方）

調合香料の中で，さまざまな花の香りは華やかさや心地よさを与える中核となる要素である．その中でも基本となるのは，ローズ（バラ），ジャスミン，ミュゲ（すずらん），ライラック，ヒヤシンスの5つのフローラルである．これらのフローラルノートを目指す香りのタイプに合わせ，時には単体で，時にはミックスさせて使用する．バラの香りは，その芳しさから古くより精油が使用されてきた．現在でもローズアブソリュートやローズオイルがフレグランス用途に活用されている．しかしながらたいへん高価な原料であるため，多くの香粧品にはローズの香気成分を化学原料に置き換えた天然香料再現タイプが用いられている．ここに天然ローズ再現タイプ（Rose Oil Type①）の処方例を紹介する．

表10-2で示したように，パヒューマーの処方箋の中で，全体の構成に必要な原料と配合量の選択が行われる．ローズの香りと一口に言っても，そこには，ローズの骨格となる要素，フルーティ，グリーン，スパイシィなどの要素が絶妙に絡み合って形成されている．それらを地道に再

表10-2　処方例Rose Type

原料	香りの特性	Rose Oil Type①(%)	Rose Oriental Type②(%)
アルデハイド C-9 10% DPG	ローズのトップノートを構成するやや脂っぽい香り	3	1
シトロネロール	ローズを構成する爽やかでみずみずしい香り	30	10
ゲラニオール	ローズを構成するナチュラルでグリーンな香り	20	6
フェニルエチルアルコール	ローズを構成するハニー感のある香り	15	7
ネロール	ローズを構成する透明感のあるグリーンな香り	10	3
フェニルエチルアセテート	ローズ様のハニー感のある香り	5	2
ダマセノン 10% DPG	ローズ様の華やかでアップルのようなフルーティな香り	2	1
ローズオキシド L 10% DPG	ローズ様の花弁のようなグリーン感のある香り	3	1
オレンジオイル	みずみずしい爽やかさを与えるオレンジの香り	2	1
オイゲノール	甘さとボリューム感を与えるスパイシィ系の香り	4	2
ゼラニウムオイル	ローズのナチュラル感を表現するゼラニウムの香り	4	2
ローズフェノン	ローズのパウダリーな甘さを表現する香り	2	1
ジャスミンアブソリュート	華やかで濃厚なジャスミンの香り	-	2
サンダルウッドオイル	落ち着きとクリーミィ感のある白檀の香り	-	5
パチョリオイル	苔のような深みのあるパチョリの香り	-	2
ベルガモットオイル	爽やかなシトラス系のベルガモットの香り	-	35
ナツメグオイル	スパイシィ系できりっとしたナツメグの香り	-	3
クマリン	パウダリー系でアニス様の甘さのある香り	-	10
ベンゾインレジノイド	樹脂系の甘さと保留性のある香り	-	6
合計		100	100

現していくのである．次に，ローズオイルの再現タイプを活用しながらサンダルウッド（白檀）やパウダリーで甘さのあるクマリンやベンゾインレジノイドを効かせたクラシックなオリエンタルタイプの香りに変化させた処方例（Rose Oriental Type②）をあげた．ローズを骨格としながら大胆にウッディノートやパウダリー要素を加えることで，ローズの香りは奥行きを増し，ミステリアスな印象を与える香りとなる．実際の香りをお届けすることができず残念であるが，このようにして，基準のアコード（調和のとれた組み合わせ）からさまざまな香調や用途に合わせた処方が生み出されていく．

2 市場が求める香り

一方，ローズやジャスミンのような天然植物の既知の組成や伝統的な既存の処方を参考にするのではなく，インスピレーションに結びつく単品香料同士を組み合わせて自然に存在するかのような香調を組み立てていく独創的なやり方もある．エルメスの“Un Jardin Sur Le Nil”（ナイルの庭）や，ブルガリの“Eau Parfumee”（オーパフメ）などの名香を創ったジャン＝クロード・エレナという著名なパヒューマーはその著書の中で，「創作過程で，比較という手段をとっていない．最終的に香水の全体的な形がイメージどおりかどうかを確かめるだけ」と語っている．その手法として，2～5種類の構成要素を使い，匂いの輪郭をスケッチし，匂いの錯覚をつくり出すという[5)]．彼が追い求めているものは，どこかで嗅いだことのあるような単なる心地よい香りではなく，香りの新境地であり，芸術家としての意図である．現在，こうした創香のアプローチは，すべてのパヒューマーが実際のプロジェクトにおいてなかなかまねできるものではない．というのも，開発期間は2～3週間，与えられたイメージビジュアルやコンセプトにマッチしていることが求められる．何よりのハードルは，消費者調査である．消費者の嗜好や購買意欲を獲得できるものでなければ，コンペティションに勝ち残ってはいけない．自ずと芸術性よりもどれだけ受け入れ性が高いかに重点が置かれることとなる．もちろん，香水の開発とトイレタリー向け香料では，時間も調査方法も変わってくるが，香水業界においては1980年代あたりを境に，ブランドやオーナーの意向というより，消費者の嗜好が強く反映されるようになってきている．その結果，多くの似たような香りが市場にあふれることになってしまった．好き嫌いがあまりないので印象に残りにくく，自然と忘れ去られる香水も多くなっている．しかし，ジャン＝クロード・エレナ氏が契約を結んでいたエルメスは，ブランド独自の世界観を，彼のクリエーションによって表現してきた現在では珍しいハイブランドである．世界的なブランドに信頼され，時間をかけて自分の芸術性を表現できる環境は，多くのパヒューマーにとって憧れのワークスタイルであろう．皮肉なことに，ここ数年，大衆的な香水に反発するように，ジョーマローンやトムフォードといったブランドの高価格でシンプルなコンセプト（ミモザ ＆ カルダモンといった）の香水が注目されている．これらは，ニッチ系と呼ばれ，人とは違った香りとブランドを持ちたい意識の高い層に支持されている．

5 フレグランスの香調と分類

1 香りの香調表現

香水やトイレタリー製品を含む香粧品の香りの表現は，シトラス，フローラル，グリーン，ウッディといった香料原料と同様の用語で表され，業界の共通語となっている．最近では，シャンプーや柔軟剤のパッケージに，"みずみずしくフレッシュなフローラルアクアの香り"という風に一般的に使用され，消費者も理解するようになっている．先に述べたように，調合香料は数十種類のさまざまな原料が混ざり合って一つの香りとなるので，香調表現も複雑で幅の広いものになる．また，トップ，ミドル，ベースといった香りの流れや安定性も考慮するので，オーデコロンのようにシトラスノートがメインであっても，シトラスの爽やかさをつなぎとめ，肌残りをよくするフローラル要素やムスクは欠かせない．

このような香調を一言で表現すると，シトラス・フローラル・ムスクとなる．最初にくるものが，メインになる香りの要素で，次にくるのがサブの香り要素，最後に主となる香りをサポートしアクセントとなる香り要素がくる．メインとサブだけで表現することも多い．

2 香水の香調分類

香水も香料原料と同様に香りのタイプによって分類され，把握しやすいようになっている．大きくは，女性用と男性用に分けられ，香調別には，シトラス，フローラル，フローラル・アルデハイド，フローラルウッディ，シプレー，オリエンタルなど，それぞれの特徴を捉えた香調に分類される（表10-3）．

この分類の中で特徴的なのは，シプレーやフゼア，オリエンタルといった独特の名称であろう．Chypre（シプレー），Fougere（フゼア）は，そのネーミングを冠した香水が起源となっている．シプル・ド・コティ（フランソワコティ1917）は，地中海のキプロス島をイメージしたベルガモットとオークモス（苔）のミステリアスな香調に由来している．その後，その香りのタイ

表10-3　主な香調の分類（香水）

CITRUS シトラス	柑橘系の爽やかで軽い香り　オーデコロンや春，夏向けが多い
GREEN グリーン	リーフィグリーンやバイオレットグリーンなどのナチュラルな香り
AROMATIC HERBAL アロマティックハーバル	ハーブが特徴的な爽やかで男性的な香り
FRUITY フルーティ	アップル，ペア，ベリーなど果物を中心にした甘く若々しい香り
FLORAL フローラル	ローズ，ジャスミン，ミュゲを中心とした華やかで女性らしい香り
CHYPRE シプレー	ベルガモット，パチョリ，モス，アンバーを骨格とした落ち着きのある香り
FOUGERE フゼア	ラベンダー，ゼラニウム，ウッディ，クマリンを骨格とした男性的な香り
WOODY ウッディ	セダー，サンダルウッド，ベチバーなど木の素材が特徴的な香り
ORIENTAL オリエンタル	バニラ，アンバー，ウッディを特徴とした甘さと重厚感のある香り
EDIBLE エディブル	キャラメル，カカオ，コーヒーなどおいしそうな甘さのある香り

プがさまざまにアレンジされたことにより，一つの香調カテゴリー名として確立された．フゼアも同様にフジェール・ロワイヤル（ウビガン1882）というラベンダー，ゼラニウム，クマリンをアコードとした香水が発売されると，その男性的な香調が瞬く間に人気となりパコ・ラバンヌ・プールオム（パコ・ラバンヌ1973）などフゼアタイプのヒット商品が生まれた．オリエンタルは，通常，西洋からみた東洋的な意味合いをもつが，香水の場合は，中東やインドなどのエキゾチックなイメージを指している．シャリマー（ゲラン1925）が代表作で，バニラ，バルサム，アンバーなど深みのある甘さをもつ香調タイプである．最近は，香水にもジェンダーレスの波が押し寄せ，男性用のものにもフローラルやフルーティの要素が多くなってきている．初めからジェンダーを明確にしない商品も増えてきている．香りは全般に重々しいものよりライトなタッチのものが求められている．消費者は，自分の感性やTPOで香りを選ぶ時代になってきている．

6 フレグランスの応用開発「機能性香料について」

「におい，香り成分」がわれわれ人間の生理・心理，さらには身体機能に影響を与えることは古来より言い伝えられており，伝承されてきた深い歴史がある．さかのぼること紀元前3000年頃のメソポタミア時代，花やスパイスの精油（香油）が鎮痛薬や胃腸薬，鎮咳薬として用いられた遺跡が発掘されており，これが機能性香料の原点と考えられている．冒頭に記載したように古代エジプトでは香料がもつ防腐・防臭効果がミイラづくりに応用され，また，古代ギリシャではヒポクラテスにより「におい」に病気の治療効果があることが指摘されている．1930年頃より植物精油を塗布や服用して心身の疲労や疾患の改善を目指す「アロマテラピー」がヨーロッパを中心に自然療法として定着し，さらに1980年代に入って香りの嗅覚刺激による生理・心理効果を科学的に検証し実証された効用を活用するという「アロマコロジー（aromachology）」〔aroma（芳香）+ physiopsychology（生理心理学）〕が香りの測定・評価技術の進歩とともに発展してきた．特に最近の香りの科学的な効用に関する研究開発の進歩は目覚ましいものがあり，脳波・事象関連電位・心電図・心拍・瞳孔反応・血圧・皮膚温度などを組み合わせることにより，高度な測定・評価が可能となってきている．その中でも脳活動の客観的な評価手法として，随伴性陰性変動（contingent negative variation：CNV）を用いることにより意識の覚醒水準（鎮静／高揚効果）が再現性よく評価されるようになったのは，本研究分野の活発化に大きな影響を与えている[6)]．

「香りの機能性」はその作用機構から2種類に大別することができる．一つは香料成分が塗布などにより直接的に作用することを特徴とする「薬理効果」，もう一つは香りを嗅ぐことによる脳の刺激を介して生じる「生理・心理効果」である．近年の機能性香料開発は上記2種類の作用を時には複合させて商品に活用する動きがトレンドになっている．

ここではこれらにフォーカスした機能性香料の開発動向を概説する．

1　薬理効果を中心とした開発事例

ⓐ 痩身効果

グレープフルーツ香料（精油）が脂肪細胞に直接作用して，中性脂肪の蓄積を抑える効果をもつことが報告されている[7]．細胞培養実験系を用いて皮下脂肪細胞への影響を調べた結果，グレープフルーツ香料を添加して培養した細胞群では，有意に細胞に蓄積される中性脂肪が減少することが見出されている．さらにグレープフルーツをはじめ，ペッパーオイル，エストラゴンオイルやフェンネルオイルには交感神経活動を亢進させる効果があり，これが脂肪細胞内でエネルギー燃焼を行うUCP（uncoupling protein）遺伝子発現を高めることが報告されている[8]．

ⓑ 美白効果

香料にメラニン生成抑制効果を見出す研究が行われており，メラニン生成抑制効果をもつ香料としてタマリンドなどの精油に含まれる「α-アンジェリカラクトン」が報告されている（図10-5）．マッシュルーム由来のチロシナーゼおよびB-16メラノーマ細胞を用いたメラニン生成抑制試験で抑制効果を示し，メラニン抑制濃度値（IC50）は既知の美白剤（アルブチン，エラグ酸）に匹敵する値であった．これはα-アンジェリカラクトンの5員環のβ，γ-不飽和ラクトン構造が，メラニン生成に関与するチロシナーゼ酵素がもつ銅と強い相互作用をもって錯体形成に関与することにより，チロシナーゼ活性を阻害するためと示唆されている．

またα-アンジェリカラクトンやその誘導体（図10-5）に加え，ローズやゼラニウムなどの天然精油を配合した「ホワイトアロマコンパウンド」は過酸化脂質生成抑制効果を有し，かつ低濃度で美白効果を示した．さらにホワイトアロマコンパウンドの香りを嗅ぐことにより，副交感神経を活性化させ，脳波ゆらぎ測定でも心地よく沈静化するアロマコロジー効果も提案されている[9]．

また，ハンニチ花科ラブダナムの精油であるロックローズアブソリュートにメラニン生成抑制効果を確認している．活性成分はラブダノール酸が脱水，もしくはラブデノールが酸化されたジテルペンカルボン酸（ラブデン酸）であり，その作用機構は前記のアンジェリカラクトンと異なり，チロシナーゼ活性は阻害せずチロシナーゼ生合成を阻害することがヒトメラノーマ細胞で確認された[10]（図10-6）．

ⓒ 抗老化効果

老化に伴う皮膚の水分量や弾力低下の原因の一つとして，ヒアルロン酸（HA）の減少があげられている．直接肌のヒアルロン酸産出を促進することにより期待できる抗老化効果をもつ香料として「(−）-ムスコン」（図10-7）と「天然精油サフラン」が報告されている[11]．ヒトには3種のHA合成遺伝子（HAS-1～3）が存在し，皮膚深層部である真皮線維芽細胞ではHAS-2が，表皮細胞ではHAS-3が特異的に機能している．(−）-ムスコンは培養ヒト真皮線維芽細胞に添

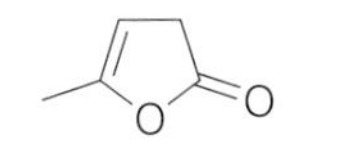

α-アンジェリカラクトン
(5-メチル-2(3H)-フラノン)

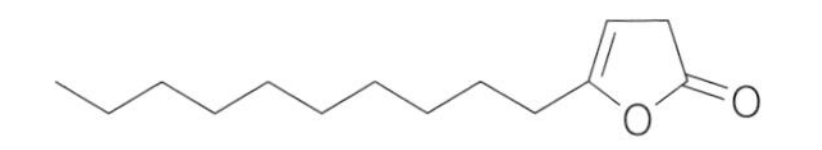

5-デシル-2(3H)-フラノン

図10-5　メラニン生成抑制効果を有するフラノン類

加することによりヒアルロン酸産生促進効果を示し，かつHAS-2の顕著な発現誘導が認められた．一方，サフラン精油は培養ヒト表皮細胞に添加することによりヒアルロン酸産生促進効果が認められ，HAS-3の特異的な発現誘導が認められたため，これらを組み合わせることで皮膚全体のHA合成促進が示唆されている（図10-7）．

ⓓ 育毛効果

年々市場が拡大している育毛分野において，女性をターゲットとした香料成分の効果が報告されている．脱毛症の人は健常人に比べて毛乳頭の活性が低下し，毛乳頭自体が縮小している．毛乳頭細胞の培養を行い増殖能を評価したところ，天然精油SBA（hibiscusa belmoschus）に含まれる「（*E*, *E*）-ファルネシルアセテート，（*E*, *E*）-3, 7, 11-トリメチル-2, 6, 10-ドデカトリエン-1-オールアセテート：TTFA」（図10-8）が有意に高めることがわかった．さらにストレス緩和を目指し，上記TTFAにバラなどの香気を用いた「シャペローム」が女性用育毛料として開発された．「シャペローム」を嗅ぐことにより，ストレス応答物質の分泌量が減少する傾向が確認された．また，リラックス効果でも心臓の働きを穏やかな状態へと抑制する副交感神経活性が高まることが確認され，毛乳頭細胞増殖成分とアロマコロジーとの相乗効果が提案

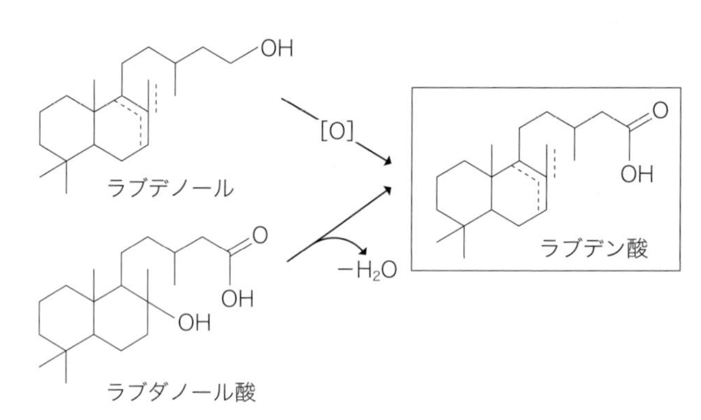

図10-6　チロシナーゼ生合成抑制効果を有する活性成分

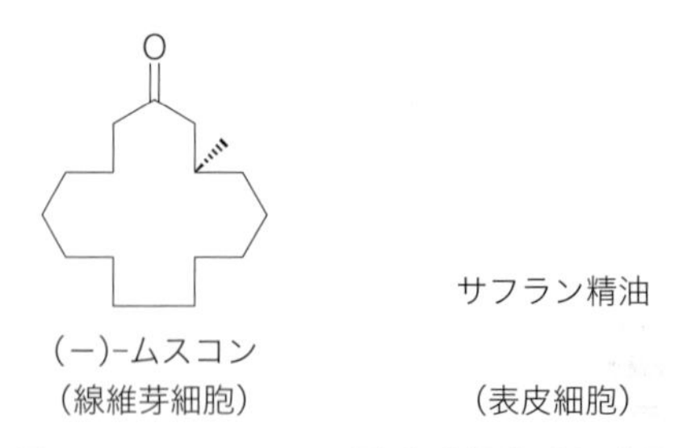

図10-7　ヒアルロン酸合成促進香気成分

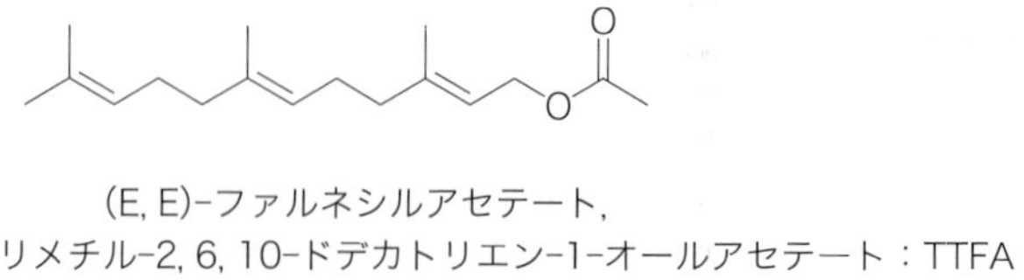

(E, E)-ファルネシルアセテート，
(E, E)-3, 7, 11-トリメチル-2, 6, 10-ドデカトリエン-1-オールアセテート：TTFA

図10-8　育毛効果を有する香気成分

されている[12]．

ⓔ 抗アレルギー効果

免疫を担うT細胞にはTh1とTh2の2種類あることが知られているが，アトピー性皮膚炎は急性期においてTh2優位の病態であると考えられている．インターロイキン-4（IL-4）は生体内でTh2細胞の誘導に必須のサイトカインといわれており，種々の香料成分のIL-4産生抑制活性が探索されている[13]．特に「ファルネソール」「グアイオール」「パチョリアルコール」などのセスキテルペンアルコール類（図10-9）や「セダーウッドオイル」などに比較的高い効果が認められ，*in vitro*にて優れたIL-4の産生抑制活性を示した．また*in vivo*においてセダーウッドオイルの主成分である「セドロール」がダニ抗原アレルギーに対し耳介腫脹の抑制効果を示し，アロマテラピー・アロマコロジーからさらに発展したアロマイムノロジー（芳香免疫学）という新分野への発展が提案されている．

ⓕ 抗酸化効果

われわれが日常消費している酸素は消費の過程で一部が活性酸素種（ROS）に変換され，ストレスや過度の日やけ，老化などによりROS消去能が弱まると，一重項酸素（$^1O_2$）などは皮膚がんの一因になると考えられている．一重項酸素産生抑制成分として「ラベンダーオイル」，特に70～80％を占める「リナロール，酢酸リナリル」（図10-10）に相乗的な$^1O_2$生成抑制効果が確認され，希釈したラベンダーオイル塗布は紫外線を浴びた皮膚を活性酸素種の傷害から保護することが示されている[14]．

ⓖ 忌避効果

有害生物（ダニや蚊）などに対する香り成分の忌避効果の研究も行われている．特に蚊忌避剤として汎用されているDEET（*N*，*N*-ジメチル-*m*-トルアミド）の安全性が疑問視され，乳幼児への適用量規制が指導された背景から，天然由来モノテルペン類の効能は再注目されている．レモンユーカリ油の蚊（ヒトスジシマカ）の吸血忌避効果に注目した研究により，活性成分として*p*-メンタン-3, 8-ジオールが単離同定され，そのほかアカミゴムノキからユーカマロール，ハマゴウ精油からルタンジアールが蚊忌避成分として報告されている[15]（図10-11）．

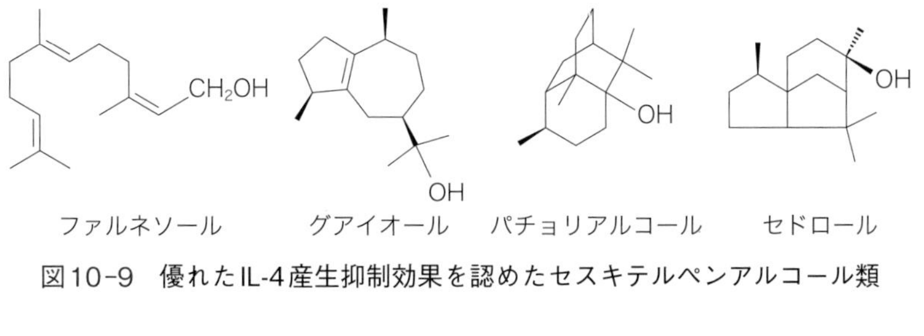

図10-9　優れたIL-4産生抑制効果を認めたセスキテルペンアルコール類

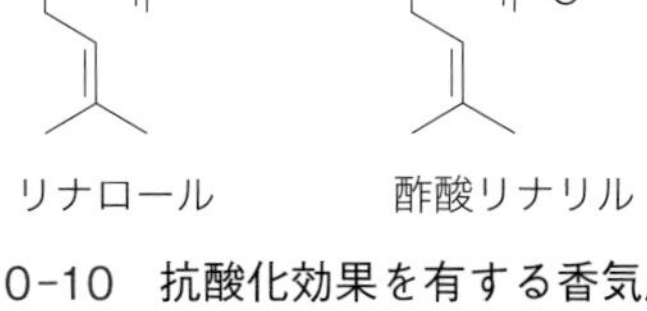

図10-10　抗酸化効果を有する香気成分

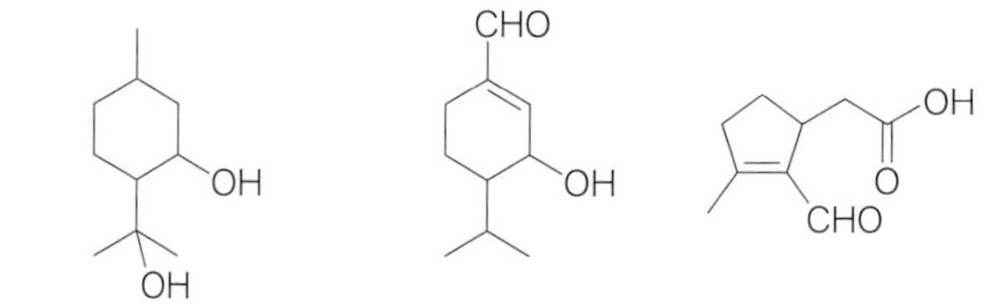

p-メンタン-3, 8-ジオール　ユーカマロール　ルタンジアール

図10-11　蚊忌避成分

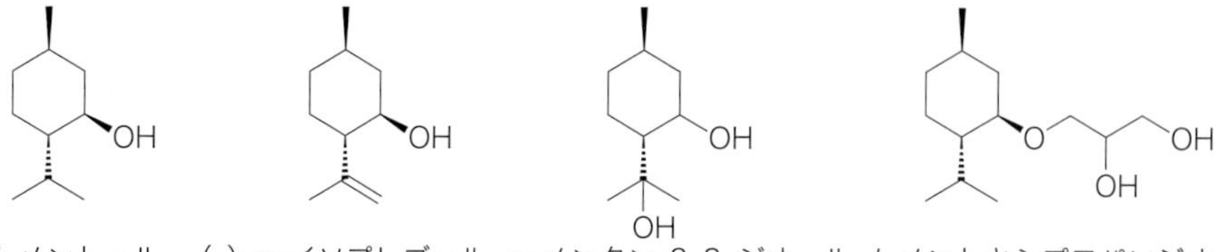

l-メントール　(-)-*n*-イソプレゴール (Coolact® P)　*p*-メンタン-3, 8-ジオール (Coolact® 38)　*l*-メントキシプロパンジオール (Coolact® 10)

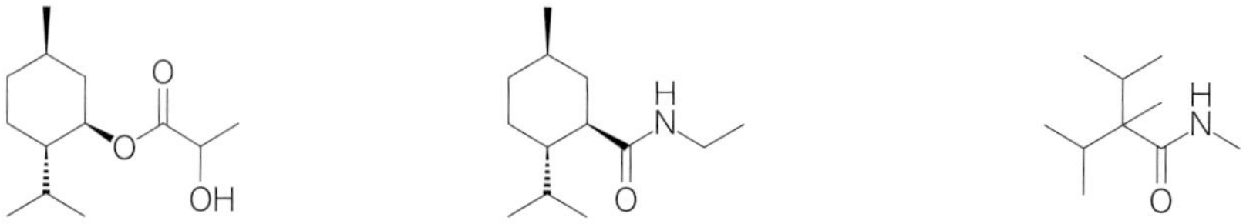

l-メンチルラクテート (Frescolat® ML)　*p*-メンタン-3-(*N*-エチル)カルボキサミド（WS-3）　ジイソプロピルプロピノイルメチルアミド（WS-23）

図10-12　メントールと代表的な冷感成分

ⓗ 冷感効果

l-メントールに代表される成分の冷感効果も香料の薬理効果として食品や化粧品に活用されており，最近はメントール特有の刺激臭を軽減したもの，メントールにはない持続性を高めたものなどが開発されている[16]（図10-12）．2002年にメントールに応答する受容体がクローニングされた[17]．この受容体はメントールだけでなく冷却にも反応することからCMR1（cold-menthol receptor 1），またはTRPM8（transient receptor potential melastatin 8）と名づけられ，冷却・メントールに反応してカチオンチャネルを開くイオノトロピック受容体であることがわかった．すなわち，冷却とメントールはいずれも冷線維の遠位端にあるTRPM8を活性化することで冷線維を興奮させ，冷線維を上向するインパルスが体性感覚野の標的を刺激するとき，メントールを塗った皮膚が冷たいとの感覚が生まれることがわかった．TRPM8以外にも多様な温度受容体に関する研究が進み，冷感成分のみではなく，カプサイシンに代表される温感成分の作用機構などの解明も進化している[18]．

2 生理・心理的効果を中心とした開発事例

ⓐ 痩身効果

精油の香り刺激を介した脂肪分解，食欲や体重などへの効果が報告されている[19]．哺乳類の脂肪分解反応の測定方法として，脂肪組織に蓄積した中性脂肪がリパーゼにより分解されて生じるグリセロールの血中濃度を測定する手法を採用し，「グレープフルーツ香料」を匂い刺激として与えたとき，血中グリセロール濃度は有意に増加し，脂肪分解を促進，摂食を抑制することにより体重を有意に減少させることが確認された．逆に「ラベンダー精油」を匂い刺激として与えたときは，血中グリセロール濃度を有意に低下させ，脂肪分解を抑制，摂食を促進して，体重を有意に増加させることがわかった．

ⓑ スキンケア効果

鎮静効果をもつ香りが，皮膚バリア機能の回復に有効であることが解明されてきた．皮膚最外層を構成する角層は，体内水分の蒸散や外部からのさまざまな刺激を防ぐバリア膜として生体を保護している．正常な皮膚ではバリア機能は破壊されても短時間で修復され恒常性が保たれているが，精神的ストレス負荷がこの修復能を抑制すること，つまり皮膚バリア機能回復率を低下させることが経表皮水分蒸散量（trans epidermal water loss：TEWL）の測定により明らかとなっている．ラン科植物の香気成分である1, 3, 5-トリメトキシベンゼンや1, 4-ジメトキシベンゼンの香りが意識水準に対する鎮静効果を示すことがCNV測定よりわかっているが，これらに精神的ストレスに起因する皮膚機能の低下を防ぎ，皮膚バリアの回復を促進することが確認されている[20]．鎮静効果が確認された現代バラの香りから得られた鍵成分「1, 3-ジメトキシ-5-メチルベンゼン（DMMB）」（図10-13）を配合した鎮静系の香りは，抗ストレスホルモンの一種であるDHEA（dehydroepiandrosterone）の分泌を促進して皮膚角層水分量の減少を抑えることが報告されている[21]．

ⓒ 女性ホルモン分泌促進効果

女性ホルモンの分泌を促す香料成分の研究が報告されている[22]．女性ホルモンにはエストロゲン（卵胞ホルモン）とプロゲステロン（黄体ホルモン）があるが，特にエストロゲンの分泌量が50代前後で減少し，更年期障害やコラーゲン量の低下などの原因と考えられている．女性ホルモンの中で最も活性が高く重要であるエストロゲンの一種である17β-エストラジオールを用いて香料成分の影響を調べた結果，「アンブレット・シードオイル」に効果が認められた．特にアンブレット・シードオイルの特徴成分である「アンブレットリド，（−）-ムスコン，シベトン」（図10-14）などの大環状ムスクに17β-エストラジオールの分泌促進効果がみられた．また，

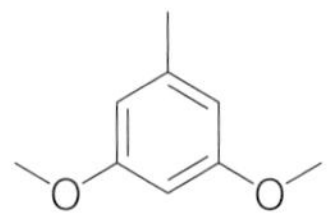

1, 3-ジメトキシ-5-メチルベンゼン（DMMB）

図10-13　抗ストレスホルモン分泌促進成分

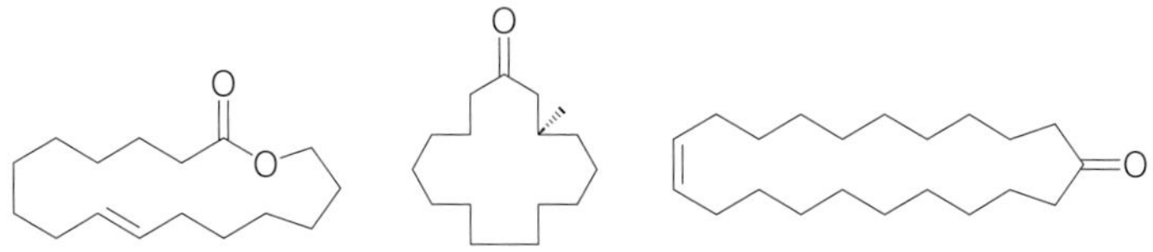

アンブレットリド　(−)-ムスコン　シベトン

図10-14　女性ホルモン分泌促進香料

これらの香料を組み合わせたフレグランスにも同様に女性ホルモンの分泌促進効果が認められ，女性用オードトワレとして開発されている．

7 フレグランス香料の安全性

1 香料の法規制とその組織

われわれの生活にはさまざまな形態のフレグランス製品がある．化粧品は直接肌につけることから皮膚に対して悪影響がないことが重視される．化粧品の一原料である香料にも当然肌に対する安全性が求められる．調合香料および香料原料は，第一に，使用される各国における関連法規制の要件に常に適合するものでなければならない．日本では，香水，シャンプー，化粧品と入浴剤や薬用化粧水などの医薬部外品に使用される調合香料は，医薬品医療機器等法（旧薬事法）の対象である．その他の洗濯用洗剤や柔軟剤など家庭用品や雑貨については，化学物質に関係する環境，健康への影響を防止するための規制，化審法を遵守することが求められる．口に入る可能性のあるリップ製品や幼児用のおもちゃは食品衛生法により規制される（表10-4）．第二に自主基準があげられる．各国の規制に加え，香料業界が国際的な組織の下，自主的に統一基準を設定して，安全性の確保を目的としたIFRA規制がある．そのほかに香料各社や製品製造会社ごとにも自主的な基準を設けている場合がある．第三に，生態系保護や内分泌かく乱物質（環境ホルモン），シックハウス症候群といったような社会的動向から，規制が設定される場合がある．また，海外製品に向けた調合香料を開発する場合，その国の法律を遵守することが求められる．

香料関連の安全性に関する世界的な組織を下記に示す[23]．

ⓐ RIFM（Research Institute for Fragrance Materials）：リフム

香料産業，消費者保護を目的として，1966年にアメリカで設立された香料物質の安全性テストを行う非営利機関で，香料会社および香粧品会社などが参加している．主な業務内容は，香粧品香料素材の安全性についての研究，香粧品香料素材の安全性データなどの科学的データの収集と分析，そして得られた安全性データをIFRA（後述）の自主規制に役立てることである．RIFMはリスク評価を行い，IFRAはリスク管理を行っている．RIFM自体はIFRAとつながっているが，香粧品業界と接点をもたないことで，RIFMの科学的な権威を維持している．フレグランス物質の研究・調査は，独立したREXPANと呼ばれるエキスパートパネル（各分野の世界中の専門家）から知見を受け，国際的に香料素材の安全性を実際に研究・調査している．RIFMの科学

表10-4　香粧品香料の最終製品と関連法

関連法	最終製品
医薬品医療機器等法（旧薬事法） 品質，身体への有効性や安全性を確保し，それらの開発推進をするための法律	化粧品：香水，化粧水，クリーム，シャンプー，石けん，ボディソープ 医薬部外品：入浴剤，制汗剤，薬用化粧水
化審法 化学物質の審査及び製造等の規制に関する法律	家庭用品・雑貨：洗濯用洗剤，柔軟剤，芳香剤
食品衛生法	オーラルケア品・乳幼児品：リップ製品，幼児玩具

的総合プログラムは，ヒトの健康，環境系，呼吸器系（吸入）科学プログラム，動物実験代替法の検討，グループ評価などがある．RIFMのヒトの健康科学プログラムの基本的な目標は，フレグランス素材の接触アレルギーを緩和し減らすことである．さまざまな消費者製品の実際の使用条件（曝露条件）を考慮したフレグランスの安全な使用レベルを設定する定量的リスク評価（Quantitative Risk Assessment：QRA）プログラムに，IFRAとともにRIFMが取り組んでいる．

ⓑ IFRA（International Fragrance Association）：イフラ

香粧品香料産業の開発と発展を目的として，1973年ブリュッセルで設立された国際的組織である．香粧品香料の安全性・科学的データの収集および検討，適用できる法律や関連する規制の収集，そしてこれらの情報を会員および国際組織に伝達する．2001年には，IFRA規制は，安全性に関する自主規制の強化を図るため，ガイドラインから実施基準（スタンダード）に変更されている．具体的には，ガイドラインでの規制値は，調合香料中のもの（香水の賦香率20％を基準として）とされていたが，最終製品中の最大許容の濃度に変更された．また，天然精油由来の成分なども考慮することになった．規制カテゴリーは，禁止〔P（prohibited）〕：香料としての使用禁止，制限〔R（restricted）〕：最終製品での使用量制限，規格〔S（specification）〕：純度規格に合致するものだけを使用，の3種類である．

実施基準（スタンダード）の設定理由は以下のものである．

・ヒトの健康影響
　―局所的（皮膚）有害作用：刺激，感作，光毒性，光感作
　―全身的毒性作用：一般毒性，生殖毒性，遺伝毒性，発がん性
・環境影響
　―難分解，高蓄積，水性環境有害性

IFRAの会員団体の各企業は，IFRAスタンダードを遵守し，消費者を保護する義務がある．日本では日本香料工業会（JFFMA）が加盟している．

ⓒ REACH（Registration，Evaluation，Authorizationand Restriction of Chemicals）：リーチ

ヨーロッパ（EU）のREACH（化学品登録，評価，許可および制限に関する規制）は，2007年にEUで制定されたEU加盟国の規制である．ヒトの健康と環境の高レベルの保護，ならびにEU市場での物質の自由な流通の確保と，EU化学産業の競争力と革新の強化を目的としている．

EU内で年間1t以上，製造または輸入されたすべての化学品（医薬品・食品中香味剤使用物質は除外）は，登録が要求されている．フレグランスやフレーバー物質についてのREACH関連事項，特に，技術一式文書や化学品安全性報告書（10t以上）にとって，RIFMのデータベースは価値ある情報源である．例えば，物質の特定，既存データの特定，データギャップ分析，物質のグループ化とread-across（類推）などである．さらに物質情報フォーラム（SIEF）コンソーシアムやREACH登録をサポートする試験をいかに進めるかなどに有効である．

表10-5　EU26アレルゲン対象香料

・Alpha isomethyl ionone	・Cinnamal	・Farnesol
・Amyl cinnamal	・Cinnamyl alcohol	・Geraniol
・Amyl cinnamyl alcohol	・Citral	・Hexyl cinnamal
・Anise alcohol	・Citronellol	・Hydroxy citronellal
・Benzyl alcohol	・Coumarin	・Hydroxymethylpentylcyclohexenecarbox aldehyde（Lyral）
・Benzyl benzoate	・Eugenol	・Isoeugenol
・Benzyl cinnamate	・Evernia furfuracea（Treemoss）	・Limonene
・Benzyl salicylate	・Evernia prunastri（Oakmoss）	・Linalool
・Butylphenyl methylpropional（Lilial）		・Methyl 2-octynoate

2　EU26香料アレルギー物質の表示

ヨーロッパで生産，輸入される最終製品にはアレルゲン物質の表示が義務付けられている．化粧水やクリームなど肌の上に残る製品では製品中10ppm以上，シャンプーやハンドソープなどの洗い流す製品では製品中100ppm以上で，配合されているアレルゲン物質を表示しなくてはならない．EUにて最終製品の発売が予定されている場合は，フレグランス香料の開発が日本であってもアレルゲン物質の配合量を表示義務以下に制限してアレルゲン表示を避けるように創香することがある．ヨーロッパ以外でもこの規制にならい，アレルゲン物質の配合を制限した香料の依頼も多くみられる．EU26アレルゲン物質を表10-5に示す．*d*-リモネンやリナロールなどフレグランス用に汎用性の高いものも多い．

また，海外製品に向けた調合香料を開発する場合，その国の法律を遵守することが求められる．EUのREACH，アメリカ・カリフォルニアのTSCA（Toxic Substances Control Act）有害物質規制法，カリフォルニア州安全化粧品法（発がん性物質と生殖毒性物質を含む化粧品をカリフォルニア州で販売する場合，州保健局への届出を義務付けている），韓国のK-REACH（化学物質登録および評価等に関する法律）などがある．さらに，ハラールなど宗教上の制約を求められることもある．

8　フレグランスの今後

ここまで述べてきたように，フレグランスの使用には紀元前からの長い歴史があり，文明の発展に伴い香料および香りの文化も発展してきた．そして，現在のわれわれの生活において欠かせないものとなっている．しかしながら，フレグランスを取り巻く環境は年々難しいものになっている．大きな要因の一つは，IFRA規制理由にもあげられていた環境問題である．地球規模での環境問題への取り組みが加速している中で，化学原料を使用するフレグランスには多くの課題が課せられている．フレグランスに関連する世界中の化粧品および日用品製造会社が，CSR（corporate social responsibility），SDGs（sustainability development goals），SBT（science based target）などの環境保護に関する項目にコミットメントしている．香料会社は，最終製品会社の環境保護レベルに合わせた対応が必要になってきている．ここ数年のフレグランス製品のトレンドコンセプトは，“ナチュラル”“ボタニカル”である．花，ハーブ，フルーツ，シトラスなどさまざまな天然素材に注目したリラックスイメージの香りが花盛りである．また，7〜8年前までは，グリーン系の製品パッケージは売れないというのが定説であったが，現在は，グリーンやブルーもしくは透明などの自然を想起させるカラーが主流となっている．この自然回帰，環境への配慮といった潮流は，香りにも大きな影響を与えている．心地よい香りを提供するのはもちろんのこと，ストレス低減などの生理，心理面へのサポートや消臭・マスキングへの対応など，機能性や付加価値が求められている．

今後は，天然の再生可能な資源を原料とするバイオベース香料や，環境に負荷をかけない製法，グリーンケミストリーへの対応が一般的になってくるであろう．さらには，AIが個々人の趣向を反映させたカスタマイズ香水を創作してくれるかもしれない．いつの時代においても，われわれは，その環境とニーズに合わせた「日々に潤いを与える香り」を模索し，提案していくことが使命であると考えている．

(平野奈緒美，石田賢哉)

■文 献

1) 長谷川香料株式会社：西洋の香料の歴史と文化．香料の科学，講談社，東京，2013，pp.13-20.
2) 中島基貴：香料と調香の基礎知識，産業図書，東京，1995，pp.19-22.
3) 黒澤路可 編：主要植物精油．香りの事典，フレグランスジャーナル社，東京，1984，pp.202-259.
4) 長谷川香料株式会社：合成香料の分類．香料の科学，講談社，東京，2013，pp.55-57.
5) ジャン＝クロード・エレナ：調香師日記，原書房，東京，2011，pp.19-20，69-70.
6) Torii S, Fukuda H, Kanemoto H, et al：Contingent negative variation（CNV）and the psychological effects of odour. In：*Perfumery：The Psychologyand Biology of Fragrance.*（Toller SV, Dodd GH, Eds），Chapman and Hall, London, 1988, pp.107-120.
7) Haze S, Sakai K, Gozu Y：Effects of fragrance inhalation on sympathetic activity in normal adults. *Jpn J Pharmacol*, 90：247-253, 2002.
8) 針谷 毅：香りによる脂肪細胞機能制御の可能性．アロマリサーチ，4：72-78，2003.
9) 駒木亮一，奥井美保：5-alkyl-2（3H）-furanonesのメラニン生成抑制効果．フレグランスジャーナル，33（5）：43-49，2005.
10) 西澤陽一郎，玉井英子，花田 実：*Cistus ladaniferus* L. 中のメラニン生成抑制成分．日本薬学会第122年会要旨集-2，2002，p.117.
11) 吉田浩之，駒木亮一：香り成分のヒアルロン酸産生促進効果．フレグランスジャーナル，32（8）：36-40，2004.
12) 駒木亮一，濱田和人，奥井美保：女性の髪の保護，育毛—香気成分による毛乳頭細胞増殖活性と香りによるストレス軽減．アロマリサーチ，5：242-247，2004.
13) 野々村真美，堀 公彦，市川義章ほか：IL-4産生抑制活性を有する芳香化合物の探索．アロマリサーチ，3：51-56，2002.
14) 安井裕之，池田亜以子，重本真理子ほか：紫外線により生成される皮膚中の活性酸素種に対するラベンダーオイルの抑制作用—紫外線障害防御と皮膚老化抑制への可能性．アロマリサーチ，5：129-135，2004.
15) 西村弘行：植物の香り成分と生理活性．化学と生物，42：538-545，2004.
16) Erman M：Progress in physiological cooling agents. *Perfum Flavor*, 29：34-50, 2004.
17) McKemy DD, Neuhausser WM, Julius D：Identification of a cold receptor reveals a general role for TRP channels in thermosensation. *Nature*, 416：52-58, 2002.
18) 富永真琴：TRPチャネルと痛み．日薬理誌，127：128-132，2006.
19) 永井克也：匂い刺激のエネルギー代謝に対する影響とその機構：グレープフルーツとラベンダーの芳香の効果．肥満研究，11：206-208，2005.
20) 城市 篤，土師信一郎，寺嶋有史：蘭の香気成分とその効果（I）—パフィオペディルム属の香り．アロマリサーチ，11：162-168，2010.
21) 細井純一，土師信一郎，合津陽子ほか：香料およびスキンケアによる唾液中DHEAの促進と皮膚機能調節．自律神経，43：375-379，2006.
22) 加藤雅光：香料成分による女性ホルモンの分泌促進効果．フレグランスジャーナル，32（12）：56-60，2004.
23) 日本香料工業会：コンプライアンス講座，日本香料工業会 2018年版，2018，pp.67-81.

Section 2
化粧心理

11 人はなぜ化粧をするのか

Key words

- 化粧の構造 ●日本の化粧文化 ●現代の化粧 ●女性の容貌の美とは
- 化粧の効用と期待

化粧の起源は，人が社会生活を営み始めたときにまでさかのぼるといわれるが，いつ頃から，どのような化粧をしていたのかは詳らかではない．およそ4万年前の旧石器時代のスペインの洞窟壁画に顔に赤い顔料を塗った人物が描かれていたり，赤い顔料のついた人骨が発見されていることなどから，４～５万年前には化粧に類する行為が行われていたと推論されている．

化粧行為が確認できるのは，古代エジプト時代からである．ツタンカーメン王（紀元前1350年頃）の墓が発掘調査されたときに発見された，動物性脂肪9，樹脂1の割合で処方されたスキンクリームの痕跡の残った約3,500年前の壷がある[1]．古代エジプト王朝では，高度な化粧が行われていたのがわかっている．

日本については，縄文時代に作られた土偶や土面の顔面にある線刻や，5～6世紀の埴輪の顔にある赤い彩色が古代の化粧と考えられており，3世紀末に中国で書かれた歴史書『魏志倭人伝』にある古代日本人の赤い色の化粧などの記述が，最も古い化粧に関する資料とされている．

化粧は古代から現在に至るまで，世界各地のあらゆる文化のもとで行われ続けてきた普遍的な行為であるが，長い歴史の推移とともに化粧方法や化粧の意味は変わり続けてきてもいる．

現代，日常的に普及している化粧は，大きくはスキンケア，メイクアップ，フレグランスに分類され，目的・機能は，自己の身体を手入れ管理する「スキンケア」と自己イメージを演出する「メイクアップ」に分けて認識されている．しかし，「化粧」ということを歴史的，文化的，社会的視点で考察すると「化粧」という語句は，多くの概念を含む多義的な言葉であるといえる．

1 化粧とは何か

長い歴史において社会や文化の影響を受けて進展してきた化粧だが，化粧の構造を「行為」と「意味」の2点から考えてみる．

1 化粧行為の分類

人類学では，広義の化粧行為は次のように分類されている．

① 身体変工：身体の一部を加工する行為（髪を切る，歯を抜く，鼻や耳，唇に穴を開けるなど）.
② 色調生成：皮膚に永久的に色や模様を加える行為（入れ墨，タトゥー，瘢痕など）.
③ 彩色：一時的に皮膚に色やつやを与える行為（ボディペインティング，メイクアップ，ネイルメイクなど）.

また日本の現代化粧について，山崎[2]は以下の分類をしている.

・第1化粧：ぬり（化粧品によるメイクアップなど）.
・第2化粧：かざり（装飾物を身につけるなど）.
・第3化粧：傷つけ（入れ墨や瘢痕，切除など）.
・第4化粧：整形（美容整形など）.
・第5化粧：精神（健康美，精神美，教養美など）.

第1，第2は元の状態に戻すことができる化粧，第3，第4は身体への直接の加工で元の状態に戻すことが難しい化粧，第5は，精神面から身体とのバランスを求めるものである.

しかし，現在の美容分野は，ヒアルロン酸注入やボトックス注射，レーザー施術などのプチ美容整形といわれる医療施術や，器具を使うホームケア向けのスチーマー，イオン導入機器，美顔ローラーなどの美容家電や美容機器，さらに各種のエステティック，美容健康食にまで広がっている.

日本の化粧・美容の現状に対応する分類に広げてみる.

① 塗布：顔・身体への化粧料などの塗布.
（例：スキンケア化粧品，メイクアップ化粧品の使用）
② 飾り：身体への飾り物の着装.
（例：ピアッシング，つけ爪，つけまつ毛）
③ 表面加工：身体の一部への加工．長期にわたり保持される.
（例：入れ墨，タトゥー，アートメイク）
④ 施術：美容を目的とした身体への施術．即時的な変化・効果がある.
（例：美容整形，プチ美容整形，脱毛）
⑤ 補助：美容効果の増進などを目的とした行為.
（例：エステティック，美容家電・美容機器の使用，サプリメントの摂取）
⑥ 健康ケア：美容を健康の観点で身体ケアする行為.
（例：食事，入浴，ヨガやピラティスなどのエクササイズ）

①，②，③は古代から行われてきた化粧行為，④，⑤，⑥は近・現代の美容法の発展や認識の広がりによって拡大した項目である.

2 化粧目的・要因の分類

化粧文化史の先行研究で，久下[3]は，化粧の起原を「美を求めるのは人間の本性である」としたうえで，「人は動物と違って，自分の容姿を美化することによって少しでも老いることを防ごうと心がける．これが美粧であって，そのために化粧が用いられる」と述べている.

化粧の定義は研究者の観点によってさまざまな意見があるが，樋口[4]の意見を参考にした4項目の目的が一般的にいわれている．

① 本能的目的：性的本能，快楽的本能の表出．
② 実用的目的：保護，隠蔽，カムフラージュなど．
③ 信仰的目的：呪術，禁忌，信仰の標示，信仰集団の標示．
④ 表示的目的：集団の表示，アイデンティティの表示．

「本能的目的」は，人間のもつプリミティブな側面からの欲求の発露といえる．清潔感や美観を快感とする本能，子孫を残そうとする本能や弱い立場の女性が生命を守ろうとする本能などに根ざした目的である．

「実用的目的」は，実際的な必要をもった目的といえる．ヒトは古代より寒さや日差しから肌を守るために，動物の脂，植物の油や汁を身体に塗っていた．古代エジプト人は，皮膚の乾燥を防ぐために動物の脂と樹脂，香料からなる軟膏を身体に塗り，また強い日差しや埃，虫から目を守るためにすりつぶしたクジャク石と樹脂や脂を混ぜ合わせたものでアイラインを施していた．中世には，あざや種痘などの病気による瘢痕をカバーする目的の化粧があった．カムフラージュは，戦闘場面や狩猟のときに身を隠すためのペインティングである．

「信仰的目的」は，鎮魂や魔除け，呪術など人間の力の及ばない対象への働きかけや，崇拝者，信仰者であることの表示である．埴輪の顔に施された赤い顔料の彩色は，魔除けを起原とした化粧と考えられている．現代でもアフリカや南アメリカの原住民の呪術師や祈祷師のメイクアップに原形をみることができる．

「表示的目的」は，特定集団や特定社会の一員であることや，そこでのポジションを示す化粧である．古代から部族集団には統一的な装いがあり，化粧もその一部であった．アイデンティティの表示とは，社会コードの化粧である．身分制度が定められていた江戸時代は，公家，武家，町民，農民の装いには，支配層からの規定と慣習による規定があり，化粧法も武家女性と町民女性では異なり，さらに年齢や未既婚によっても異なった化粧法であった．江戸社会の化粧は，身分や階級，職業，年代，未既婚の明示であった．現代でも一時「ガングロ化粧」が話題になったが，これも所属集団の表示とみることができる．

化粧をする目的という観点で「本能的」「実用的」「信仰的」「表示的」の4項目に分類したが，化粧をする動機という観点からは「社会的要因」「心理的要因」「皮膚管理的要因」に分類することができる．

① 社会的要因：社会生活における化粧動機．対人関係や生活環境，職場環境など，周囲への同調と周囲からの要請への対応．
② 心理的要因：人それぞれの個人的な化粧動機．変身願望，自己愛，ストレス解消，満足感など個人的欲求の充足．社会に協調し承認を得ようとする心理と，他人との差別化や独自性を求める心理という二律背反する心理も内包している．
③ 皮膚管理的要因：美しさを所与のものとして，肌を健やかに，美しくしていたいという動機．

「化粧」を目的と要因という観点で分類したが，実際の化粧は皮膚ケアと社会協調と美の演出などいくつもの潜在的・顕在的な意図を含んで行われている．「化粧」は目的・要因が重層的であり，ゆえに多義的な言葉となっている．

3 特異分野の化粧

現代は，久下[3]が「美粧」と定義した“美しさ”を文脈とした化粧の「スキンケア／メイクアップ／フレグランス」が一般的な化粧の認識である．

厚生労働省の化粧品の定義では，「化粧品とは，人の身体を清潔にし，美化し，魅力を増し，容貌を変え，又は皮膚若しくは毛髪を健やかに保つために，身体に塗擦，散布その他これらに類似する方法で使用されることが目的とされる物で，人体に対する作用が緩慢なものをいう」となっている[5]．しかし，一般的な美容や自己演出とは目的を異にするケースの化粧も行われている．

① 儀式・祭礼・宗教行事における化粧：慣習的な様式の結婚式，祭，伝統行事などで行われている伝統を踏襲した様式に則って行われている化粧．

② 演劇などの扮装化粧：歌舞伎役者や舞踏家，舞妓などが演出された役に扮するために行う化粧．

③ 医療分野の化粧：あざやけがの痕，病気の治療で黒ずんだ皮膚などで悩んでいる人へのメディカルメイクや，高齢者をメイクアップで元気にする化粧セラピーなどの「化粧療法」．

「けしょう」には「仮粧」という字もあるが，一時的に仮の姿を粧うという意味の化粧が①，②である．最近は，若い女性の間で行われているアニメのキャラクターや人気タレントに扮する，自分ではない何者かになりきる“遊びのメイクアップ”など，化粧の楽しみ方が広がっている．③の医療分野の化粧とは，化粧が心理的・生理的な治療効果をもたらすことに基づいて行われている治療である．また，特別な施術としては，「エンゼルメイク」と呼ばれる死化粧もある．

2 日本の化粧文化史

「化粧とは何か」を行為と意味から考えてきたが，「化粧」には動的な歴史があり，化粧文化には各時代それぞれの様相がある．日本の化粧史に「化粧とは何か」の変遷をたどってみる．

日本の化粧文化史は，①元始化粧期，②大陸伝来化粧期，③伝統化粧期，④近・現代化粧期の4期に大きく区分することができる．

1 元始化粧期（弥生時代・古墳時代）

“日本の化粧の起源はいつか？”は明らかではない．古い事例に縄文時代の土偶や土面の中に顔面に線刻が施されたものがあるが（図11-1），その人体造形がある程度写実的なことから表現は実際の様子が反映されているものと推測され，顔の装飾加工は化粧を表したものだと考えられている．文献の記録として確認できるのは，3世紀末に中国で編纂された歴史書『三国志』の魏書東夷伝の一部，通称『魏志倭人伝』に書かれている化粧に関する記述がある[6]．

① 入れ墨：「男子無大小皆黥面文身」（男子は大小となく皆黥面文身(げいめんもんしん)す）．

② お歯黒：「有裸国黒歯国」（裸国，黒歯国あり）．

③ 赤色化粧：「以朱丹塗其體如中国粉也」（朱丹を以ってその身体に塗る，中国の粉を用いるがごときなり）．

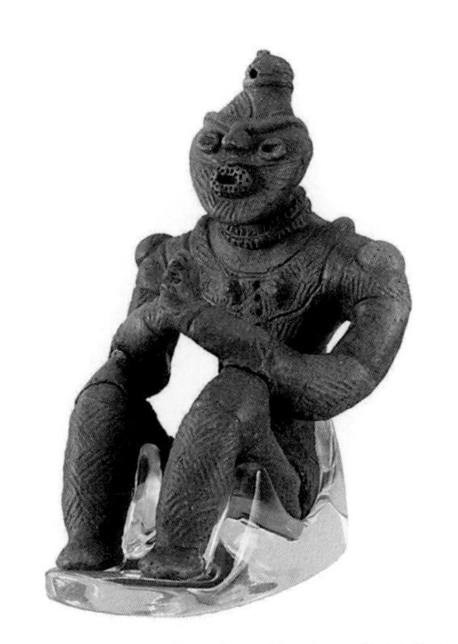

図11-1　合掌土偶（縄文時代後期）
（風張1遺跡出土 国宝・合掌土偶，八戸市埋蔵文化財センター是川縄文館所蔵）

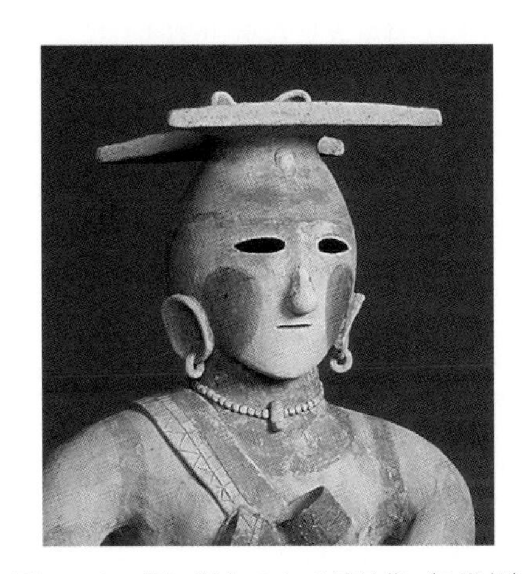

図11-2　頬に彩色のある埴輪像（6世紀）
（太田市塚廻り第4号古墳出土 埴輪（大刀を持つ女子），文化庁所有，群馬県立歴史博物館保管）

こうした記述から倭国では入れ墨，お歯黒，赤色化粧が行われていたことが推定できる．また，5～6世紀の古墳から出土した埴輪に目の周りや頬に赤い彩色が施されているものがあるが(図11-2)，赤い顔料には水銀朱や酸化鉄（ベンガラ）が使われ，古墳の内装や棺に塗られている例もある．赤色の化粧は，死者の鎮魂や再生の祈り，呪術や魔除けなどの宗教的意味の化粧であったと考えられている．さらに，倭は数十の小国家群であったため，部族集団の識別や部族内の身分・階級を示す集団特有の色使いや，文様の化粧をしていたことも推測されている．

2　大陸伝来化粧期（飛鳥時代・奈良時代）

律令国家成立期の7世紀になると遣隋使，そのあとの遣唐使や渡来人によって中国大陸の先進的文化が伝えられ，大和政権に積極的に受容されたが，白粉（おしろい）や紅の化粧料と化粧法も伝来し，支配層の朝廷人に取り入れられている．宮廷の女性たちが行っていた化粧法は，奈良時代に描かれ

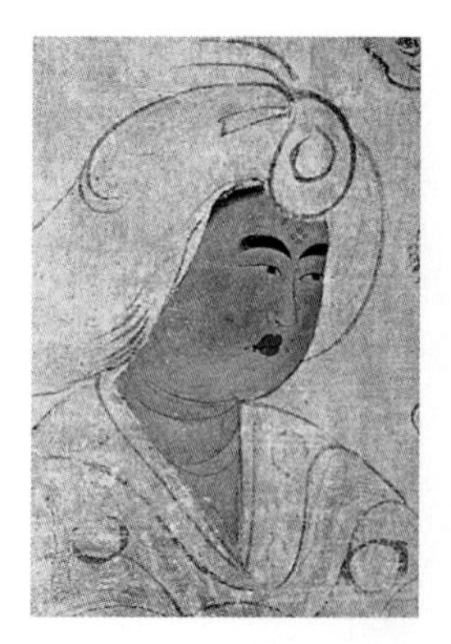
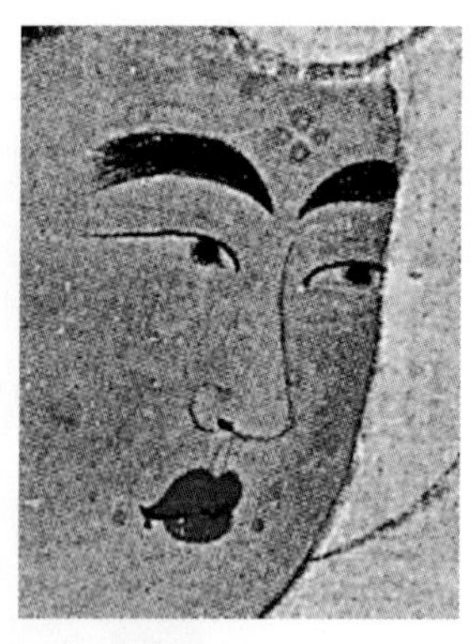

図11-3　正倉院鳥毛立女屏風
花鈿・靨鈿が描かれている．
（鳥毛立女屏風 第4扇（正倉院宝物），宮内庁正倉院所蔵）

た高松塚古墳壁画の女性群像や，正倉院御物・鳥毛立女屏風の女性像（図11-3）から推定することができる．また，『日本書紀』の持統天皇六年（692年）に「沙門観成に，絁十五匹・綿三十屯・布五十端賜ふ．其の造れる鉛粉を美たまへり」（僧の観成が，鉛白粉をつくって持統天皇に献上したところ，女帝はその白粉をほめて褒美を与えた）という白粉に関する記述がある．

こうした当時の記録から知る中国大陸様式の化粧の特徴は，①白粉化粧の上に頬や唇への紅化粧を施している，②漢詩に「蛾眉」「柳眉」と表現され日本では「三日月の眉根」「柳の眉」と例えられた，太く弓なりの眉を描いている，③額中央に「花鈿（かでん）」，唇両端に「靨鈿（ようでん）」と呼ばれるポイント模様が描かれているものだとわかる．

こうした特徴の化粧の女性画像が唐時代のトルファンの壁画などにみられることから，唐様式の化粧法だと認められ，衣裳や装飾品，髪型，ふっくらした顔つきなども共通しており，大陸様式の装いを宮廷の女性たちは，倣っていたことがわかる．

飛鳥・奈良時代，大陸化粧の模倣期の化粧は，先進文化を知ることができ，貴重な舶来品を使うことのできた支配階級の宮廷女性の化粧である．その化粧意識は，元始化粧が宗教的しるし・部族表示などプリミティブなものであったのに対して，中国文化の美意識を反映した“おしゃれ”が意図されたものになり，高い地位を表すステータスシンボルにもなっていた．

化粧法としては，白粉，紅化粧，眉化粧の白・赤・黒という三色の化粧であり，日本の化粧はこの三色を基本とした伝統化粧へと発展を遂げていく．

3 伝統化粧期（平安時代〜江戸時代）

ⓐ 平安時代・鎌倉時代・室町時代・安土桃山時代

平安時代になると遣唐使が廃止され，日本の独自文化醸成の機運が高まり，唐に学んだ文化を土台として，日本人の感性や日本の風土に適応した国風文化が平安貴族を中心に育まれていく．

宮廷女性の代表的な装いは，衣装は十二単と呼ばれる女房装束，髪型は背中に長く垂らした垂髪となり，化粧は赤・白・黒の三色の伝統化粧の基礎が定着している．この伝統化粧形成期の化粧法については，「源氏物語絵巻」（平安時代末期）（図11-4）などの絵画や『源氏物語』（平安時

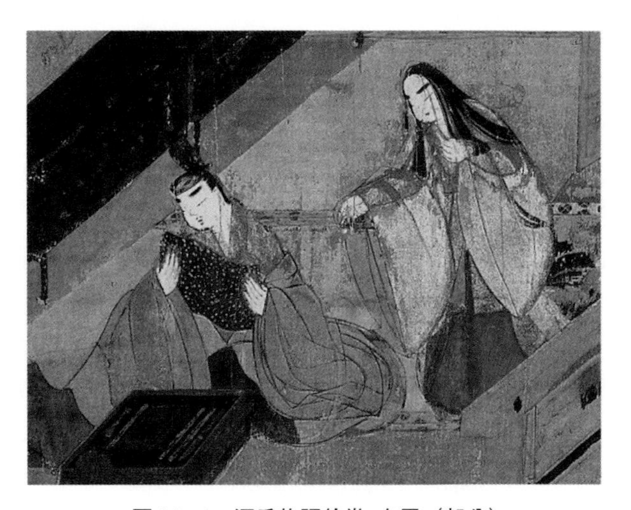

図11-4　源氏物語絵巻 夕霧（部分）

（五島美術館所蔵）

代中期）をはじめとした平安文学から知ることができる．

赤の紅化粧では，『源氏物語』に「紅というもの赤らかにつけて」と紅を濃くつけている様子の描写があり，化粧品については『倭名類聚抄』（平安時代中期）に「経粉（ていふん），和名閉邇（へに）」と頬紅の記載，『江家次第』（平安時代中期）に「口脂筥（こうしはこ）」と口紅の箱の記載がみられる．絵画には，典型的な顔として，ふっくらした頬への紅化粧に口紅をさした小さな口元が描かれている．

黒の眉化粧・お歯黒は，平安時代に独自の進展をみせている．『源氏物語』には「古體の祖母君の御名残にて，歯黒めも，まだしかるけるを，ひきつくろはせ給へれば，眉のけざやかなりたるも，美しう清らなり」と源氏が若紫にお歯黒と眉を化粧させると，はっきりとして美しくなったという記述がある．当時の眉化粧は眉を毛抜きで抜いて，眉墨で新たに眉を描く化粧であった．お歯黒や眉化粧は成人のしるしとして10歳前後で行われていた．

白の白粉化粧は，平安時代にも高貴な身分の表象としての意味をもつものであったが，加えて白粉化粧は“美人観”の表現にもなっている．中国大陸では古くから白い肌を美しいとする審美観があり，唐代の漢詩には，華奢な身体つきや細い指，濃い眉などとともに白い肌が美人の条件として盛んに讃えられている．平安貴族が教養として漢文学から学んだ「白い肌は美人」という観念は，国文学でも肌の白さが女性美の表現として用いられるようになっている．白い肌は，屋外に出ることの少ない高貴な女性の象徴であるなどの説があるが，白い肌は美人を意味するようになり，白粉化粧は白い肌を強調する化粧になっている．平安文化に，化粧は「美しさ」や「美人」という文脈で語られる行為となったのである．

平安時代後期になると公家の男性も白粉やお歯黒，紅化粧をするようになり広まっている．男性化粧の始まりは，天皇や上皇が寵愛する少年に化粧をさせたことから，若い公家の男性もならって化粧を始めたという説がある[7]．

公家の男性の化粧は，高い身分や地位を表示するものとして定着し，武士が実権を握り支配する武家社会になると化粧は武家にも広がっている．武家の男性化粧も高い身分の武将がする権威の象徴としての化粧であった．

鎌倉時代には，上級武家女性も公家女性にならった化粧を行っている．室町時代には，お歯黒や眉化粧は男女ともに礼法に組み込まれた儀礼となり，『建内記』（室町時代）に女性の元服について，公卿万里小路時房の娘が9歳のとき，時房が娘にお歯黒を筆で三度つけ，母親が眉を抜いてあげたと儀式の様子が記されている．この時代，社会的地位の上がった武家階級にも身分格式に応じた礼法が整備されはじめ，化粧も公家にならったものであった．

戦国時代，安土桃山時代になると化粧は公家から高位の武家，裕福な商家などの女性，白拍子，女歌舞伎，遊女などの歌舞を演じ酒席の相手をする女性，まだ一部であろうが一般庶民の女性にも広がっている．安土桃山時代から江戸時代には，化粧に大きな変化はみられないが，顕著にわかるものに衣装と髪型がある．上級階級の衣装であった袴・小袖・打掛などから構成される女房装束は，安土桃山時代には，下着であった袖口の狭い小袖が，細い帯でゆったりと着る表着となって普及し，さらに江戸時代には，袖口が広く袂のある現在の着物形式になり幅広の帯になっている．髪型は，平安時代からの垂髪から活動しやすく髪を束ねた髪となり，さらに安土桃山時代には束ねた髪を頭上でまとめて結う髪型に発展し，江戸時代初期には，髷(まげ)を結う日本髪の原型が登場している．

ⓑ 江戸時代

伝統化粧は，約260年間安定した政権が続き，経済や都市型生活の発展した江戸時代に完成したものとなっている．江戸文化の節目となる代表する二つの文化期には，元禄年間（1688～1704年）に京・大坂を中心に裕福な町民が展開した「元禄文化」と，文化文政年間（1804～1830年）に江戸町民が中心となった「化政文化」がある．町民階級が中心となった江戸文化では，伝統化粧も町民女性が原動力となって発展している．

武家社会では，小笠原流礼法，水嶋流礼法などの礼法が確立した．武家女性は礼法に則った様式化された礼儀作法としての化粧を行っていた．例えば，武家女性は，素顔のままはもちろん庶民より薄化粧であることも許されないというのが，武家の化粧コード（規定）であった．家の格式の上下や，江戸大奥であれば身分階級によって，化粧法は細かく決められ守られていた．

町民の化粧の背景には，経済が豊かになるに従い女性が働き手であることから解放されるという社会状況の変化があった．中世までの歴史では，特権階級以外の女性は，家業や家事への従事，奉公に出るなど働き手であったのが，江戸時代の富裕層の町民女性は，生産労働に就くことなく，生活を楽しむことができる身分となっている．

装いは働くために活動的である実用志向から，おしゃれ志向に転換し，着物は袂の長い振袖に幅広い帯を凝った形に結ぶようになり，髪型も自分一人では結えない複雑な髪型へと発展している（図11-5）．

着飾った女性の姿とは，女性自身が“見られること”を意識した姿であり，世間から“見られる”対象となったことを意味している．コードに縛られない，“おしゃれ”という自己表現を前面とした装いは，江戸文化の潮流を表すものである．

化粧にも“おしゃれ”が意図されるようになり，江戸と上方との化粧法の違いやさまざまな流行も生まれている．しかし，化粧が全面的に個人の自由意志によるものになったわけではない．結婚前の年頃になるとお歯黒をすることは「半元服」，子どもができると眉を落とすことは「本元服」といわれ，女性の通過儀礼としての化粧が町民階級の生活に定着していた．こうした社会

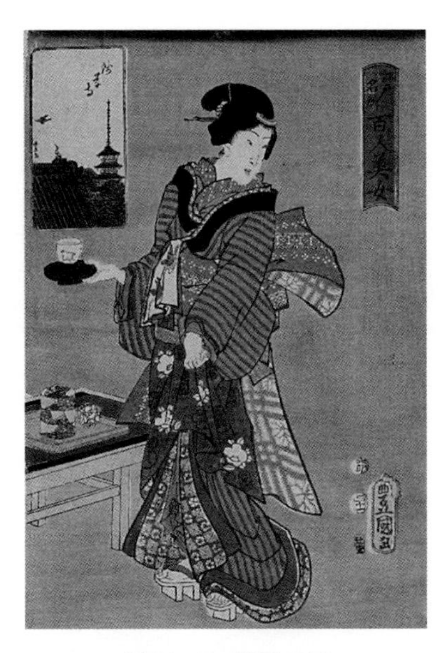

図11-5 茶屋の娘

(歌川豊国：江戸名所百人美女，浅草寺，安政4年)

慣習コードとしての化粧は，明治時代初めまで続けられていた．

江戸時代後期の「化政文化期」以降，女性の伝統化粧は，おしゃれを演出する紅の赤・白粉の白・眉化粧の黒の三色の化粧法と慣習コードのお歯黒・剃り眉が合わさり，日本独自の化粧として様式美をつくりあげている．

4 近・現代化粧期

約1,000年続いた伝統化粧期は，1868年，明治政府の始まりとともに近・現代化粧期へと転換する．明治政府は「富国強兵」「文明開化」「脱亜入欧」をスローガンに，政治，教育，産業とあらゆる面で一斉に近代化を推し進めている．しかし，明治時代初期の国民一般は，まだ江戸時代の生活様式や慣習の多くを継続した生活を送っていた．そうした状況で化粧の変革は，まず政府が太政官布告で華族のお歯黒と剃り眉を禁じたことから始まる．幕末・明治に来日した欧米人から，お歯黒・剃り眉が野蛮な風習と批判されたことがその理由である．お歯黒・剃り眉の廃止は，象徴性や様式美という日本の化粧観を否定し，欧米の化粧観である自然な美しさや健康的な美しさへと転換させる最初の契機となっている．以降，次第に日本の女性は，自然な眉や本来の白い歯を受け入れ，近代化粧へと歩み出していく（図11-6）．

明治時代には，欧米美容の化粧水やクリーム（図11-7）が取り入れられて普及し，明治30年には「美顔術」と訳されたアメリカ式の美容法「Hygienic Facial Culture」が紹介されて，明治39年，遠藤波津子が一般女性に美顔術を提供する「理容館」を開業している（図11-8）．「美顔術」の施術内容は，蒸しタオルで皮膚をやわらげ，クリームを塗布，その後カッピングカップなどと呼ばれた器具で吸引するというもので，その目的は皮膚の汚れを除去し，血行を良くし，皮脂の分泌を適度にし，爽やかな気分にすると述べられている．近年の「エステティック」を先行

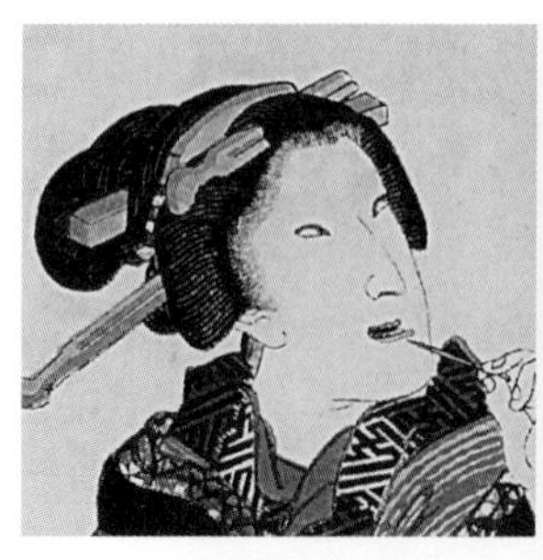
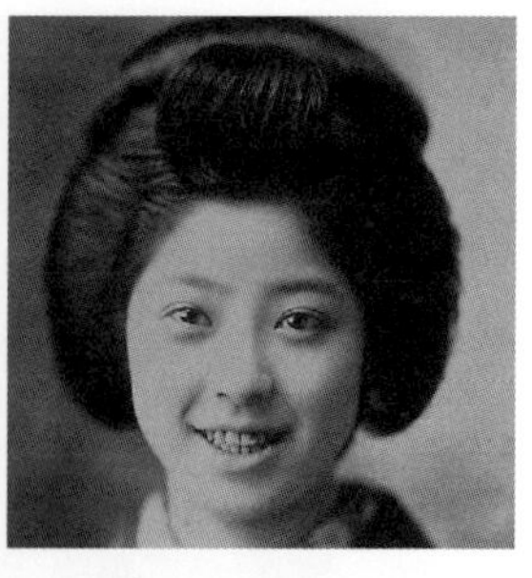

図11-6　江戸時代の女性のお歯黒・剃り眉（左），
白い歯・自然な眉の明治の女性（右）

（左；歌川豊国：江戸名所百人美女，王子稲荷，安政4年）

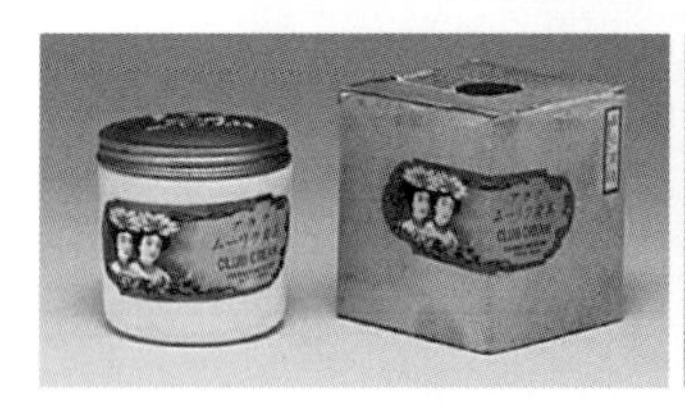
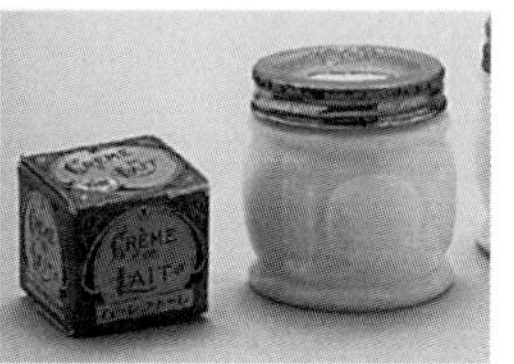

図11-7　明治時代のクリーム

クラブ美身クリーム（左），クレームレート（右）．

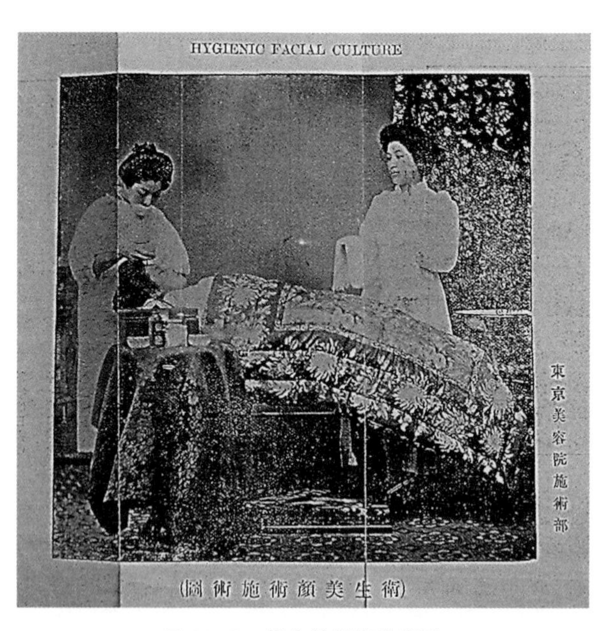

図11-8　衛生美顔術施術図

（東京美容院「美容法」，明治時代）

する美容法であった．

メイクアップの新時代の変化には「肉色白粉」の登場があった．ヨーロッパから輸入された「肉色白粉」は，明治時代末には国産品も発売されている．肌色の白粉は，白一色のベースメイクとは異なる化粧法の日本女性への提示であり，新たな化粧美観の次への一歩となっている．

日本の化粧文化は，明治期に欧米から学び，模倣した化粧・美容法の影響を受けて，象徴性・様式美の化粧観を自然な美という化粧観に変えている．

続く大正時代は，西洋式化粧法を日本式にアレンジしながら近代化粧を発展させている．大正時代には「職業婦人」という女性のライフスタイルが拡大し，広く社会に進出した女性の化粧は，社会に認められる身だしなみの化粧と，より積極的に表情や個性を表す化粧が行われるようになっている．大正時代末には「モダンガール」と呼ばれた，先端ファッションや断髪で従来の女性らしさとは一線を画す主張をする女性たちが出現している．

昭和時代になると一般女性のメイクアップは，社会的に認知されるものとなり，ベースメイクが白粉から油性のファンデーションになるなど，メイクアップ化粧品の品目，品質，色数は急速に充実していく．現代では，その時々の化粧法の流行やメイクテクニックの変化はあっても，多くの女性にとってメイクアップは社会生活に欠かせないものとなっている．また，近代化粧のスキンケアは「美しい肌・美肌」が一貫した美容コンセプトとなっている．現代では「美白」と「エイジング」を二大テーマとして，さまざまな化粧品や美容法，多種の美容機器，医療的な美容へと美容分野は広がっている．あふれる美容情報に多くの女性のスキンケアへの関心も高く，洗顔，保湿，賦活という一連のスキンケアは日々怠ることのできない生活の一部となっている．

日本の化粧史をたどってみると，化粧が社会と密接に関わる行為であったことは明らかである．社会の発展とともに化粧をする階層は上から下へと広がり，現代では誰もが化粧をするようになっている．規定された化粧から，社会コードの緩和とともに化粧は自己プロデュースの化粧へと変わってきた．化粧は社会の変化とともにダイナミックな変化をたどり現在に至っている．

3　現代の化粧の構造

1　化粧の意図

現代の化粧意識の基底にあるのは，自分らしさを他人に認められることと，自信をもって社会生活やプライベート生活を送りたいという思いである．化粧行為の実際には，皮膚を清潔に健やかに保つことを基本に自分の伝えたい特徴を強調したり，手直ししたり，知られたくないものを隠そうとしたりする意図がある．自分の特徴をアピールすることは，良好な対人関係を築き維持するために重要と思われていて，外見を粧うことによって自分の魅力を高めたいという欲求は根強いものとなっている．現代女性の化粧は，“肌の管理”と“女性的魅力のディスプレイ”の二つの要素を意図するものといえる．

2　女性の容貌の魅力

女性の魅力的な容貌は「美しさ」とか「美人」という言葉で語られるが，「美しさ」という概念には，時代や文化を問わず求められる“普遍的な美”と，文化差や個人差はあるが，その時代状況である程度の共通性をもって求められる“社会的な美”に分けることができる．

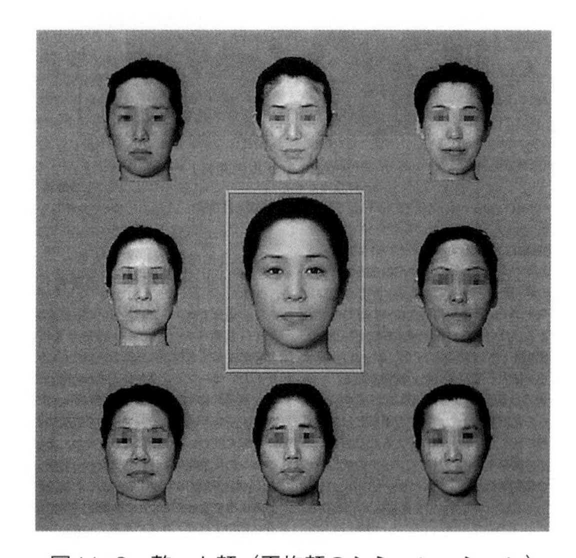

図11-9　整った顔（平均顔のシミュレーション）

（山崎和広ほか：フレグランスジャーナル，24（10）：69-77，1996）

ⓐ 普遍的な美

ヒトは自然や創造物など多様な事象の中に秩序や規則性を見出し，その調和を感覚的に美しさと捉えている．女性の容貌の場合も，シンメトリーで目・鼻・口などの形状や配置のバランスのとれた顔立ち，均一な肌色を調和のある基本的な美と捉えている（図11-9）．

ⓑ 社会的な美

時代や地域によってさまざまに異なる美の基準がある．そうした美には，そのときの時代性や文化・風俗において共通の認識としてイメージされる“状況的な美”と，“状況的な美”に影響されながら経験的に個人のなかに形づくられる“主観的な美”が重なっている．

3　女性の容貌の“社会的な美”の構造

女性の美しさ（容貌の魅力）は，表現する当事者とそれを魅力と感じ評価する者との相互作用において認められるものである．

社会的な女性美の形成要因として次のようなものがあげられる．

①好き嫌いや嗜好性など，当事者／評価者のパーソナリティ

②プライベートやソーシャルなど，当事者／評価者の関係性

③生活信条や志向など，当事者／評価者の価値観

④文化基盤やトレンドなど，社会環境の文化的価値観

女性の容貌の社会的な美しさは，置かれた環境，見られる者・見る者との関係性やそれぞれのパーソナリティによって評価が異なるという，評価の要因が重層化した状況で語られる美人観である．そうした意味で「美人論の数だけ美人像がある」といわれている．

美しさを関係性と捉えると，化粧は対面する社会や集団，個人に自分の容貌を視覚的メッセージとしてプロデュースする手段であるといえる．

4 女性の化粧への期待

女性の化粧には，満足感という心理的効用と対人的な効用という二つの効用が期待されている．

ⓐ 化粧行為自体から得られる満足感

化粧には皮膚感触的な快感，快い緊張感，気分転換，ストレス解消など化粧すること自体から得られる満足感がある．さらに化粧をすることは，自己実現欲求や自己顕示欲求，変身願望の充足になっている．

ⓑ 対人的効用

化粧をすることで，周囲への同調や周囲からの期待への対応，社会的役割への適応を示し，社会からの承認が得られることが期待される．個人的関係においては，相手から好意的評価を得たうえで関係をつくることができる．こうした社会的・対人的効用は，生活するうえでの自信や積極性へとつながっている．

二つの効用，自身の心理的効用と対人的な効用が一体となって，現代女性が化粧をすることへのモチベーションとなっている．

5 対人的効用の背景（容貌のコミュニケーション）

人は自分の身体全体を直接知覚することはできない．さまざまに身体の部分部分を知り，それらを総合して自己の身体イメージを描いている．顔は鏡や写真などで見る機会が多く，特に鏡は虚像であっても日常的に顔を至近距離で細部まで写し見せている．顔は身体の中で特に知覚しやすい部分であり，それだけに最も意識される部分でもある．

こうした自分の顔への意識の高さは，そのまま他人の顔への意識の集中につながっている．アメリカの心理学者アルバート・マレービアンの『非言語コミュニケーションの研究』[8]では，対面する相手から受ける情報は，言葉の内容（言語）や声のトーン（音声）より，表情などの視覚的情報が優位であるという報告がされている．

日常生活では大部分が隠されている身体の中で，顔は常に露出していて他人に見られるので，パブリックな身体といわれる．身体と社会の境界にある顔は，他者との関係性がつくられる構成要素として大きな役割を担っている．われわれは顔を見るだけで，その人の人種，性別，年齢を判断し，さらに人柄までも第一印象として瞬時に推測している．

顔は人と人の関係に作用し，顔の魅力は初対面の人の印象形成に密接に関わっている．例えばカレン・ディオンらによって「美人は善良である」[9]という単純化した概念の認識が社会にあることが示されている．また，ジャニン・ウィルスとアレクサンダー・トドロフの実験[10]では，顔の魅力とそこから判断される信頼性や有能さ，好ましさといった人格の評価は短い時間に行われると報告されている．ほかにも海外の事例ではあるが，顔の魅力と人格との関係の研究では，魅力的な顔の人ほど仕事で有能であると評価されやすく，就職面接において有利であるという結果や，魅力的な顔の女性はデート相手を見つけるのに有利であるという報告などもある．

われわれは短い時間に会った初対面の人に対しては，顔が魅力的と評価した人ほど好意的になり，社会性の高い人と判断しやすい傾向をもっているといえるようである．

顔はメディアであり，人と人とをつなぐインターフェイスでもある．社会には，女性の「顔の魅力／美しさ」を「望ましい」とする前提があり，「顔の魅力／美しさ」はその人のポジティブな評価につながりやすいという指摘がされている．

こうしたことを経験的に知る女性は，化粧を自己の評価をよりポジティブにするためのもの，さらにその先にあるコミュニケーションを良好にする手段として捉えているのではないだろうか．

6 現代の美容の語られ方

現在の日本では，化粧品，美容技術，美容医療などの進歩により，女性に向けて「誰でもより美しくなれる」というメッセージが，さまざまに発せられている．化粧は多くの場合「容貌の魅力を増す／美しくなる」ことを目標とした行為である．主観的であり社会的である「容貌の魅力／美しさ」は，一つの基準で明示的に指示することのできないものであり，女性はそれぞれのアプローチで，それぞれにセルフイメージの演出を化粧で行っている．

しかし，現在メディアなどで語られる美容は，「美しさ」を所与のものとしたうえで目指す理想の肌を提示して，理想の美肌との差異をなくすことを美容の目的として語っているケースが多く見受けられる．“理想の美肌”という概念が“理想の美肌であることの欠如”を生み出し，美容は欠如というリスクへの対応として語られているのである．

こうした美容論においては，女性は常に現在の自分の肌の欠如を探し，将来生じるであろうリスクにまで注意することが求められることになってしまっている．リスクに対応し続ける美容においては，目標とする理想の美しさに到達するということはなく，語られているのは，美しくあるための努力の成果に自分としての美しさを見出すということである．

現代の化粧は歴史的にみれば，自由であり，多くの選択肢も提示されているという状況にある．広がった化粧分野，高度に進歩した化粧品や美容法からは，さまざまな要求にかなうものを選ぶことができる．化粧は，自己をプロデュースするものであるが，「なぜ化粧をするのか？」は，個人個人が社会との関係性の中で答えを見つけていくべきものになっている．

*　　*　　*

人はなぜ化粧をするのか？ という問いは，根源的であり，かつ広範囲に及ぶもので端的に説明することは難しく，難題を少しでも解き明かすことができればと試みてみた．化粧や化粧文化についての研究の歴史は浅く，著作物も多くないのが現状である．さらに化粧に関する論考が深まるため，今後の学際的な研究の進捗に期待したい．

本項を執筆するにあたり，自分なりの化粧の定義を考えてみた．

① 化粧とは，意識的に種々の目的のために身体の形態や色調を保ち，または変える行為であり，美的承認を得るために社会的表現として行われる行為である．
狭義には，身体を美的に表現する目的で，直接身体に塗布したり身体を加工する行為である．

② 化粧文化とは，社会を構成する人々によって習得・共有・伝達されてきた化粧行為，化粧様式の体系である．

こうした「化粧」と「化粧文化」の定義を念頭において本項をまとめた．

（鈴森正幸）

■文 献

1）リチャード・コーソン：メークアップの歴史，ポーラ文化研究所，東京，1982，p.9.
2）山崎 清：人間の顔—生涯かけたあなたの芸術，読売新聞社，東京，1955.
3）久下 司：化粧，法政大学出版局，東京，1970.
4）樋口清之：化粧文化No.1 化粧，ポーラ文化研究所，東京，1979.
5）厚生労働省：医薬品，医療機器等の品質，有効性及び安全性の確保等に関する法律，第2条第3項.
6）村沢博人，津田紀代 編：化粧史文献資料年表，ポーラ文化研究所，東京，1979，p.1.
7）平松隆円：化粧にみる日本文化，水曜社，2009，p.94.
8）アルバート・マレービアン：非言語コミュニケーション（西田 司ほか訳），聖文社，東京，1986.
9）Dion K，Berscheid E，Walster E：What is beautiful is good. *J Pers Soc Psychol*，24：285-290，1972.
10）日本顔学会 編：顔の百科事典，丸善出版，東京，2015，p.294.

12 化粧する心のサイエンス
― 心と肌に響く化粧の研究 ―

Key words

- 化粧行動
- 心理生理的効果
- スキンケア
- メイクアップ
- フレグランス

1 化粧と心理的有用性

毎日のスキンケアやボディケアは肌を心地よく洗浄して清潔にし，健やかに整える行動であり，メイクアップやフレグランスは気持ちを前向きにし，他者に向けて自分の印象を演出する自己表現のための行動である．ここでは，スキンケアやボディケア，メイクアップ，フレグランス使用を総称して，化粧の行動とする．

日常生活において，朝や晩のささやかな行動となっている化粧であるが，その行動はさまざまな形で感情・思考・行為に影響を及ぼす．例えば，スキンケアの洗顔は気分をすっきりとさわやかにさせ，その後の化粧水や乳液などの塗布は心地よさやリラックス感も味わうことができる．一方，メイクアップは自分の気持ちを明るくするだけではなく，他者を意識した社会的行為であり，自信を高めるなどの心理的効果が得られる．最近の研究では，朝晩のスキンケアやメイクアップのそれぞれのアイテムによる感情や意識の心理的効果の差異も検討された[1]．フレグランスではアロマコロジーといわれるように，塗布した瞬間に爽快感やリラックス感，心地よさが得られる．

1 化粧と感情

心理学においては，情動と気分とを総称して，感情（affect）という語が使われている．情動とは明らかな原因があり，短時間（数秒～数分）持続し，生理的反応や特定の表出行動を生じるような強力な感情とされている．一方，気分とは明らかな原因のない漠然とした感情状態であり，長時間（数時間～数日）持続し，生理的反応などを強く生じることなく，主観的経験の側面が主として体験され，興奮水準（覚醒）や快‐不快の次元で変化するものとされている[2]．これは感情の次元説といわれ，ラッセルは感情を「覚醒‐睡眠」と「快‐不快」の2軸で布置できるとし，緩やかな円環上に配置されることから円環モデルを提唱した[3]．この円環モデルにおいて化粧行動による感情は，快のうち，覚醒‐睡眠の両象限に位置するもので，うれしさや喜び，平穏やリラックスなどである（図12-1）．化粧行動のときどきで気分が快となり，さらには自分

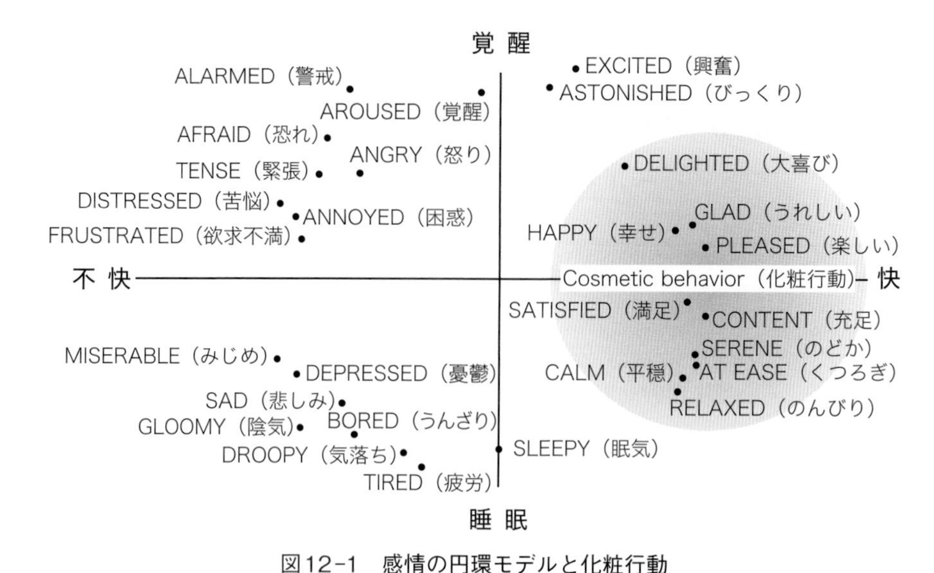

図12-1　感情の円環モデルと化粧行動

（今田純雄ほか編著：動機づけと情動．現代心理学シリーズ4，培風館，2015，p.88より改変）

の顔を見て美を感じるということは，そのときどきで満足感も生じる．しかし，忙しい毎日の中で半ば無意識のうちに日常的に行われる化粧に対して，人はその満足感をあらためて実感することは難しいであろうし，ましてや満足感や楽しさという短時間の気分や，感じた美しさを具体的に言葉で表すのは難しいことである．また，化粧行動は，その行動の結果として漠然というよりは明らかに気分を変化させるものであるし，時には生理反応や行動反応をも変化させ，情動の変化を起こすものである．

2　化粧行動のプロセス

化粧行動を時間軸でみていくと，人は化粧品容器とその基剤を手に取り，顔の肌に塗布する際には，触覚や視覚，嗅覚の各感覚からそれらの刺激の感触や色・質感，匂いの存在を知り，パターンなどを識別する知覚で捉える．基剤を肌に塗り広げてなじませるという動作では，各知覚からの情報の意味や観念を理解し統合するなどして認知する．さらには対象物への評価として快・不快などの感情が起こり，嗜好や効果感などの評価が行われる．それらが肯定的であれば，対象物への反応として再使用の意図と行動につながる．化粧行動を導く人の態度には，使用時の化粧品に対する好き・嫌いを含む感情と，良い・悪いなどの効果などの評価，使いたいなどと思う行動という三つの成分がある．科学的な検証を行うためには，これらの人の心の動きをデータとして定量化する必要がある．入戸野[4]は，人の心に関するデータとして主観測度（評定尺度・言語報告など）・生理測度（中枢神経系・末梢神経系など）・行動測度（反応時間・誤反応率など）の3種類があり，この三つの視点を心理生理的アプローチとしている．われわれはこれまで約40年にわたり，自分に対してと他者に対して与える化粧行動の心理的効果について，心理生理学的アプローチを中心に検証を重ねてきた．これらの心理的効果は化粧品の情緒価値・感性価値ともいえるものであり，こうした価値を科学的に定量化できれば，化粧品や化粧品の使い方を示す美容法の開発に役立てることができる．科学的手法で得たエビデンスは，使い手に安心感と信頼感を与える．もちろん，使い手にとって化粧品がもつ，しみやしわの軽減や肌を明るくするなどの機能価値も重要である．それと同時に，科学的エビデンスに基づいた情緒価値・感性価値を最大化した化粧品を提供し，使い手自身が使用時にその価値にも気づけば，満足感をさらに高めることができると考える．

2 化粧による快・美・効果感を測る方法

ここでは，化粧の心理学研究において，これまでに化粧品に対する人の三つの態度である，感情や評価，行動をどのように計測しているのかについて，化粧品使用時の触覚や視覚，嗅覚に対する働きかけとそのときの各態度の変化を心理的有用性として最近の研究から概観する（図12-2）．

1 触覚への働きかけ

皮膚の中には触覚の感覚受容器として四つのセンサがある．形や質感を識別するメルケル盤や握る力の制御・低周波の振動を感じるマイスナー小体，高周波の振動を感じるパチニ小体，皮膚の引っ張りを感じるルフィニ小体である．これらの受容器は有毛皮膚よりも指や手のひらなどの無毛皮膚に多く存在し，それらで処理された触覚情報は，頭頂葉にある第一次体性感覚野（S1）や第二次体性感覚野（S2）に送られる．S1では触覚刺激の物理的特徴を識別し抽出する．それらの情報を得たS2では物体を認識し，次に情動反応やホメオスタシスに関わる島皮質（insular cortex）と，初期の運動に関わる後頭頂皮質に情報が伝わる．感覚受容器で得たこれらの触覚情報の信号を伝達する感覚神経には，A β線維とC線維がある．A β線維はあらゆる種類の接触による触知覚を担当して信号の伝達が早く，対象物を素早く空間的に識別する．一方，有毛皮膚にしか存在しないC線維は時間をかけて情報を統合し，痛みや温度，かゆみだけでなく，愛撫のような特定のスピードと低い圧力での軽くてやさしい接触を担当して心地よさなどの感情を伴うと

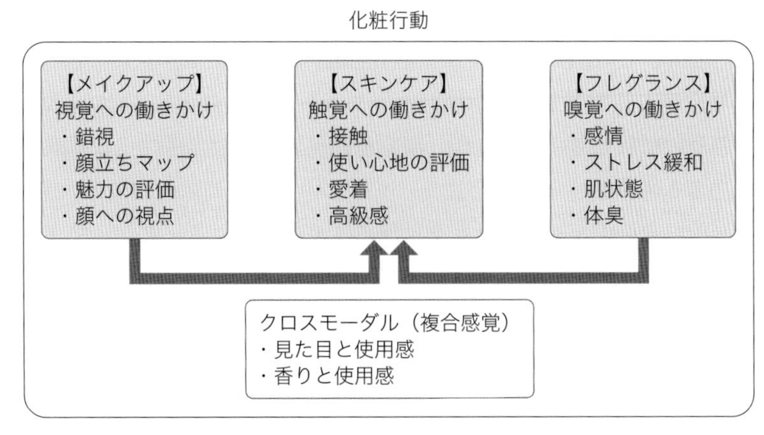

図12-2　化粧の心理学的研究のテーマ

される．ただし，これら二つの触覚システムは，脳内ではS2や島皮質とも関連していて識別の感覚と情動に関連する処理を相互に調整している可能性があるという[5]．

人は化粧品の塗布時にその使用性を触知覚によって識別し，しっとりさや，なめらかさなどを認知したあとでは化粧品への評価として感情が生じる．初めに，自分の肌に触れる・他者から触れられるという観点から，身体的な接触行動で生じる感情や身体に対する影響をみていく．

ⓐ 他者接触と自己接触

胎児において，最初に機能し始める感覚は触覚と考えられている．さらに身体接触が人の発達にとって重要であることが示されている．これらは社会的接触（social touch）とも呼ばれる．例えば，低出生体重児に対して触覚刺激をやさしく与えるカンガルーケア（早期母子接触）が，体重増加や睡眠などの発達によい影響を与えることが知られている[6]．そうした早期の母子接触の効果は10歳になってもストレス反応や母子関係に好影響を与えたという報告もある[7]．母子間での触れ合いは軽くなでる愛撫であり，それに対してC線維が応答して，視床から島皮質後部に送られて心地よさが生じると考えられる．

Shiratoらは他者の手によるやさしい触れ方に対して，機能的磁気共鳴画像法（functional magnetic resonance imaging：fMRI）を用いて脳科学的な検討を行った[8]．fMRIは磁場の中で脳の脳血流変化を測定する非侵襲的な脳機能計測手法の一つである．実験ではエステティック施術者が右手を使って，実験参加者の左手に対して0.3ニュートン（N）以下の力で6～10cm/秒の速さで，円をやさしく描く動きと機械的な前後の動きを行った．この速さは手の甲の有毛部にあるC線維の感度が高い速度である．その結果，円を描く触れ方は前後運動の触れ方よりも，S1と左の小脳（cerebellum）が活性化した．一方，痛みに関わる前帯状皮質（anterior cingulate cortex：ACC）や中脳灰白質（midbrain gray matter）は不活性を示した．実験参加者の主観評価では円を描く触れ方は心地よく安心感があったが，前後運動の触れ方は不自然で緊張感があった．これより，円を描くようなやさしい触れ方においてはストレス時に痛みを調整するような初期の体性感覚に影響を与えることが示唆された．やさしい触れ方をブラシで再現し（0.4N ± 0.05の力と3cm/秒の速さ），実験参加者の左前腕部背側に40分間継続したときの脳反応をfMRIで検討した研究もある[9]．結果は主観的な心地よさは持続する一方で，S1とS2の活性は徐々に低下したのに対し，報酬系に関わる前頭前野の眼窩前頭皮質（orbitrofrontal cortex：OFC）と被殻（putamen）の増加は約20分後に平坦になるまで増加したという．また，島皮質後部（posterior insular cortex）と中帯状回（medial cingulate gyrus）や線条体（striatum）領域との機能的結合性も時間とともに増加した．これらより，S1とS2の体性感覚皮質における活性化の減少は刺激の慣れと考えられるが，眼窩前頭皮質や被殻の活性化は刺激の主観的な報酬価値に関係していると考察している．そして，やさしい触れ方には報酬関連の脳回路が関与し，他者との社会的な触れ合いが長く続くことを可能にするとしている．また，マッサージのような深い圧力のタッチについてもやさしい触れ方と同様に，心地よさの主観的体験とともにS2や島皮質での脳反応が報告されている[10]．エステティック・マッサージでは施術者が顔や全身をやさしくなでることや深い圧力の接触をゆっくりと与え，それを受けた人は心地よさを得ることができる．その背景には触知覚と心地よさを結ぶ脳内処理プロセスが存在している．

一方，自分自身を触れて抱くなどの自己接触は自己の親密性行動ともいわれ，危機の場合には自分をなだめるという心理的欲求を表すとしている[11]．自己接触は主観的な痛みを軽減するともいわれている[12]．本人が自分の肌に触れたときの心理生理的な変化についてfMRIを用いた脳血流反応で検討した実験[13,14]では，実験参加者自身が右の手のひらで自分の左の手の甲部に触れた．その結果，自分へのタッチは痛みやストレスがない状況においても，痛みに関わる脳内システムの前帯状皮質と扁桃体（amygdala），吻側延髄腹内側部（rostral ventrolateral medulla：RVM）の系の活動を誘発することが示唆された．さらに自己接触時には，左右のS2が側頭-頭頂接合部（temporo-parietal junction：TPJ）やRVMと相互に作用しており，特にRVMの活性化とは負の相関があることが示された．このことから，自己接触は自分自身をストレスや不安から自動的に回避するという対処行動とも解釈できるとした．朝と夜の習慣的に何気なく行うスキンケア行為によって，人は自分自身をストレスや不安からも遠ざけ，心地よさを引き寄せているのであろう．スキンケア行為によって安寧と心地よさを得ていることが脳反応からも裏づけられる．

ⓑ 化粧品の使い心地の評価法

化粧品使用時の触覚による情報処理の過程に対して，工学的手法も入れつつ，化粧品の触知覚とその知覚から生じる心地よさといった感情や行動がさまざまに定量化されてきた．化粧品の使い心地について，触覚センサや官能評価，潜在意識である脳反応測定による評価を中心にまとめる．

1 センサによる評価

人が化粧品に触れたときに知覚する使用感触の物理的特徴については，特にのびの軽さやなめらかさなどの物理量を計測するために触感センサが活用されている．ただし，化粧品の使用感触は微細であることから専用の装置や評価法の開発が必要である．例えば，独自に開発した，自然な指の動作を測定するウェアラブル接触力センサを装着して口紅塗布時のなめらかさなどのリアルタイム計測を行っている[15]．齋藤ら[16]はファンデーションの使用感触において，加速度センサとフォースプレートを用いてその摩擦係数と振動から，のびの軽さやなめらかさを評価するシステムを構築した．さらに化粧水のしっとりさやさっぱりさなどの使用感触の認知では，加速度センサを用いてパワースペクトル解析によるその振動特徴量と専門パネルによる官能評価値との相関からモデル化を試みている．こうした検討により，化粧品の触知覚で認知される特有の官能評価値をセンサの物理量で代用することができれば，商品開発者と処方設計者との間でより迅速に共通認識をもち製品設計の指針を得ることが可能となる．さらに，人の顔の皮膚状態も含めた摩擦と振動の触刺激を測るセンサの開発より，皮膚状態によって同じ化粧水でも塗布後の皮膚の物性状態が異なることが示唆された[17]．また，人が皮膚を押したときに感じる柔らかさやはり感などの柔軟感について，そうした皮膚を押し込む動作を模擬して開発した接触力センサが，皮膚の加齢変化や弾力感の推定に活用できることが示唆された[18]．自分の肌のしっとりさや柔らかさを確認するときの肌の触れ方については，日本とアメリカの女性の間で違いがみられることも示唆されている[19]．今後の化粧品における皮膚知覚研究は皮膚状態や塗布動作，文化的背景など，さまざまな要因を含めて検討することで，個々人の皮膚特性や嗜好，地域の習慣や生活状況に合ったよりよい化粧品の提供に役立つものと考える．

2 時系列官能評価

これまで化粧品の使用性評価の中心は，その製品を識別し感覚的に特徴づける定量的で記述的な官能評価が用いられてきた．歴史的には，1950年代から製品評価のために官能評価が使われ，食品から化粧品に拡大されたようである[20]．最近，製品使用の体験後だけではなく，体験の初めから体験の終わりまでの時系列の動的な官能評価として，時間優勢官能評価法（time dominance sensation：TDS）が検討されている．これらも食品の味覚や食感，香料などの単一感覚の官能評価として使用されることが多い[21]．TDSは試料を体験しながらその感覚属性を表す官能評価用語について，タッチパネルなどを使って指で同時に回答する．化粧品塗布時の評価にTDSを導入する際には，触覚と視覚，嗅覚などの複数の感覚器からの情報を統合して知覚する多感覚統合を評価することや，塗布している手の指での回答も難しいため，さまざまな工夫が必要である．また，一般の使用者が評価者になることも可能であるが，官能評価用語の定義と塗布方法の教示とともに，それらを踏まえた評価の事前トレーニングは必須である．

例えば，佐藤らは時系列評価の回答について，手ではなく，口答を使って実施した[22]．そうした時系列評価によって，同じスキンケア製品であっても塗布方法という美容法の違いにより塗布中の効果実感や感触が違うことを見出している．化粧水と乳液についてそれらの特長の効果実感を高めるように設計された塗布方法では，実験参加者本人が自由に塗布した場合よりも，浸透感やしっとり感を感じる時間が長く，塗布の後半ではふっくら感も感じられた．TDSでは使用中に感じられた官能評価用語について一度に一つしか選択しないが，感じられた用語をすべて選択するtemporal check-all-that apply（TCATA）という手法も開発され，化粧品にも活用されている[23]．それらと化粧品の物性値との対応も検討されており，開発に向けた今後の展開が期待される．

加えて，化粧品の感性設計のためには感性品質を言語化し，開発者間で共通に理解しやすくすることも重要である．例えば，長島らや鈴木らは多言語意味ネットワーク（multilingual semantic network：MLSN）を使って，官能評価語の意味について曖昧性を低減するために系統的な整理を行っている[24,25]．これらは使用者に対して適切な品質を伝える訴求表現としても活用できる可能性がある．

3 脳反応による評価

これまで化粧品の使用感触について，身体的接触とその触覚の情報処理プロセスという観点で脳の深部の脳血流反応を計測できるfMRI研究から述べてきた．fMRIによる計測法では化粧品の塗布の部位や動作が限定される．そこで，日常の顔に対する塗布行動をリアルタイムで計測できる機能的近赤外分光法（functional near infrared spectroscopy：fNIRS）を使った測定法を紹介する．先にラッセルによる感情の円環モデルを示した（p.160 図12-1）が，「快-不快」の軸については時間分解計測法が可能な近赤外分光法装置（near-infrared time-resolved spectroscopy：TRS-NIRS）を用いて前頭前野の左右差バランスの脳血流反応，「覚醒-睡眠」の軸については自律神経系の心拍変動により，化粧品使用時の感情状態を評価している．これまでの研究で前頭前野の脳活動について，左部位のほうが右部位よりも大きいときには対象物に対する接近行動でポジティブな感情，右部位のほうが左部位よりも大きいときには対象物に対する回避行動でネガティブな感情を示すとされる[26]．検証の結果，なめらかな口紅や感触が柔らかいファンデーションでは，前頭前野において左部位のほうが右部位よりも脳活動状態を示す酸素化ヘモグロビン量が増加し，快状態であることが示唆された．一方，心拍数は低下し，心身ともにリラックス状態の傾向であることが観察された[27]．メイクアップ製品であっても使っている最中から気持ちが穏やかに心地よくなることは，仕上がりへの期待感とともに使用後の満足感を高めるものとして重要である．後述する化粧品使用時の触覚と視覚の相互作用におけるクロスモーダル効果の一つともいえる．

顔に対する化粧品塗布中の脳血流計測が可能なfNIRSとニューロマーケティングの手法である対象物に対する支払い意思価格（willingness to pay：WTP）とを組み合わせた評価法が検討されている．支払い意思価格とは人がその対象物を手に入れるために支払うことができる最大の金額であり，その対象物の価値づけともいえる．fMRI研究では，商品の写真を提示したときの支払い意思価格と右の内側眼窩前頭皮質（medial orbitofrontal cortex：mOFC），背外側前頭前皮質（dorsolateral prefrontal cortex：DLPFC）との関連が報告されている[28]．支払い意思価格と右のmOFCとの関連では，経験への快楽的な価値づけにmOFCが関与するためと考えられる．支払い意欲価格とDLPFCとの関連では，短期記憶や価値の予測などの役割をもつDLPFCが快楽的な経験を評価することにおいて重要であるためと考えられる．そこで，これらの脳部位の活動は人の製品の使用体験や評価に関する情報を示す可能性がある．特に支払い意思価格とDLPFC領域の活動との関連に着目してfNIRSでの検討を行った[29]．実験では実験参加者が6種類のファンデーションを顔の左右半分ずつに塗布し，各塗布後に支払い意思価格を答えた．その結果，週に6日以上ファンデーションを使う人のほうが週に5日以下の使用者よりも，ファンデーション塗布中の酸素化ヘモグロビン量と塗布後の支払い意思価格との間に強い関係性がみられた．また，6種類のファンデーションの支払い意思価格について，頻繁にファンデーションを使う人のほうが頻繁ではない人よりも高かった．これらの結果は，ファンデーションの使用頻度が高い人においては，塗布時にはその豊富な使用経験を参照して価値判断を行うDLPFC領域の脳活動を高め，それが使用後のポジティブな価値判断に影響を与え，支払い意思価格を高めたともいえる．価値判断には記憶にある経験値と実際の使用感が重要ということであろう．fNIRSによる右のDLPFCの活動と支払い意思価格との関連は，コーカシアン女性において質のレベルと好みの色を変えた口紅塗布においてもみられた[30]．

一方，ブランド価値の意思決定にはブランドの独自性の表現や注意喚起，価値の予測，価値の経験，その経験の記憶の価値，そしてそれらをブランドに関連づけて学習することが重要とされ，そうした意思決定に関わる脳領域はDLPFCとmOFC，腹側線条体（ventral striatum），海馬（hippocampus）などと報告されている[31]．脳血流反応の計測手法であるfMRIやfNIRSにより，脳内プロセスにおいて使用時や視覚による情報が価値や意思決定にどのように影響するのかを検討することで使用者の意思決定を予測し，ブランドや商品の価値を高める開発につながることが可能になるであろう．

ⓒ スキンケア化粧品と愛着や高級感

スキンケア化粧品を長く使い続けることは人にどのような心理的効果を与えるのであろうか？Kikuchiらは愛用しているスキンケア化粧品に対する脳反応をfMRIで検討した[32]．実験は，愛用化粧品の容器，または愛用していない化粧品容器の写真を見せる視覚条件と，写真を見せながら美容施術者が実験参加者の手の甲に写真と同じ化粧品を塗布する視覚・触覚条件の2つであった．その結果，まず，主観評価では愛用していない化粧品に比べて愛用化粧品は愛着とともに安心も感じていた．愛用化粧品に対する脳反応では，左の腹側淡蒼球（たんそうきゅう）（ventral pallidum：VP）や左右の後部帯状皮質（posterior cingulate cortex：PCC）の活性化がみられた．腹側淡蒼球は報酬系であり，人に対する愛着とも関わるとされる．後部帯状皮質は安静時に活性化がみられるデフォルトモード・ネットワーク（default mode network：DMN）の中心領域で，自分自身に対する内的な自己関連処理（self-referential processing）に関わるとされる．これらは化粧品に対する愛着において中心的な脳部位であることが示された．さらに，視覚・触覚条件における愛用化粧品では中脳水道周囲灰白質（periaqueductal gray：PAG）の高い活動が示された．中脳水道周囲灰白質はオキシトシンの受容体が存在する脳幹の領域であり，痛みのコントロールとしても知られる．オキシトシンは絆形成や母性，社会性などに関連するとされる．化粧品における愛着には触れることが重要な要素であることが示唆された．

身体的接触には自他に対する感情などのさまざまな社会的メッセージが含まれている．したがって，社会的接触によって活性化するのは島皮質と体性感覚野だけではないことがわかっている．社会的認知に関わる上側頭溝（superior temporal sulcus）や内側前頭前皮質（medial prefrontal cortex），前帯状皮質なども活性化する[5]．では，化粧品の使い心地のよさや高級感という情緒的な価値に対して脳はどのような反応をするであろうか？ Hiraoらは柔らかくなめらかな高級クリームと通常クリームを使って，高級感をキーワードとしてその情報を与える前後で各クリームの塗布時の脳反応をfMRIで検討した[33]．クリームは美容施術者が実験参加者の左の手の甲に塗布した．その結果，塗布したクリームが高級品であることを提示したあとの塗布時では提示する前の塗布時よりも，社会的優位性の認知に関連する自他の区別を担う背内側前頭前野（dorsomedial prefrontal cortex：DMPFC）と，報酬系に関連する腹側線条体の脳部位で活性化がみられた．さらにこれらの領域と右のDLPFCとの活動とは正の相関がみられ，右のDLPFCがこれらの関連に重要な役割をもっていることが示された．次に，体性感覚野との関連性についても詳しく検討した[34]．その結果，高級品という情報がないクリーム塗布時においても，高級クリームでは腹側線条体と右のS2に正の相関があり，高級品の情報があったあとでも，高級クリーム塗布時には腹側線条体や右のS2，S1にも正の相関がみられた．このことは心地よい感触に基づく情緒的価値は主にS2と腹側線条体の間の接続を通じて処理され，さらに高級品という情報はトップダウン制御にも関連するS1と腹側線条体との間の接続を促進して，クリームの物理的な識別を担っていることが示唆された．つまり，製品の心地よい触感と高級という製品情報とは脳内で相互作用的に処理されるということであり，このようなプロセスを詳細に検討することは情緒価値の高い製品開発に役立つと考えられる．

2 視覚への働きかけと印象

スキンケアやメイクアップは顔や肌の形態や色・質感を変化させ，他者への印象を変化させることができる．これまで顔の印象の魅力については進化論の観点から最も適応的と考えられる「平均顔仮説」[35]や顔の左右の対称性[36]，性的二型性[37]などがいわれている．これらは顔の形態的な特徴を示しているが，肌表面の質感であるなめらかなテクスチャが目や口などのパーツの配置の平均化と同程度に重要とする報告もある[38]．また，肌状態の効果として，皮膚のメラニンやヘモグロビンに関わる赤みや明るさ，カロチノイドに関わる黄みが健康的な顔の見え方として重要であることが示されている[39]．次に，顔の知覚や認知，印象や魅力をどのように測定して定量化していくかについて述べる．

ⓐ メイクアップと錯視

メイクアップが顔の知覚に与える効果は，錯視の観点から心理物理測定の階段法（上下法）などによって検討されている．例えば，眉毛が目に近いほうが目が大きく見えること[40]や，マスカラやアイライナーが実際の目よりも最大6%（面積では13%），アイシャドウでは約5%（面積では10%）大きく知覚させる過大視が示されている[41]．こうしたメイクアップの錯視効果はデルブーフ錯視のような同化の錯視で説明ができるとしている．メイクアップによる効果について知覚された錯視量で定量化することは，メイクアップ操作による顔の魅力の感性を科学的に解釈する有効な手法の一つである．

ⓑ 顔の印象と顔立ちマップ

メイクアップシミュレータはメイクアップのリコメンド手法として店頭サービスやオンライン，アプリを通じて広く提供されている．自分の顔を撮影し，ガイドに従って顔の全体や目，口などの各パーツに色や形を操作して好みやトレンド感のあるメイクアップに仕上げる．そこでは顔の形態特徴から印象を把握する顔立ちマップ[42,43]というツールが役に立っている．女性の顔立ちマップは顔の長短や輪郭，パーツなどの配置の特徴から，横軸を「直線-曲線」のフォルム軸，縦軸を「子供-大人」のバランス軸としてその空間に顔を布置する．この2軸で形成された四つの象限には「かわいらしい」や「やさしい」「クール」「活発」などの印象が対応している．これらは顔の類似性判断の多次元尺度構成法と顔の印象評価より作成された．したがって，自分のなりたい顔印象を実現するにはその印象と対応する形状になるようにメイクアップを施せばよい．

最近，男性においても顔や肌の演出は，ビジネスやプライベートで関心が高まっている．山南らは男性においても顔立ちマップを作成し，眉へのメイクアップ操作によって印象の変化を検討した[44]．男性版の顔立ちマップではプロのヘアメイクアップアーティスト39人が男性顔24人（20～37歳）の類似度評価を行い，それを多次元尺度構成法により三つの次元を抽出した．次にウェブ調査により，各次元を基にした合成顔22個について約7,000人の一般男女（20代，30代，40代，50代）を対象に印象評価をしてもらった．その結果，1次元は女性の顔立ちマップと同様に目の大きさと親しみやすいなどの親近性の印象が関連していた．2次元と3次元では顔の下半分の輪郭などに関わる形態特徴や，洗練さなどの成熟性とたくましさなどの男性性と関連していた．次に各象限の平均顔の眉の形状のみを操作させても顔全体の印象評価が変化することが確認され，顔印象を決めるパーツの一つが眉であることが示された．眉はアイブローペンシルなどで形や角度を操作しやすい．こうしたツールが男性のなりたい顔印象を簡単に変えるためのメイクアップ・テクニックに広く活用されることを期待する．

ⓒ 肌のつやとメイクアップの魅力の評価

スキンケアやメイクアップによって，肌につや感や血色感を与えることができる．血色感については皮膚の血流により赤みが増して健康的な印象を与えることは知られているが，顔のつや感が他者に与える印象を定量的に詳しく調べた研究はほとんどない．われわれは顔のつやが他者に与える印象について，その部位による違いや脳反応から詳しく検討した．

一般的につやのある肌は肌表面の鏡面反射に加えて，肌内部からの拡散的な光の反射がある光沢を含むというように光学的な定義があるが，光沢の中にはてかりと表現される肌状態がある．てかりは鏡面反射を強調した光沢のある肌といえるが，経験的には皮脂が多い，ややネガティブな肌状態がイメージされるであろう．Ikedaらは同じ女性の顔に対して，これらのつややてかり，そして光沢を取り除いたマットの3種類の肌画像の加工を行い，別の女性に魅力や健康などの印象評価をしてもらった[45]．その結果，てかりやマットよりもつやのある顔のほうがポジティブな印象であり，特に頬とTゾーンという顔全体のつやが最も印象がよいことと，光沢のないマットな肌と比べて3歳程度若齢に見えることも示唆された．さらに，頬のつやはTゾーンのつやよりも健康的な印象を与えるなど，つやの位置によっても他者へ与える印象が変化することがわかった．加えて，つやとてかりという顔の光沢に由来する魅力度を反映する脳活動部位の特定についてfMRIを用いて試みた[46]．実験では実験参加者が顔の光沢の強さを判断しているときよりも光沢から魅力度を判断しているときのほうが脳活動が高くなる脳部位を調べたところ，報酬系である内側眼窩前頭皮質（mOFC）が特定された．一方，実験参加者は，fMRI実験で提示された，同じ顔につややてかり，マットのそれぞれを表現した3種の画像の魅力度を評価したところ，つやの魅力が最も高く，次にてかり，マットの順で魅力度が下がった．そこで，すべての顔画像に対して，魅力度評価とfMRIで得られたmOFCの脳活動を比較したところ，魅力度が高まるにつれ，mOFCの脳活動が高まることが示された．これより，mOFCの脳活動が顔の光沢に由来する魅力度を反映していることが示唆された．肌につやのある顔を見ると，見る者の報酬系に関与する脳部位が活動し，魅力的であると認知されるといえる．

魅力的な顔については，魅力的でない顔よりも記憶されやすいことがfMRIを用いた研究で示されている．魅力的でない顔よりも魅力的な顔を記銘しているときには，報酬系に関わる眼窩前頭皮質（OFC）の活動が記銘に関わる海馬の活動を促進していたと報告された[47]．また，同じ女性でも素顔よりも魅力が高まったメイクアップ顔のほうが，それを見た他者はOFCと海馬の活動が高まったことが報告されている[48]．一方で魅力的な顔は代表的なものであるから覚えにくく，より特徴的だとされた非魅力的な顔のほうが記憶の再認の正確さが高かったという報告もある[49]．

人は誰でも他者によい印象として自分の顔を覚えてほしいであろう．そのとき，どのようなメイクアップが有効であるのか，Tagaiらは同一女性における素顔とナチュラルメイク，濃いメイクの顔画像を使って記憶の再認課題実験を行った[50]．その結果，記憶の成績が最もよかったのは素顔で，次にナチュラルメイク，濃いメイクの順であった．魅力度の印象評価はナチュラルメイク，濃いメイク，素顔の順で高かった．これより，素顔は個人の顔特徴が際立っており記憶には残りやすいが，魅力度は低かったことが示された．自分の顔をポジティブに印象づけたい場合には，魅力度の高い，その人らしさを保持したナチュラルメイクが推奨できる．一方，濃いメイク顔では，実際には見たことがなくても見たという間違いをしてしまうことがわかった．濃いメイクではその人本来の顔よりもメイクアップのほうが記憶に残ってしまうと考えられる．自分自身というよりも強烈な印象を残したい場合には濃いメイクのほうが有効ともいえる.

Tagaiらはメイクアップの違いによる魅力の評価として主観による印象評価だけではなく，顔の認知処理プロセスとして脳波を使った検討も行った[51]．これまでの研究では，魅力的な顔を見ると魅力的でない顔を見るよりも，事象関連電位（event-related brain potentials：ERPs）として脳波の初期成分であるN170が小さくなることが示唆された[52]．魅力的な顔では顔として流暢に認知処理が行われるためとしている．これは約0.2秒で起こる脳の反応であり，心理質問紙の印象評価では答えられない直感的な反応といえる．実験では先の記憶実験と同様に，同一女性における素顔とナチュラルメイク，濃いメイクの顔画像を使って，それらからランダムに2枚を順に提示し，提示された顔が同じかどうかを判断させる課題を行った．1回目の顔提示に対する脳反応のN170はナチュラルメイクが最も小さく，濃いメイクと素顔はほぼ同程度であった．また，各顔画像に対する魅力の評価はライトメイク，濃いメイク，素顔の順で高かった．したがって，ナチュラルメイクは濃いメイクや素顔よりも意識的だけではなく，直観的に魅力を感じるということが示唆された.

もちろん，メイクアップのトレンドはさまざまな社会状況やファッションのトレンドの影響を受ける．ただ，こうした検証から現在は，自分の個性を主張できるナチュラルメイクが直感的に魅力であると感じられ，よい印象として記憶に残ることが考えられる.

肌のつややナチュラルメイクアップなど，少しの工夫で他者に魅力の印象を与える化粧の心理的効果を上手く活用すれば，リアルはもちろん，オンライン会議のような画面越しのバーチャルな場面でも対面での対人関係がよりよくなるであろう．化粧が人々の社会活動に少しでも役立てられればと考える.

ⓓ 顔を見る視点とメイクアップ

普段のメイクアップやメイクアップシミュレータ，店頭などで推奨されたメイクアップが本当に自分に似合っているのか，よいのかを客観的に判断し，納得することは意外と難しい．メイクアップ習慣のある人はメイクアップがほぼ自動的な行為になっており，自分の見慣れた顔を含めて自分のメイクアップをあらためてじっくりと観察し評価することは少ないであろう．20代～40代の日本人女性約3,500人を対象とした池田らのウェブ調査では，80％が「ワンパターンなメイクになりがちである」，約半数が「メイクを変えることに興味はあるが変えられない」「普段自分が行っているメイクが似合っているかわからず悩んでいる」という結果であった[53]．「今までと違うメイクを試したときに他人（友達や美容部員）に褒められても似合っているかどうかよくわからない」という回答も44％であった．また，顔の情報処理においては，他者顔は顔を一つのまとまりとしてより全体的に処理されるが，自己顔はより部分的に処理されるという[54-56]．

こうしたことから，池田らは顔を自分自身で客観視できるような，つまり自己顔でも他人顔のように全体処理がなされる状況をつくれば，自らの判断でメイクアップの似合い度や良し悪しを少しでも客観的に判断できるのではないかと考えた[53]．実験ではメイクアップシミュレータを使って，実験参加者が自己顔を他人に近づけるように加工した顔（空似顔）に対して，その顔がより魅力的になるように考えながら参加者自身がメイクアップをする空似顔群と，自己顔に同様にメイクアップをする自己顔群において，それらの条件の介入後に，実験者による未加工の自己顔への推奨メイクに対する評価が異なるかを比較した．その結果，そのままの自己顔にメイクアップをした自己顔群と比べて，空似顔にメイクアップをした空似群では推奨メイクに対する肯定的な評価が高まった．これより，普段見慣れた自分の顔とはやや異なる空似顔に対してメイクアップをすることは顔の全体的処理を促進し，自己顔を客観的に捉えるようになったことで他者からの推奨メイクも好意的な態度になったものと考えられる．ヘアメイクアップアーティストでは人の顔を見るときの視線が一部にとどまらず，顔全体を移動するという報告もある[57]．今回の空似顔を使った介入のように，自分の顔を客観的に見る視座を与えることは自分のメイクアップの幅を広げて日々の楽しみにもつながるものと考えられる．

3 嗅覚への働きかけと心地よさ・肌との関連

香りの心理的有用性はアロマコロジーとして1980年代から研究が盛んになされてきた．アロマコロジーとは芳香を意味する“アロマ（aroma）”と心理学を意味する“サイコロジー（psychology）”を併せた造語である[58]．アロマコロジーはこれまでリラクセーションや爽快感などの気分や感情だけではなく，脳波などの中枢系や心拍などの自律神経系，唾液中コルチゾールなどの内分泌系，肌状態や記憶などの認知機能への影響，体臭などについて，広く検討がなされてきた[58,59]．香りが心身に与える影響をまとめる．

ⓐ 香りによる感情の変化

まず，香りを嗅ぐことによって気分がリラックスすることやリフレッシュすることが心理質問紙はもちろん，心理生理学的手法の検証で示されてきた．例えば，ハイブリッドティーローズの香料成分の一つであるジメトキシメチルベンゼン（1,3-dimethoxy-5-methylbenzen：DMMB）やラベンダーでは，脳波の事象関連電位（ERPs）の一つである随伴性陰性変動（contingent negative variation：CNV）の前期成分の反応が小さく，鎮静状態となること，一方，ジャスミンなどはその反応が大きく覚醒状態となることが示された[60-62]．CNVはまず予告刺激S1が与えられ，その数秒後に反応刺激としてS2が与えられる．S2が提示されたら可能な限り早くボタンを押すという予告反応時間課題により，S1からS2の間にみられる穏やかな脳波基線の陰性側への変動である[63]．

ⓑ 香りによる心理的ストレスや全身症状の緩和

心理的ストレスの緩和として，DMMBを配合した香料を嗅ぐとカラーワードストループテストという認知的ストレス負荷課題の30分後に，血中と唾液中のコルチゾールが低下したことが示されている[64]．コルチゾールはストレスホルモンの一つである．人がストレスを受けたときに反応する系には視床下部-下垂体-副腎系（hypothalamic-pituitary-adrenal axis：HPA系）と交感神経-副腎髄質系（sympathetic adrenomedullary system：SAM系）の二つがある．コルチゾールは内分泌系のHPA系における指標である．ストレス刺激を受けると視床下部の室傍核（paraventricular nucleus）よりコルチコトロピン放出ホルモンが分泌され，これが下垂体前葉からの副腎皮質刺激ホルモン（adrenocorticotropic hormone：ACTH）の分泌を促進し，さらにACTHの作用によって副腎から血中へコルチゾールが分泌される[65]．一方，SAM系では，ノルアドレナリンの働きによって自律神経系の特に交感神経系が活性化される．それにより，神経末端からノルアドレナリンが分泌され，副腎髄質からカテコールアミン（アドレナリン，ノルアドレナリン）が血中へ分泌される．このうち，アドレナリンは心拍出量を増大させるなどの作用がある[65]．

香りによる交感神経系への影響としては，セダーに含まれる化合物のセドロールが心拍変動の周波数解析手法により得られる副交感神経活動の指標である高周波数成分（high frequency：HF）の増加と，交感神経バランスの活動指標である低周波数成分（low frequency：LF）とHFとの比（LF/HF）の減少が報告されている[66]．また，グレープフルーツオイルやペッパーオイルによって収縮期血圧（最大血圧）のLFが増加し，交感神経系の活動が高まることが報告された[67]．さらに，しそやひのきなどの香気成分からなる香りによって，心地よさとともに唾液中分泌型免疫グロブリンA（secretory immunoglobulin A：s-IgA）の増加が報告されている[68]．唾液中s-IgAは粘膜からの病原体の侵入を防ぐ免疫機能の指標である．

香りはさまざまな身体症状の緩和にも有用性が検討されている．例えば，ラベンダーによる若い男女の睡眠への効果[69]や中高年女性の不眠傾向の緩和[70]，サフラン[71]やスイートオレンジ[72]による月経前の不快症状の緩和が報告されている．

ⓒ 香りと肌状態との関連

香りの全身系への効果として皮膚機能とも関連していることが示されている．例えば，心理的ストレスにより皮膚のバリア機能の回復が遅れてしまうが，DMMB成分を配合した香りはその遅延を抑えることが示されている[73]．さらに，バレリアンよりイソ吉草酸を抜いた鎮静系の香料である改質バレリアンを夜間に室内香としてアトピー性皮膚炎の患者が使用したところ，睡眠の満足度が高まったとともに乾燥などの皮疹スコアの低下と角層水分量の上昇がみられた[74]．閉鎖空間の長期滞在では心理的ストレスで唾液中コルチゾールや炎症系サイトカインのIL-1βが高まるとともに，皮膚の経表皮水分蒸散量（transepidermal water loss：TEWL）や皮脂量が増えることが報告されている[75]．室内香などによって閉鎖空間の心理的ストレスも軽減できる可能性もある．

また，肌のてかりやべたつき，にきびの原因である皮脂を抑制する香りの効果が報告されている．具体的には，脳血流測定のfNIRSを用いた検討において，心理的ストレスとして暗算課題をしたとき，前頭前野の右部位のほうが左部位よりも酸素化ヘモグロビン量で示された脳活動が大きい右優位のタイプの人は，心拍の上昇率も高く，皮脂やアクネ菌の量とも関連しており，ストレスによってホルモン系が過剰に反応していることが示唆された[76]．そのうえで，右優位タイプの人にフローラルグリーン系の香りを1ヵ月間にわたり，朝・昼・晩と就寝時の室内香として使ってもらうと，暗算時の前頭前野の反応が右優位から左優位に変化するとともに，皮脂量が減ることが示された[77]．前頭前野の特に右部位の脳活動はHPA系などのストレス応答時の反応を制御する[78]ことと，皮脂分泌はHPA系の活性化にも起因する[79]という．香りによって，心理的ストレスで誘発される前頭前野の活動が調節され，皮脂の分泌レベルの低下が示されたことから，皮膚を含むさまざまな心身に対する香りの効果の神経生理的メカニズムには，前頭前野の脳活動が関与している可能性もある．

ⓓ 香りと体臭

人の体臭についても香りの好みや社会的コミュニケーションとの関連など，さまざまな検討がなされている．例えば，ヒト白血球抗原のタイプが同じ人では，香りの成分の好みが似ていることが見出されたことから，自分のために選ぶ香りにはその人の免疫遺伝学的特徴を示す体臭を増幅させるためではないかとしている[80]．また，fMRIを用いた脳反応より「非自己」よりも「自己」のペプチドが右の中前頭部を活性化させたことから，人には鋤鼻器官はないが主要組織適合遺伝子複合体（major histocompatibility complex：MHC；免疫反応に必要な多くのタンパク質の遺伝子情報を含む，細胞膜表面にある糖タンパク質）を検出して評価できるという報告もある[81]．これはパートナーとなる相手を選ぶ際の感覚的な評価の基礎となる可能性があるという．一方，体内の状態を表すとされる皮膚表面から放出される皮膚ガスを用いて，心理的ストレス時やポジティブ感情時の特異な匂い成分について研究がなされている[82-84]．感情に関わる成分が体臭として放出されているとすれば，それは体臭には他者とのコミュニケーションを促進する働きがあるためであろう．したがって，感情に関連した体臭の匂い成分を同定することは香りの社会心理的有用性という新たな開発の切り口になりうる．

自然界にある香りと体臭の働きをも掛け合わせた香りの開発は，その人らしさの個々の自己表現や他者との円滑な関係性を実現し，自分自身と他者への心身効果を促進するものとして今後も期待される．

4 触覚・視覚・嗅覚のクロスモーダル（複合感覚）

化粧品の使用場面では，人は感触の触覚情報だけではなく色や質感の視覚情報や香料の嗅覚情報など，さまざまな感覚情報を得る．触覚や視覚，嗅覚という単一の感覚モダリティ情報の知覚処理が別の感覚モダリティの情報から影響を受けることで，その振る舞いがさまざまな変容を示す現象は，クロスモーダル現象（crossmodal perception）や多感覚知覚（multimodal perception）と呼ばれる[85]．

ⓐ 化粧水の見た目が触感に与える影響

化粧水では「しっとりした」や「さっぱりした」という感触が代表的であるが，その化粧水の見た目の透明や白濁，とろみの度合いが使用感触にも影響を与える．Kawabataらは，fMRIを使って，同じ化粧水を実験者が実験参加者の上腕の内側に塗布している場合でも，視覚情報として「とろみのある化粧水」と「とろみのない化粧水」の各画像を参加者に提示したときにはS1での脳反応が異なることを見出した[86]．このことは視覚情報が触覚情報の初期の脳内処理に関与していることを示唆している．さらに，実験参加者による化粧水への主観的評価は「とろみのある」化粧水のほうが「とろみのない」化粧水の視覚情報時よりも「しっとりさ」を大きく感じていた．このように化粧品基剤の外観という視覚情報がS1の活動に影響を及ぼすことは，スキンケア製品の説明情報が製品を塗布したときの知覚に影響を与えることを示した先行研究[87]と類似している．具体的には，クリームを「リッチ」と表現するか「ベーシック」と表現するかによってクリームの心地よさの感じ方が変わるだけでなく，この心地よさの感じ方がS1の活動と逆相関することを示した．つまり，スキンケア製品の感触の体験は手触り感の触覚情報だけではなく，基剤の見た目や言葉などの多覚的な情報にも影響されるということを示唆している．さらに日本や中国，ヨーロッパの女性を対象とした検証で，とろみ度や白濁度の幅のある美容液について，自分が見て塗布する場合と見ないで塗布する場合とで比較したところ，見て塗布したほうが見ないで塗布したときよりもとろみと白濁が適度にある美容液について，しっとりさがより感じられることを見出した．この効果感はどの出身地域の実験参加者においても差がみられず，文化的差異とは独立していた[86]．化粧品基剤における見た目が触感に及ぼすクロスモーダル効果は，化粧品使用者であれば，その経験知を含めて効果への期待ともなり，文化差のない共通のものといえる．

ⓑ 香りが使用感に与える影響

香りのクロスモーダル効果として，香りが重さや温冷感，使用感に影響することが報告されている[88]．瓶を用いた重量感の検討では，レモンやピーチの香りで知られるγ-ウンデカラクトンなどが瓶を軽く感じさせ，濃い磯の香りがするオークモスが瓶を重く感じさせたという．クリームを腕に塗布した温冷感の検討では，バニリンがクリームを温かく感じさせ，ペパーミントが冷たく感じさせたという．各香料の印象評価から，重量感では透明感や明るさの印象が関連し，温冷感ではまろやかさや甘さ，すっとするが関連した．色の印象においても，明るさ・暗さが重量感，青や赤などの色相が温冷感と関わることから，香りと色とは印象の観点で関連性があると示唆されている．さらに，香りが与えるクリームの使用感への効果として，バニリンは温かく感じられるとともに，肌のなめらかさやしっとりさが感じられた．一方，ペパーミントでは冷たく感じられるとともに，肌の引き締まりやはりが感じられたという．

こうした化粧品のもつ視覚・触覚・嗅覚の感覚間の相互作用を潜在的な脳反応なども入れて深く検討し，その特長を製品設計に活かすことは使い手の満足度をさらに高めるものとなる．

3 化粧の心理学研究のこれから

化粧の心理的効果は，基本的に心地よく前向きな感情状態のポジティブ感情が中心である．ポジティブ感情の利得として，柔軟で広がりのある思考・行動傾向を促すことが知られている．Fredricksonはポジティブ感情の拡張-形成理論を提唱し，肯定的感情は個人の思考・行動レパートリーを広げ（broaden），個人的資源につながる行動を形成（build）するとしている[89]．それが人の成長・発達（健康，生存，満足感の亢進）というらせん的な上昇の変化を導き，そのことがより多くのポジティブ感情の経験を生み出すというサイクルを仮定している．普段の習慣である化粧行為がさらにポジティブ感情を惹起すれば，あるいは，気持ちがネガティブなときにはそれをポジティブ感情に転換することができるインパクトのある化粧行為を提供すれば，人は化粧行為によって，思考や行動のレパートリーを広げることや個人的な資源につながる行動を形成することができる可能性がある．そうすることによって，ようやく化粧は人々の心と身体のウェルビーイングに役立つといえる．より高い満足感を使い手に提供するために化粧の研究を進めているわれわれにとって，それは重要な課題である．今後も心理学を中心として人々の心に寄り添い，感性にも好影響を与えつつ，成長や発達までも貢献できる化粧の研究開発を目指して努力を重ねたい．

（互　恵子）

■文 献

1）佐藤智穂：化粧品使用時の感情と意識の変化．日本化粧品技術者会誌，54：351-357，2020.

2）望月 聡：10章 感情および人格の心理学．公認心理師必携テキスト（福島哲夫 編集責任），改訂第2版，学研メディカル秀潤社，東京，2020，pp.168-194.

3）今田純雄：8章 情動Ⅰ：情動の基礎，現代心理学シリーズ4 動機づけと情動（今田純雄・北口勝也 編），培風館，東京，2015，pp.82-97.

4）入戸野 宏：モノづくりにおける実験心理学の貢献可能性．心理学評論，60：312-321，2017.

5）McGlone F，Wessberg J，Olausson H：Discriminative and affective touch：Sensing and feeling. *Neuron*，82：737-755，2014.

6）Bailey S：Kangaroo mother care. *Br J Hosp Med*（*Lond*），73：278-281，2012.

7）Feldman R，Rosenthal Z，Eidelman AI：Maternal-preterm. skin-to-skin contact enhances child physiologic organization and cognitive control across the first 10 years of life. *Biol Psychiatry*，75：56-64，2014.

8）Shirato M，Kikuchi Y，Machida A，et al：Gentle touch opens the gate to the primary somatosensory cortex. *Neuropsychiatry*（*London*），8：1696-1707，2018.

9）Sailer U，Triscoli C，Häggblad G，et al：Temporal dynamics of brain activation during 40 minutes of pleasant touch. *Neuroimage*，139：360-367，2016.

10）Case LK，Lljencrantz J，McCall MV，et al：Pleasant deep pressure：Expanding the social touch hypothesis. *Neuroscience*，464：3-11，2021.

11）Morris D：Intimate Behaviour. Random House，New York，1971.

12）Kammers MP，Vignemont F，Haggard P：Cooling the thermal grill illusion through self-touch. *Curr Biol*，20：1819-1822，2010.

13）Kikuchi Y，Shirato M，Machida A，et al：The neural basis of self-touch in a pain-free situation. *Neuropsychiatry*（*London*），7：640-652，2017.

14）Kikuchi Y，Noriuchi M：Power of Self-Touch：Its Neural Mechanism as a Coping Strategy. In：Emotional Engineering 7.（Fukuda S，Ed），Springer Nature，Switzerland AG，2019，pp.33-47.

15）荒川尚美，柿澤みのり，長島 愛ほか：口紅の基剤物性が塗布動作における指の握りや塗布時間に与える影響について．第75回SCCJ研究討論会講演要旨集，24，2014.

16）齋藤直輝：触感センサを用いた化粧品の感性設計．特集：感性設計の新展開Ⅱ，日本設計工学会誌，55：225-231，2020.

17）Saito N，Matsumori K，Kazama T，et al："Can we ignore the skin's condition in the tactile evaluation of cosmetics". The 31st IFSCC Congress，Yokohama，2020.

18）風間泰規，荒川尚美，齋藤直輝ほか：接触力センサを用いた皮膚柔軟感の評価．第15回日本感性工学会春季大会，3B-01，2020.

19）Arakawa N，Watanabe T，Fukushima K，et al：Sensory words may facilitate certain haptic exploratory procedures in facial cosmetics. *Int J Cosmet Sci*，43：78-87，2021.

20）Pensé-Lhéritier AM：Recent developments in the sensorial assessment of cosmetic products：a review. *Int J Cosmet Sci*，37：465-473，2015.

21）Pineau N，Bouill AG，Lepage M，et al：Temporal dominance of sensations：What is a good attribute list? *Food Qual Prefer*，26：159-165，2012.

22）佐藤智穂，中川文香，三宅浩子ほか：化粧品塗布中の効果実感に塗布方法が与える影響．第21回日本感性工学会大会，12P-02，2019.

23）Boinbaser L，Parente ME，Castura JC，et al：Dynamic sensory characterization of cosmetic creams during application using Temporal Check-All-That-Apply（TCATA）questions. *Food Qual Prefer*，45：33-40，2015.

24）長島 愛，互 恵子，鈴木理紗ほか：化粧品開発場面における多言語意味ネットワークの応用の可能性．第21回日本感性工学会大会予稿集，2019.

25）鈴木理紗，長島 愛，互 恵子ほか：感性品質の言語化のための語彙獲得手法の研究―化粧品の感性設計を事例として―．第21回日本感性工学会大会予稿集，2019.

26）Davidson RJ，Ekman P，Saron CD，et al：Approach-withdrawal and cerebral asymmetry：Emotional expression and brain physiology. I. *J Pers Soc Psychol*，58：330-341，1990.

27）Tanida M，Okabe M，Tagai K，et al：Evaluation of Pleasure-Displeasure Induced by Use of Lipsticks with Near-Infrared Spectroscopy（NIRS）：Usefulness of 2-Channel NRS in Neuromarketing. In：Oxygen Transport to Tissue XXXIX. Advances in Experimental Medicine and Biology，vol 977，（Halpern H，LaManna J，Harrison D，et al Eds.），Springer，Cham，2017，pp.215-220.

28）Plassmann H，O'Doherty J，Rangel A：Orbitofrontal cortex encodes willingness to pay in everyday economic transactions. *J Neurosci*，27：9984-9988，2007.

29）Kawabata Duncan KJ，Tokuda T，Sato C，et al：Willingness-to-pay-associated right prefrontal activation during a single，real use of cosmetics as revealed by functional near-infrared spectroscopy. *Front Hum Neurosci*，13：16，2019.

30）Hirabayashi K，Tokuda T，Nishinuma T，et al：A willingness-to-pay associated right prefrontal activation during a single，real use of lipsticks as assessed using functional near-infrared spectroscopy. *Front Neuroergonomics*，2021.（provisionally accepted）

31) Plassmann H, Ramsøy TZ, Milosavljevic M : Branding the brain : A critical review and outlook. *J Consum Psychol*, 22 : 18-36, 2012.

32) Kikuchi Y, Noriuchi M, Isobe H, et al : The neural correlates of product attachment to cosmetics. *Scientific Reports*, 11 : 1-12, 2021.

33) Hirao N, Noriuchi M, Isobe H, et al : Luxury cues facilitate the connection between social dominance and reward mediated by the lateral prefrontal cortex. *J Cosmet Sci*, 71 : 37-45, 2020.

34) Hirao N, Noriuchi M, Isobe H, et al : Luxury cues of cream heighten the reward value of its tactile experience. *J Cosmet Sci*, 72 : 81-89, 2021.

35) Galton F : Composite portraits, made by combining those of many different persons into a single resultant figure. *J Anthropol Inst G B Irel*, 8 : 132-144, 1879.

36) Rhodes G, Proffitt F, Grady JM, et al : Facial symmetry and the perception of beauty. *Psychon Bull Rev*, 5 : 659-669, 1998.

37) Perrett D, Lee KJ, Penton-Voak I, et al : Effects of sexual dimorphism on facial attractiveness. *Nature*, 394 : 884-887, 1998.

38) Little AC, Hancock PJB : The role of masculinity and distinctiveness in judgments of human male facial attractiveness. *Br J Psychol*, 93 : 451-464, 2002.

39) Stephen ID, Law Smith MJ, Stirrat MR, et al : Facial skin coloration affects perceived health of human faces. *Int J Primatol*, 30 : 845-857, 2009.

40) Morikawa K, Matsushita S, Tomita A, et al : A real-life illusion of assimilation in the human face : Eye size illusion caused by eyebrows and eye shadow. *Front Hum Neurosci*, 9 : 139, 2015.

41) Matsushita S, Morikawa K, Yamanami H : Measurement of eye size illusion caused by eyeliner, mascara, and eye shadow. *J Cosmet Sci*, 66 : 161-174, 2015.

42) Takano R, Abe T, Kobayashi N : Relationship between facial features and perceived facial image for application to image creation using cosmetics. Copy of Abstracts of 70th Anniversary Conference on Colour Materials, 1997, 188-191.

43) 阿部恒之，大川 恵，高野ルリ子：容貌の印象形成に及ぼす過般化の影響―顔だちマップの理論的基盤に関する実験的検討．日本顔学会誌，8：87-96，2008.

44) 山南春奈，長島 愛，中村 潤ほか：男性版顔立ちマップの開発と眉による印象演出の効果．日本顔学会誌．(投稿中)

45) Ikeda H, Saheki Y, Sakano Y, et al : Facial radiance influences facial attractiveness and affective impressions of faces. *Int J Cosmet Sci*, 43 : 144-157, 2021.

46) Sakano Y, Wada A, Ikeda H, et al : Human brain activity reflecting facial attractiveness from skin reflection. *Sci Rep*, 11 : 3412, 2021.

47) Tsukiura T, Cabeza R : Remembering beauty : Roles of orbitofrontal and hippocampal regions in successful memory encoding of attractive faces. *Neuroimage*, 54 : 653-660, 2011.

48) Ueno A, Ito A, Kawasaki I, et al : Neural activity associated with enhanced facial attractiveness by cosmetics use. *Neurosci Lett*, 566 : 142-146, 2014.

49) Wiese H, Altmann CS, Schweinberger SR : Effects of attractiveness on face memory separated from distinctiveness : evidence from event-related brain potentials. *Neuropsychologia*, 56 : 26-36, 2014.

50) Tagai K, Ohtaka H, Nittono H : Faces with light makeup are better recognized than faces with heavy makeup. *Front Psychol*, 7 : 226, 2016.

51) Tagai K, Shimakura H, Isobe H, et al : The light-makeup advantage in facial processing : Evidence from event-related potentials. *PLoS One*, 12 : e0172489, 2017.

52) Trujillo LT, Jankowitsch JM, Langlois JH : Beauty is in the ease of the beholding : A neurophysiological test of the averageness theory of facial attractiveness. *Cogn Affect Behav Neurosci*, 14 : 1061-1076, 2014.

53) 池田華子，吉田成朗，新井智大ほか：加工自己顔へのメイクアップ実施体験―提案されたメイクアップスタイルへの積極的受容促進方法の提案．日本バーチャルリアリティ学会論文誌，26：42-51，2021.

54) Keyes H, Brady N : Self-face recognition is characterized by "bilateral gain" and by faster, more accurate performance which persists when faces are inverted. *Q J Exp Psychol*, 63 : 840-847, 2010.

55) Greenberg SN, Goshen-Gottstein Y : Not all faces are processed equally : Evidence for featural rather than holistic processing of one's own face in a face-imaging task. *J Exp Psychol Learn Mem Cogn*, 35 : 499-508, 2009.

56) Brédart S : Recognizing the usual orientation of one's own face : The role of asymmetrically located details. *Perception*, 32 : 805-811, 2003.

57) 三崎栄一郎，池田 浩，今井健雄：視線追跡を用いた化粧品使用実態観察．日本化粧品技術者会誌，46：108-112，2014.

58) Jellinek JS : Aroma-chology : A status review. *Cosmetics and Toiletries*, 109 : 83-101, 1994.

59) Angelucci FL, Silva VV, Dal Pizzol C, et al : Physiological effect of olfactory stimuli inhalation in humans : an overview. *Int J Comet Sci*, 36 : 117-123, 2014.

60) Manley CH : Psychophysiological effect of odor. *Crit Rev Food Sci Nutr*, 33 : 57-62, 1993.

61) Torii S, Fukuda H, Kanemoto H, et al : Contingent Negative Variation (CNV) and the Psychological Effects of Odour. In : Perfumery : The Psychology and Biology of Fragrance (Van Toller S, Dodd GH Eds.), Chapman and Hall, London, 1988, pp.107-120.

62) 櫻井和俊：香りの分析と香りの効果効能について．日本食生活学会誌，21：179-184，2010.

63) 大山淑美：第7章1節刺激入力前CNV・SPN，第2部 認知，生理心理学と精神生理学，第II巻応用（堀 忠雄・尾崎久記 監修），北大路書房，京都，2017，pp.75-81.

64) 細井純一，井上かおり，庄司 健ほか：香りのストレス緩和効果の血中および唾液中コルチゾールを指標とした評価．自律神経，39：260-264，2002.

65) 井澤修平：第14章1節生化学的指標，第4部 生体反応の計測技術2：抹消反応，生理心理学と精神生理学，第I巻基礎（堀 忠雄・尾崎久記 監修），北大路書房，京都，2017，pp.255-257.

66) Dayawansa S, Umeno K, Takakura H, et al：Autonomic responses during inhalation of natural fragrance of "Cedrol" in humans. *Auton Neurosci*, 108：79-86, 2003.

67) Haze S, Sakai K, Gozu Y：Effects of fragrance inhalation on sympathetic activity in normal adults. *Jpn J Pharmacol*, 90：247-253, 2002.

68) キムヨンキュ，西村貴孝，李 相逸ほか：香り刺激による快・不快情動誘発時の唾液中分泌型免疫グロブリンAの反応特性．日本生理人類学会誌，14：67-24，2009.

69) Goel N, Kim H, Lao RP：An olfactory stimulus modifies nighttime sleep in young men and women. *Chronobiol Int*, 22：889-904, 2005.

70) Chien LW, Cheng SL, Liu CF：The effect of lavender aromatherapy on autonomic nervous system in midlife women with insomnia. *Evid Based Complement Alternat Med*, 2012：740813, 2012.

71) Fukui H, Toyoshima K, Komaki R：Psychological and?neuroendocrinological effects of odor of saffron (*Crocus sativus*). *Phytomedicine*, 18：726-730, 2011.

72) Gozu Y, Moriyama M, Sakai K, et al：Elucidation of menstrual cycle-related discomfort in everyday life and efficacy of a rescue fragrance. *IFSCC magazine*, 13：83-89, 2010.

73) 谷田正弘，庄司 健，傳田光洋ほか：嗅覚刺激による皮膚バリア機能改善効果．アロマリサーチ，1：62-66，2000.

74) 針谷 毅，小林雄輔，相原道子ほか：アトピー性皮膚炎患者に対する鎮静系香料曝露が及ぼす影響について．アレルギー，51：1113-1122，2002.

75) Egawa M, Haze S, Gozu Y, et al：Evaluation of psychological stress in confined environments using salivary, skin, and facial image parameters. *Sci Rep*, 8：8264, 2018.

76) Tanida M, Katsuyama M, Sakatani K：Relation between mental stress-induced prefrontal cortex activity and skin conditions：A near-infrared spectroscopy study. *Brain Res*, 1184：210-216, 2007.

77) Tanida M, Katsuyama M, Sakatani K：Effects of fragrance administration on stress-induced prefrontal cortex activity and sebum secretion in the facial skin. *Neurosci Lett*, 432：157-161, 2008.

78) Wang J, Rao H, Wetmore GS, et al：Perfusion functional MRI reveals cerebral blood flow pattern under psychological stress. *Proc Natl Acad Sci USA*, 102：17804-17809, 2005.

79) Plewig G, Kligman AM：Acne：Morphogenesis and Treatment, Springer-Verlag, Berlin, 1975.

80) Milinski M, Wedekind C：Evidence for MHC-correlated perfume preferences in humans. *Behav Ecol*, 12：140-149, 2001.

81) Milinski M, Croy I, Hummel T, et al：Major histocompatibility complex peptide ligands as olfactory cues in human body odour assessment. *Proc Biol Sci*, 280：20130381, 2013.

82) Katsuyama M, Nakashima M, Narita T, et al：Characteristic odor emanating from skin at times of emotional tension. 14th Asian Societies of Cosmetic Scientists (ASCS) conference, 2019.

83) Ortegon RS, Carlos O, Robert-Hazotte A, et al：How could body odors participate in the communication of a positive emotional state between humans? The 31st IFSCC Congress, Yokohama, 2020.

84) Smeets MAM, Rosing EAE, Jacobs DM, et al：Chemical fingerprints of emotional body odor. *Metabolites*, 10：84, 2020.

85) 和田裕一：第9章クロスモーダル知覚，ライブラリスタンダード心理学＝2スタンダード感覚知覚心理学（綾部早穂・熊田孝恒 編），サイエンス社，東京，2014，pp.203-224.

86) Kawabata Duncan KJ, Nagashima M, Saheli Y, et al：Neuroscientific evidence that texture is multimodal and why that's important for cosmetics. The 31st IFSCC Congress, Yokohama, 2020.

87) McCabe C, Rolls ET, Bilderbeck A, et al：Cognitive influences on the affective representation of touch and the sight of touch in the human brain. *Soc Cogn Affect Neurosci*, 3：97-108, 2008.

88) Shoji K：Effect of fragrance on sensory perception and feeling of facial cream. *J Color Sci Assoc Jpn*, 34：354-358, 2010.

89) Fredrickson BL：The role of positive emotions in positive psychology：The broaden-and-build theory of positive emotions. *Am Psychol*, 56：218-226, 2001.

13 化粧品の安全性の保証

Key words

●化粧品　●安全性　●規制　●保証

1 化粧品の安全性評価の3段階

化粧品は「医薬品，医療機器等の品質，有効性及び安全性の確保等に関する法律」（医薬品医療機器等法）により，「人の身体を清潔にし，美化し，魅力を増し，容貌を変え，又は皮膚若しくは毛髪を健やかに保つために，身体に塗擦，散布その他これらに類似する方法で使用されることが目的とされている物で，人体に対する作用が緩和なものをいう」と定められている[1)]．「緩和」であるものの，作用があるものを長期間，繰り返し使い続ける，というのが化粧品の特性の一つである．したがって，各企業はこの特徴を踏まえつつ，有害作用が生じないよう十分に考慮し，安全な化粧品を開発，製造，販売する必要がある．日本の法律では，化粧品の安全性の責任は企業が負うことになっている．このため，どのように安全性の保証を行うかは各企業にゆだねられているが，基本的な考え方として，図13-1に示すように，必ず守らなければならないレベル（製造，販売される各国の法律・規制），守るべき指針（公的機関や業界団体のガイドライン・ガイダンス），企業独自の安全性基準（自主規制・基準）の3段階に分けられる．各企業は，法律を守ったうえで，守るべき指針を参考にしつつ，企業独自の方法により製品の安全性を保証している．

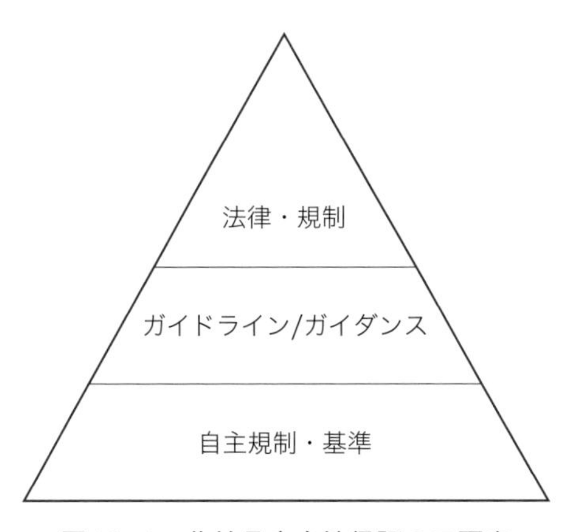

図13-1　化粧品安全性保証の三要素

2 化粧品の安全性に関わる規制

化粧品の安全性を担保するうえで必ず守らなければならないのは，製造，販売される各国，各地域の法律・規制である．日本の法律を例にとると，表13-1に示すように戦後より社会情勢に合わせてさまざまな規制の制定，緩和が行われてきた．その中でも，化粧品の安全性保証に大きな影響を与えたのが，2001年4月1日からの化粧品制度改正である[2]．この改正以前においては，化粧品種別許可基準により，香水，石けん，クリームなどといった化粧品種別ごとに配合可能な成分とその上限が定められており，ここに未収載の成分に関しては，安全性データを含む申請資料を提示し，当時の厚生省（現 厚生労働省）の承認を得る必要があった．したがって，化粧品に配合される成分は法律によって定められたものか，国の審査を経たものとなり，その責任の一端を国が担っていたことになる．

化粧品制度改正により，厚生省は化粧品基準[3]を策定し，化粧品配合成分に関するポジティブリスト，ネガティブリストを公表した（p.4参照）．ポジティブリストは，防腐剤，紫外線吸収剤，およびタール色素の中で，化粧品に使用できる成分と使用範囲を示したものである．ポジティブリスト対象に該当する成分で，このリストに掲載されていない成分に関しては，表13-2に示す12項目の安全性評価情報を含む資料を厚生労働省に提出，審査されたうえで使用可の判断が出ればポジティブリストに掲載されることとなる．

一方で，化粧品基準においては，医薬品成分，生物由来原料基準に適合しない物，第一種特定化学物質，第二種特定化学物質，その他これらに類する性状を有する物が配合不可とされており，これに該当しないが，配合不可の成分がネガティブリストとして収載されている．この改正により，ポジティブリスト，および配合不可成分以外の成分に関しては，各企業の責任において，化粧品に自由に配合できることになった．

表13-1 日本の化粧品関連法規の変遷

西暦	内容
1948年	化粧品製造所，輸入販売所の登録の義務化
1960年	化粧品定義の明確化（旧 薬事法） 化粧品，医薬部外品の品目ごと許可制度
1967年	「化粧品品質基準」，「化粧品原料基準」制定による化粧品配合許可成分，成分規格の提示
1980年	表示指定成分の提示
1986年	化粧品種別ごとの配合成分基準の提示
2001年	「化粧品基準」制定による種別許可制度の廃止，配合成分のポジティブリスト，ネガティブリスト提示 全成分表示義務化
2004年	製造販売後の品質管理基準（GQP），安全管理基準（GVP）の導入
2014年	副作用報告制度改定

表13-2　化粧品原料のポジティブリスト申請，安全性保証に必要な毒性エンドポイント

<table>
<tr><th></th><th>項目名</th><th>ポジティブリスト</th><th>化粧品原料評価</th></tr>
<tr><td>1</td><td>単回投与毒性</td><td rowspan="12">必須項目</td><td rowspan="9">必須項目</td></tr>
<tr><td>2</td><td>皮膚一次刺激性</td></tr>
<tr><td>3</td><td>連続皮膚刺激性</td></tr>
<tr><td>4</td><td>皮膚感作性</td></tr>
<tr><td>5</td><td>光毒性</td></tr>
<tr><td>6</td><td>光感作性</td></tr>
<tr><td>7</td><td>眼刺激性</td></tr>
<tr><td>8</td><td>遺伝毒性</td></tr>
<tr><td>9</td><td>ヒトパッチ</td></tr>
<tr><td>10</td><td>反復投与毒性</td><td rowspan="4">必要に応じて実施</td></tr>
<tr><td>11</td><td>生殖発生毒性</td></tr>
<tr><td>12</td><td>経皮吸収性</td></tr>
<tr><td>13</td><td>その他</td><td>記載なし</td></tr>
</table>

3 化粧品の安全性評価ガイダンス

前述のとおり，現在日本においては，化粧品の安全性担保が各企業の自己責任となっている．しかしながら，各企業が単独で安全性評価方法を考えるのには困難が伴う．そこで，化粧品製造業者の団体である日本化粧品工業連合会（粧工連）は，2001年に「化粧品安全性評価に関する指針」を策定した．これは日本におけるガイダンスに該当すると考えられる．この指針の最新版は，2015年に更新された「化粧品安全性評価に関する指針2015」[4]である．これによると，化粧品の安全性保証は製品そのもので実施されるのが基本である．まず，製品に使用される原料の安全性を担保し，その後使用方法（塗布部位，適用方法，使用対象層，適用時間など）に伴う安全性に懸念がないことを担保する．ここで，原料，使用法がすでに市場実績のある範囲内のものであれば，実績により安全性が担保できるとみなせる．

一方，新規の原料を配合する場合，または既存の原料の範囲内であっても，使用方法を変更する際には，変更内容を考慮に入れて新たに評価を行う必要がある．新規の原料を使用する際に，原料で評価すべき安全性項目として，表13-2に記した13種があげられている．各項目に対して，その原料において評価が必要と考えられた場合は，各原料に関する既存情報を用いる，もしくは新たに試験を実施して評価することが可能である．

既存情報を用いる場合は，原料メーカーの試験結果，PubMed[5]やEuropean Chemical Agency（ECHA）のREACHの情報[6]，アメリカPersonal Care Products Council（PCPC）による化粧品成分評価結果であるCosmetic Ingredient Review（CIR）[7]などをはじめとする国内外の公的データベースや文献情報などを利用することとなる．既存情報で原料の安全性の担保ができない場合は，新たに試験を実施してデータを取得することが必要となる．過去においては，各評価項目に対して，評価法が確立された動物実験での試験が可能であった．しかし，ヨー

ロッパ（EU）の規制であるREGULATION（EC）No 1223/2009 OF THE EUROPEAN PARLIAMENTAND OF THE COUNCIL of 30 November 2009 on cosmeticproducts[6)] により，2013年3月11日以降，すべての安全性項目に関して，動物試験を行った原料を使用した化粧品のEU内での販売が禁止された．これと前後して，国内の多くの大手化粧品会社が，自社規制として動物実験を行わないことを定めている．したがって，現在では，化粧品原料に対して動物実験を行うハードルは非常に高いため，*in vitro*や，その他の動物実験代替法を用いることになるが，代替法使用には，技術的な点で解決するべき課題が多く残されている．特に，反復投与毒性や生殖発生毒性などの全身毒性に関しては，有効な代替法はほとんど確立されていない．また，皮膚一次刺激性，感作性などの局所毒性に関しても，各毒性項目に対して動物実験で評価できていた内容を一つの代替法でカバーできるような方法はない．

一方で，表13-3に示すように，経済協力開発機構（OECD）の試験ガイドラインに採用された代替法[8)]も存在する．しかしながら，OECDの試験ガイドラインは化学品の評価を行う場合を想定しており，化粧品の評価を行う際には留意すべき事項がある．そこで，公定化された代替法を化粧品などの評価に利用する場合の適用範囲や留意点が検討され，厚生労働省より「代替法ガイダンス」が発出された．また，粧工連では，「これらの試験方法を用いる際の試験実施施設は，その試験方法に関する科学的に十分なバックグラウンドデータを所有し，その試験を用いた妥当性を説明できることが必要である」[4)]としている．したがって，信頼性の高い代替法が，信頼性の高い施設，人員によって行われた場合，化粧品原料の安全性評価の際のエビデンスとして用いることは可能であると考えられる．

このほかに，各国，地域において，ガイダンスに該当するものが刊行されている．代表的なものとして，ヨーロッパでは化粧品の安全性評価を担うScientific Committee on Consumer Safety（SCCS）が，The SCCS Notes of Guidance for the Testing of Cosmetic Ingredients and Their Safety Evaluation（SCCS NoG）を公開しており，最新版は2021年3月に改定された第11版である．一つ前の第10版[9)]の改定時に大きく内容が拡充された項目として，化粧品原料が人体に

表13-3　OECDテストガイドラインに収載されている*in vitro*テスト法

安全性項目	試験名	ガイドライン No.
皮膚感作性試験	h-CLAT法	OECD 442E
	DPRA法	OECD 442C
	KeratinoSense法	OECD 442D
	U-SENS	OECD 422E
皮膚刺激性試験	LabCyteEPI-MODEL24法	OECD 439
皮膚透過性試験	In vitro皮膚透過試験	OECD 428
眼刺激性試験	BCOP法	OECD 437B
	ICE法	OECD 438
	FL法	OECD 460
	STE法	OECD 491
	EpiOcular-EIT	OECD 492
	SkinEthics HCE EIT	
	LabCyte CORNEA-MODEL24-EIT	

曝露される量を推定する「曝露量評価」や，これを用いた安全率（Margin of Safety：MoS）の算出方法に関するものがあげられる．化学物質の安全性の基本的な考え方として，「ある成分が有害事象を起こす閾値（Point of Departure：PoD）に対して，生体の曝露量（Systemic Exposure Dose：SED）が十分に小さければ，すなわちMoSが十分に大きければ安全である」ということがある．MoS = PoD/SEDで計算される．MoS算出による安全性評価は，化粧品では特に，全身毒性の評価に用いられる．SEDは，製品使用量×成分の製品中の濃度×経皮吸収率より算出されるため，これらの影響を受ける．PoD，SEDともに投与経路を考慮して，経口投与では腸管吸収率，経皮投与では経皮吸収率を補正し，実際に体内に曝露された値を比較することが望ましいとされる．また，新規の動物実験の実施が難しい現状において，閾値の推定に用いられる手法として，コンピューターを用いた方法（*in silico*）での（Quantitative）Structure Activity Relationship〔(Q) SAR〕modellingや，類似の化合物のデータからの類推を意味するRead-Across法などを用いることが紹介されている．これらの発展途上の技術を用いる際には，化粧品に関連するガイドラインはもとより，最新の化学品や食品などの他製品群のガイドラインなども参照しつつ，科学的に妥当な方法で用いる必要がある．

情報，もしくは試験により化粧品に含まれる原料，その他の内容物の評価を実施したあと，製品の形態や使用方法が既存のものから外れる場合，原料の組み合わせに懸念がある場合などは，製品そのものでの安全性評価を行う必要がある．粧工連の「化粧品安全性評価に関する指針」には，この方法の詳細に関しては記載されておらず，各企業は独自に製品の評価方法を検討，実施することとなる．

4　製品での安全性保証

日本国内で販売される化粧品に関しては，規制を守り，「化粧品安全性評価に関する指針」などの内容を参考にしながら，各企業は自社における化粧品原料安全性保証方法を検討する．自社の保証方法において，既存情報，試験により原料の安全性に問題がないことが確認されたあとは，製品そのものの安全性評価を行うことになる．製品の安全性試験は主としてヒト試験で実施されることが多い．代表的な試験法としては，単回適用での皮膚刺激性を確認するヒトパッチテスト，反復投与での感作性を確認するHuman Repeated Insult Patch Test（HRIPT），感覚刺激を評価するスティンギング試験，製品を想定される使用方法で使用し，有害事象を評価するヒト使用試験があげられる．

ヒトパッチテストでは，試験試料をチャンバーにのせ，ヒトの皮膚に適用し一定時間閉塞したあと試料を除去し，皮膚に生じた紅斑などの反応を肉眼で判定する．製品のパッチテストの際は，通常，皮膚に塗布したままにするリーブオン製品はそのまま，洗い流し製品であるリンスオフ製品は希釈したものを適用する．また，皮膚刺激性の判定基準としては，粧工連の「化粧品安全性評価に関する指針」[4] において，わが国の基準またはこれに準じた方法で実施するとされている．HRIPTは，ヒトに繰り返し試験試料を適用して感作を誘導したあと，一定時間後に再度試験試料を適用した際の反応を判定することで，試験試料の感作性を確認する試験である．

HRIPTの試験プロトコール中には感作誘導を意図したものが入っているため，倫理的観点より，事前に十分に安全性を検討したうえで，感作誘導がないことを確認する試験という位置づけで行う．また，各社が「アレルギーテスト済み」と製品に表示している場合，HRIPT試験を実施したことを根拠としていることが多い．

一方で，ヒト使用試験では，製品の形態，使用方法などに伴う安全性の影響を確認することができる．目的の内容を評価するために，ヒト使用試験を実施する際には，想定される使用者，使用回数，適用方法，併用製品など，影響を及ぼす因子を十分に考慮し，これを反映させたプロトコールで実施する．そのほかに，製品中に，かゆみやひりつきなどを起こすことが知られている成分を含む際には，感覚的な刺激を検出するためのスティンギング試験も必要に応じて実施される．

5 製造販売後安全管理

製造販売業である企業においては，開発段階で十分に安全性を保証した製品を製造，販売するのは当然であるが，さらに，市販後の製品の安全性を管理する義務がある．2004年9月に施行された「医薬品，医薬部外品，化粧品，医療機器及び再生医療等製品の製造販売後安全管理の基準に関する省令」[10]，通称「GVP省令」に市販後安全性管理の基準が示されている．これによると，企業は市販後製品に関して，①安全管理情報の収集，②安全管理情報の検討および措置の立案，③安全確保措置の実施を行う必要がある．

安全管理情報の収集にあたっては，各企業が独自に保有している，消費者からのクレームの収集システムのほか，学会，論文などでの公開情報，患者を診断した皮膚科医からの情報，業界団体による調査情報，国内外の各公的機関からの情報など広く情報収集に努める必要がある．2016年には，皮膚科臨床医による皮膚健康障害症例報告の収集を行い，その情報を会員企業や行政などと共有化する，一般社団法人SSCI-Net[11]が設立され，会員各企業において皮膚科医からの情報を収集するのに役立っている．収集した安全性情報の内容は，各企業において記録し，保存するとともに，内容を精査する．また，各安全性懸念事案の発生頻度，重篤度などを考慮し，対応措置の必要性の有無を判断する．安全性確保措置が必要と判断されれば，安全性管理責任者は措置の立案を行い，さらに措置を実施に移すこととなる．対応措置としては，必要性に応じて，注意喚起の公開，製品の回収などがあげられる．なお，過去において旧薬事法により，化粧品製造販売業者は，自社の製品による副作用・不具合の発生や研究報告などを知ったときは，厚生労働大臣に研究報告を行うことが義務づけられていた．2014年には，この化粧品の副作用報告制度が改訂され，個々の事例であっても，死亡または重篤症例などの場合には，企業は発生を知った日から15日または30日以内に厚生労働大臣に副作用報告することが義務づけられることとなった．

6 安全性評価上の課題

ここでは，化粧品の特性に伴う安全性評価上の課題について記載する．化粧品の安全性評価は次のような製品特性の影響を受ける．

ⓐ 消費者製品，嗜好品であるという特性上，世論の影響を受けやすい

大きなものでは，前述のEUにおける原料の動物実験廃止の決定があげられる．そのほかにも，「ナチュラル」「ノンシリコーン」「防腐剤フリー」というような消費者のイメージ先行型の安全性認知と，実際の科学的安全性評価の乖離がある．企業は，消費者の望む製品を開発することと，科学的安全性の追求の両立を求められる．これに関して，今後は「安全性」に関する対消費者のリスクコミュニケーションも行っていくことが重要となるかもしれない．

ⓑ 多成分の混合物であり，構造不明の成分も含まれることがある

化粧品の動物実験が実質的に廃止された現在，原料安全性の予測は*in vitro*の代替法とともに，*in silico*予測に大きく依存するようになった．しかしながら，*in silico*の手法は構造が既知の化合物に対しては適用可能であるが，構造未知のものに対しては適用できない場合が多い．一方で，化粧品には植物抽出物をはじめとする構造未知の成分が含まれることが多く，新規にこれらの原料を評価することが難しくなっている．また，化粧品原料や製品は多成分の混合物である関係上，成分間の相互作用も考慮する必要があるが，これらの評価法に関しては技術的に十分に確立されていない．

ⓒ 使用方法，適用方法，適用部位，使用者などが多岐にわたる

昨今，過去の製品形態や使用方法の範疇に入らない製品が次々開発，上市されている．2019年3月に独立行政法人国民生活センターにより注意喚起された，「酸を使ったフットケア商品使用に伴う有害事象」[12] はその一例である．問題となった製品群は，ピーリング作用のあるヒドロキシ酸を含有した処方で足の角層をケアすることを意図したものであるが，通常想定されるより長時間の曝露時間などの要因により，やけどや痛みなどを多数の使用者に引き起こすこととなった．企業が，新規性が高く，話題性が高い化粧品開発を追求する以上，極端な使用方法で使用される製品は今後も増加することが予想される．使用方法が新しい場合には想定されるリスクを十分に考慮する必要があるが，これは化粧品安全性評価者の能力に依存する部分があり，企業は安全性評価者の育成に常に努力する必要がある．

*　　　*　　　*

以上，日本においては，各種制度，各企業の安全性保証により，化粧品の安全性は守られている．しかしながら，2010年代前半には，ロドデノール配合薬用化粧品による白斑[13] や加水分解小麦末配合石けんによる全身性アレルギーの発症[14] が多発する事例があったのは記憶に新しい．これらは，表13-2（p.179）の範囲内での評価では十分に検出されなかった健康障害である．したがって，安全性評価者は，従来の方法にとらわれず，安全性情報の収集や評価技術の向上に努め，企業はリスクを早期に検出できる体制を整えておくことが望まれる．

（田村亜紀子）

■文 献

1）医薬品，医療機器等の品質，有効性及び安全性の確保等に関する法律，昭和三十五年法律第百四十五号．
2）水野 誠，古川福実：化粧品の安全・安心の科学―パラベン・シリコーン・新原料―（島田邦夫 監修），シーエムシー出版，東京，2014，pp.1-10．

3) 厚生省：化粧品基準，平成12年9月29日 厚生省告示第331号.
4) 日本化粧品工業連合会 編：化粧品の安全性評価に関する指針2015，薬事日報社，東京，2015.
5) NIH：PubMed，https://pubmed.ncbi.nlm.nih.gov/，2021年12月13日閲覧.
6) European Chemical Agency（ECHA）：https://echa.europa.eu/home，2021年12月13日閲覧.
7) Personal Care Products Council（PCPC）：https://www.personalcarecouncil.org，2021年12月13日閲覧.
8) OECD Guidelines for the Testing of Chemicals，Section 4：https://www.oecd-ilibrary.org/environment/oecd-guidelines-for-the-testing-of-chemicals-section-4-health-effects_20745788/datedesc#collectionsort，2021年12月13日閲覧.
9) Scientific Committee on Consumer Safety：THE SCCS NOTES OF GUIDANCE FOR THE TESTING OF COSMETICINGREDIENTS AND THEIR SAFETY EVALUATION 10TH REVISION，2018.
10) 医薬品，医薬部外品，化粧品，医療機器及び再生医療等製品の製造販売後安全管理の基準に関する省令，平成十六年厚生労働省令第百三十五号.
11) 皮膚安全性症例情報ネット（SSCI-Net）：http://info.sscinet.or.jp/index.html，2021年12月13日閲覧.
12) 国民生活センター：報道発表資料　酸を使ったフットケア商品，平成31年3月7日.
13) Yoshikawa M，Sumikawa Y，Hida T，et al：Clinical and epidemiological analysis in 149 cases of rhododendrol-induced leukoderma. *J Dermatol*，44：582-587，2017.
14) Yagami A，Aihara M，Ikezawa Z，et al：Outbreak of immediate-type hydrolyzed wheat protein allergy due to a facial soap in Japan. *J Allergy Clin Immunol*，140：879-881.e7，2017.

14 化粧品が原因の皮膚トラブルの見分け方

Key words

- 化粧品によるアレルギー性接触皮膚炎
- 脱色素斑
- 加水分解コムギ末による小麦アレルギー
- パッチテスト
- SSCI-Net

化粧品は，刺激性，アレルギー性接触皮膚炎のみならず，近年，わが国では美白化粧品による脱色素斑や加水分解コムギ末を含有した石けんによる経皮感作により誘発された小麦アレルギー症例など，われわれが予期しない皮膚トラブルが発生してきた．それぞれの製品には特徴的な臨床症状や原因成分，行うべき検査法があり，それらに精通したうえで化粧品による皮膚トラブルに対応したい．

ここでは，代表的な皮膚トラブル事例をあげるとともに，皮膚障害事例の発生を最小化することを目的とした一般社団法人SSCI-Netの取り組みについて述べたい．

1 臨床症状（刺激性・アレルギー性接触皮膚炎，脱色素斑，即時型アレルギー）

化粧品による皮膚障害の多くは刺激性やアレルギー性皮膚炎であり，いわゆる“かぶれ”である．

刺激性皮膚炎は，患者の皮膚の状態が安定していないときや刺激性の高い製品を使用することにより症状が誘発され，臨床症状としては，ヒリヒリ感，熱感，赤みを生じる（図14-1）．

一方，アレルギー性接触皮膚炎は決まった部位，つまり化粧品使用部位に使用するたびに湿疹病変が誘発される（図14-2）．臨床症状としては，かゆみや赤み，ジクジクした湿疹病変が主であり，患者が使用している化粧品の使用期間，使用方法（適正に使用していたか），併用して

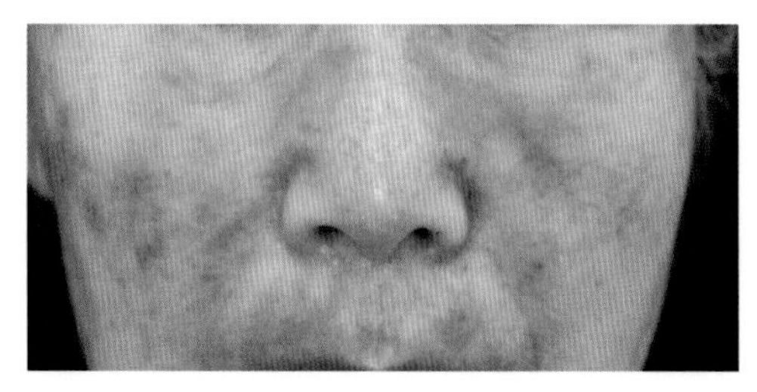

図14-1　化粧品による刺激皮膚炎
特定の化粧品により症状が誘発され，パッチテストを実施したが陰性の結果であり，刺激性接触皮膚炎と判断した症例．

いた化粧品，症状が誘発された部位，経過などを詳細に確認する．一方，美白成分が含まれる化粧品によっては脱色素斑が誘発されることもある[1-3]．誘発される症状は，使用部位の不完全～完全な脱色素斑であり，発症当初は色むらが強い状態の症例が多い．この場合も原因と思われる化粧品の使用歴や使用方法，脱色素斑誘発時の皮膚の状態（赤みやかゆみの有無）などを詳細に問診する（図14-3）．

さらに，化粧品を使用することにより配合されている成分によって経皮感作が起こり，接触蕁麻疹や，同様の成分を含む食材を摂取することによる蕁麻疹，呼吸困難などの即時型アレルギー，より重篤な場合はアナフィラキシーショックが誘発されることがある[4-7]．

この場合，即時型アレルギーが誘発された食材のみをみていては原因成分や製品を明らかにすることができない．化粧品を使用する年代の主に女性における即時型アレルギーが疑われる場合は，現在，もしくは過去に使用していた化粧品や日用品について，配合されていた成分を確認する必要がある（図14-4）．

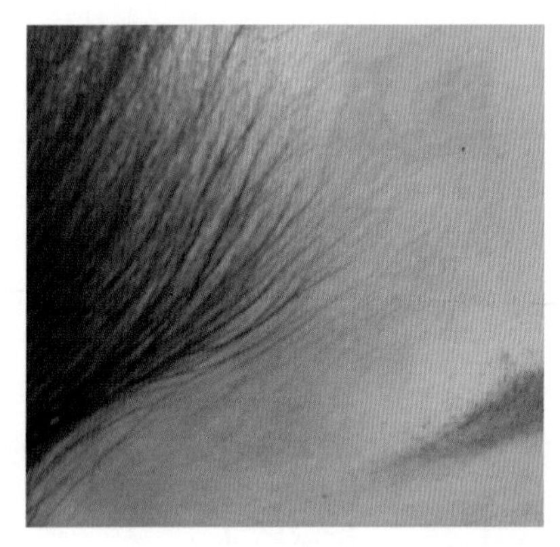

図14-2　化粧品成分によるアレルギー性接触皮膚炎
額やこめかみに淡い紅斑を認める（原因はパラベン）．

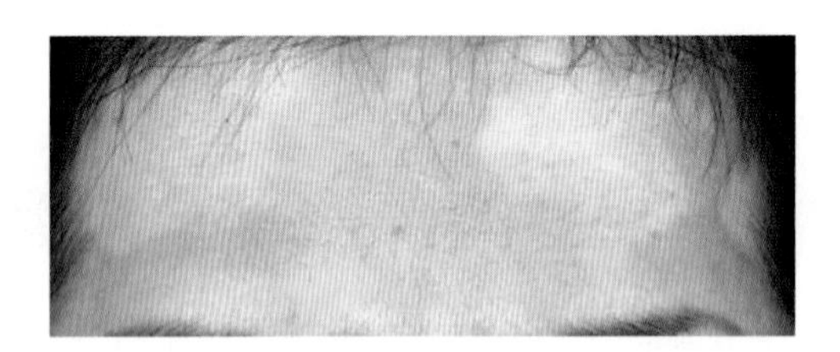

図14-3　ロドデノール誘発脱色素斑
ロドデノール含有化粧品使用部位（額）における不完全な脱色素斑．

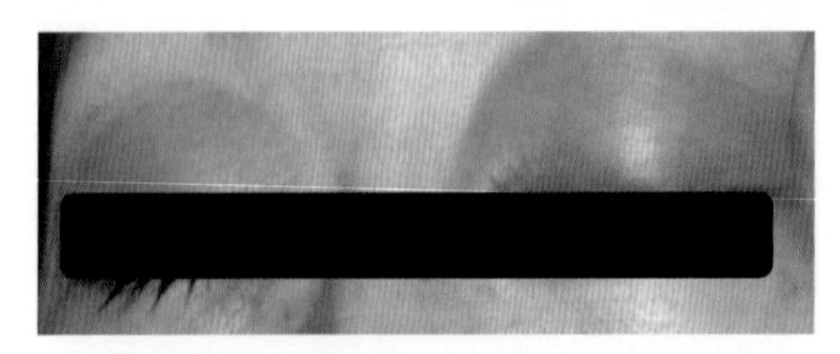

図14-4　加水分解コムギ末含有石けんによる小麦アレルギー
小麦製品（パン）摂取後の著しい眼瞼腫脹．同症状とともに，息苦しさや全身蕁麻疹が誘発され，最も重症の場合は，血圧低下などのアナフィラキシーショックが誘発された．

2　代表的な化粧品による皮膚トラブル事例：発症部位・臨床症状別

1　アレルギー性接触皮膚炎

ⓐ 頭皮（ヘアカラー剤によるアレルギー性接触皮膚炎）

われわれアジア人は，年齢を重ねると白髪になる．白髪になる中高年以上の年齢の者にとって楽しく日常生活を送るためにはヘアカラーは欠かせない製品である．よって多くの日本人がヘアカラーを定期的に行っているが，ヘアカラー剤によるアレルギー性接触皮膚炎は以前から一定の割合で使用者に引き起こされ，現在もその発症率は下がっていない[8]．典型的な臨床症状は，頭皮の強いかゆみや赤み，滲出液を伴う湿疹病変であり，顔面や頸部に拡大することがある．また，重症の場合は眼瞼や顔面が腫脹し，歩行が困難になる場合があり，そのような場合は入院加療が必要となる（図14-5，図14-6）．また，ヘアカラー剤でかぶれていることに気がつかず，全身に湿疹病変が散在し，かゆみや湿疹に長期的に苦慮している症例もある．このような場合は，ヘアカラー剤の使用を中止すると全身の湿疹病変が改善するので，検査（パッチテスト）により原因物質を同定し，使用を中止することが大切である．

ヘアカラー剤によるアレルギー性接触皮膚炎の主な原因は，酸化染毛剤である*p*-フェニレンジアミン（*para*-phenylenediamine：PPD）ないしは，その類縁化合物である．PPDに対して

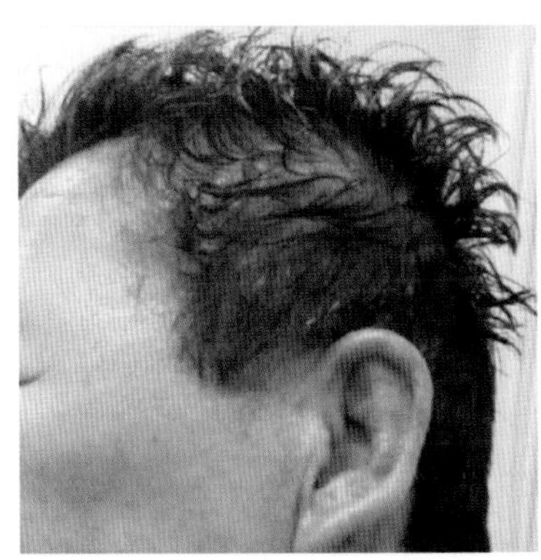
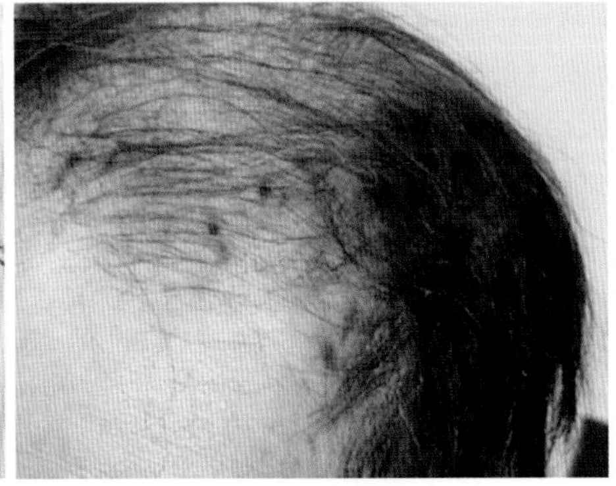

図14-5　ヘアカラー剤によるアレルギー性接触皮膚炎①
ヘアカラー剤を使用するたびに湿疹を生じても使用を継続する使用者は少なくない．

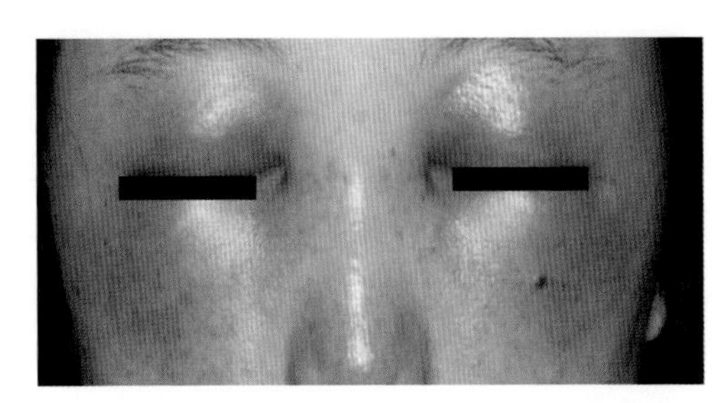

図14-6　ヘアカラー剤によるアレルギー性接触皮膚炎②
著しい眼瞼浮腫のため，開眼せず歩行も困難になる症例もある．

は，一般人のほぼ0.1～1％が感作されているといわれ，パッチテストを行った患者の約2～5％が陽性反応を呈すると報告されている[9]．日本皮膚免疫アレルギー学会における日本接触皮膚炎研究班による疫学調査では，ジャパニーズベースラインシリーズに含まれるPPDの陽性率はおよそ8％で，外国の陽性率より高いとされる[8]．これは日本人のヘアカラー剤使用頻度が，海外の使用者より多いことが原因ではないかと推測される．

ヘアカラー剤による皮膚トラブルにおいては，ヘアカラー剤による遅延型アレルギーを繰り返す中で即時型アレルギーに移行し，突然ヘアカラー時に息苦しさや皮膚の熱感，蕁麻疹が誘発され，救急搬送される症例がある．ヘアカラー剤による皮膚トラブルは“日常的に起こる皮膚炎”と認識され，対応なく過ごす使用者は少なくない．しかし，皮膚炎を放置していると皮膚炎の症状が徐々に重篤になることや，場合によっては命を脅かす即時型アレルギーが誘発されること，またヘアカラー後の“かぶれ”や“かゆみ”などの症状を放置することなく，医療機関へ受診する，もしくはヘアカラー前にはセルフテストを実施するよう，より広く一般の使用者に啓発活動を行うことが望まれる．なお，酸化染毛剤によるアレルギー性接触皮膚炎患者には，PPDを配合していないヘアマニキュアの使用を勧める．さらに，ヘアカラー剤を避ける使用者がよく使用する植物性染料の「ヘナ」と呼ばれる染料や，ヘナタトゥにもPPDが含有されていることがあり，アレルギー性接触皮膚炎を誘発することがあることを知っておきたい．

シャンプー，石けん洗浄剤は，パッチテストにおいて界面活性剤による刺激性反応がしばしば認められる．しかし，汎用される界面活性剤コカミドプロピルベタインは，ジメチルアミノプロピルアミンやコカミドプロピルジメチルアミンなどの感作性物質を含んでいるので，アレルギー性接触皮膚炎が誘発される症例があることを考慮してパッチテストを行うことが勧められる[10-12]．

ⓑ 顔面全体（化粧品成分）

化粧品やメイクアップ製品による皮膚障害の場合，多くの症例は刺激性皮膚炎であるが，アレルギー性接触皮膚炎が確認された症例も以前から報告されている（p.186図14-2）．後者の場合，多くの症例は化粧品の使用を開始し，しばらく継続してから湿疹病変が誘発されるようになるが，過去に同一の化粧品成分で感作されている場合は，早い場合だと翌日には発症する．

アレルギー性接触皮膚炎の原因成分としては，線香，アロマオイル，シャンプー，化粧品，デオドラント製剤などの日用品，歯科用材料，医薬品に使用される香料〔特にシンナムアルデヒド，シンナミルアルコール，オイゲノール，ヒドロキシシトロネラール，イソオイゲノール，ゲラニオール，オークモス（*Evernia prunastri*）〕，香料や防腐剤として使用され，美容液やヘアトニックなどの化粧品をはじめ，医療用外用薬，坐剤，歯科材料，陶器，塗料，ソフトドリンク，絆創膏などに使用されるペルーバルサム（マメ科の樹木から得られる樹脂），アイシャドウや口紅に含まれるロジン，化粧品の基剤としてクリーム，乳液，クレンジング剤，口紅などの製品に使用されているラノリン（羊毛に付着する皮脂分泌物から得られ，脂肪酸とアルコールが結合してできるエステル混合物ラノリン）などがよく知られている．顔面に繰り返し誘発される湿疹病変に苦慮している患者に対しては，これらの成分に対するアレルギー性接触皮膚炎を考慮したうえでパッチテストを行い，製品に陽性反応が誘発された場合，後述する連続塗布試験（患者自身が実施），および成分パッチテストを行う．

ⓒ 顔面＋頸部（防腐剤：イソチアゾリノン系防腐剤によるアレルギー性接触皮膚炎）

われわれが日常的に使用する洗浄製品や洗顔料，洗顔石けん，スキンケア化粧品などのスキンケア製品や化粧品に広く配合されている防腐剤にイソチアゾリノン系の防腐剤があり，この成分は近年，アレルギー性接触皮膚炎症例の報告が増え，注目されていた[13-15]．各製品には「Kathon CG」という名称で配合されていることが多く，これは「メチルイソチアゾリノン（MI）」と「メチルクロロイソチアゾリノン（MCI）」の混合物の商品名である．

わが国では従来この防腐剤は，リンスオフ（洗い流す）化粧品のみの使用では15 ppmまで使用が許可されてきたが，2004年よりメチルイソチアゾリノン（MI）が洗い流さない化粧品にも配合可能となった．このことが背景にあり，アレルギー性接触皮膚炎が増えたとされる．また，類似の防腐剤で冷却ゲル寝具に含まれるKathon 893（オクチルイソチアゾリノン）の皮膚障害も報告されている．海外およびわが国においてイソチアゾリノン系防腐剤によるアレルギー性接触皮膚炎が急速に増えたことから，日本化粧品工業連合会では2016年に洗い流さない製品へのMI使用の自粛を自主規制にて定めており，症例数は減少の傾向にある[16]．

当該成分によるアレルギー性接触皮膚炎の臨床症状は，頭皮や顔面，頸部などにおける慢性的な湿疹病変である．明確な原因は不明だが，これらの部位に湿疹を繰り返している患者においては，使用しているスキンケア製品，化粧品，日用品にこの防腐剤が含有されていないか患者に確認するよう指示する．注意が必要なアレルギー性接触皮膚炎の原因成分であることが報告されてから数年が経ち対策もとられてきたが，いまだにこの防腐剤が含有されているシャンプーやリンスなどは市販されている．それらの製品を使用しアレルギー性接触皮膚炎を発症したことが疑われる患者に対しては，パッチテスト〔パッチテストパネル®（S）：No.17 イソチアゾリノンミックス（クロロメチルイソチアゾリノン，メチルイソチアゾリノン）〕（佐藤製薬）を実施することが勧められる．

化粧品に使用される防腐剤としてはこの防腐剤のほか，化粧品や医薬品，食品などの防腐剤として使用されるパラベン〔メチルパラベン（パラオキシ安息香酸メチル），エチルパラベン（パラオキシ安息香酸エチル），プロピルパラベン（パラオキシ安息香酸プロピル），ブチルパラベン（パラオキシ安息香酸ブチル），ベンジルパラベン（パラオキシ安息香酸ベンジル）〕やチメロサール，海外の化粧品や石けん，シャンプーに含まれるホルムアルデヒドなどがある．

ⓓ 眼瞼（まつ毛エクステンションによるアレルギー性接触皮膚炎）

まつ毛エクステンションとは，まつ毛に1本ずつ接着剤で人工毛をつけ，伸長させる美容法である．天野らの2012年に行ったアンケート調査では，15～60歳の10.3%がまつ毛エクステンション経験者であり，その11.2%で「アレルギーによる眼の腫れ」のトラブルがあったと報告されている[17]．また，国民生活センターにより，まつ毛エクステンションの施術を経験した1,000人にアンケート調査をしたところ，過去1年間でまつ毛エクステンションの施術を受けた人の1/4が何らかの異変や違和感を感じていた[18]．これらの情報から，まつ毛エクステンションによる皮膚障害で医療機関を受診する患者はそれほど多くないが，この施術による皮膚障害事例は潜在的に数多く存在することが推察される．

まつ毛エクステンションで使用される接着剤（グルー）の成分はシアノアクリレート，アクリルあるいはウレタン樹脂，カーボンブラックであり，このうち接触皮膚炎の主な原因物質はシアノアクリレートである．これは家庭用，工業用，医療用に汎用されている瞬間接着剤と同類の物質である．上田らは，まつ毛エクステンション専門店にて，1ヵ月ごとに施術を受けていた30代女性が，エクステンションを開始した約1年後より施術後に両眼瞼の腫脹が出現した症例を報告している[19]．この症例ではパッチテストの結果，人工まつ毛の接着剤であるエチルシアノアクリレート（ECA）で陽性反応を呈し，ECAの使用を避けたところ症状の再燃がないとのことであった．

まつ毛のエクステンションの臨床症状は，施術のたびに繰り返し誘発される眼瞼炎である．施術は通常，まつ毛の基部から数mm遠位に人工毛を接着するものであるため，皮膚や粘膜への接着剤付着は避けられるが，皮膚に接着剤が付着すると感作が起こる．まつ毛エクステンションにより眼瞼炎を繰り返す患者には接触皮膚炎の可能性を考慮し，パッチテストを行うことが勧められる．

e 口唇（口紅によるアレルギー性接触皮膚炎）

成人女性は口紅をほぼ毎日使用する．口紅は主に油性基剤と着色料により構成され，外気温による変形がなく，唇に塗布した際には速やかに溶けるようつくられている．近年は天然系の油性基剤に代わり合成油分が開発され，特に天然油性基剤であるヒマシ油の代替原料として開発された合成分枝脂肪酸エステルは，ヒマシ油に比べ感作性が弱く，現在最も汎用されている[20, 21]．このうち，イソステアリン酸グリセリルは，モノイソステアリン酸グリセリル，ジイソステアリン酸グリセリル，トリイソステアリン酸グリセリルの3種の物質を含んでおり，後者の2成分が主な構成成分である[22]．イソステアリン酸グリセリルによる接触皮膚炎は，1987年にHayakawaらが第1例を報告[23]したあと，現在までにも複数例の報告[24-27]がある．それらの報告では，精製モノイソステアリン酸グリセリルのパッチテスト陽性濃度は0.005～0.15％pet.と，ジイソステアリン酸グリセリル，トリイソステアリン酸グリセリルに比較して低濃度で強陽性を示している[24, 26, 28]ことから，モノイソステアリン酸グリセリルは強感作物質であることが考えられている[25]．また同様に，ヒマシ油の代替原料として開発された合成分枝脂肪酸エステルの一つで，イソステアリルアルコールとリンゴ酸のジエステルであるリンゴ酸ジイソステアリルも，リップケア製品によるアレルギー性接触皮膚炎の原因成分として報告されており，本成分は2002年に杉浦らが報告[29]している．このほかにも，（ヘキシルデカン酸/セバシン酸）ジグリセリルオリゴエステル[30]，トリイソステアリン酸ポリグリセリルなどの症例も報告されている．

日常診療において難治性の口唇炎を繰り返す患者は少なくなく，口唇自体や口唇の周囲に炎症を繰り返し，乾燥や湿疹，亀裂を生じる．口唇に炎症が起こる原因として，外的環境（気温，湿度，紫外線），化学的刺激（口紅，歯磨き粉など），物理的刺激（喫煙，食事など），体調などがあげられる[31]．多くは刺激性皮膚炎だが，症例の中には口紅成分によるアレルギー性接触皮膚炎症例がある．

口紅によるアレルギー性接触皮膚炎は，使用者数，頻度を考えるとその症例数は少ないが，難治性口唇炎に対し漫然と外用薬などを処方するのではなく，上記の成分などを念頭にパッチテストを実施し，根治を目指したい．

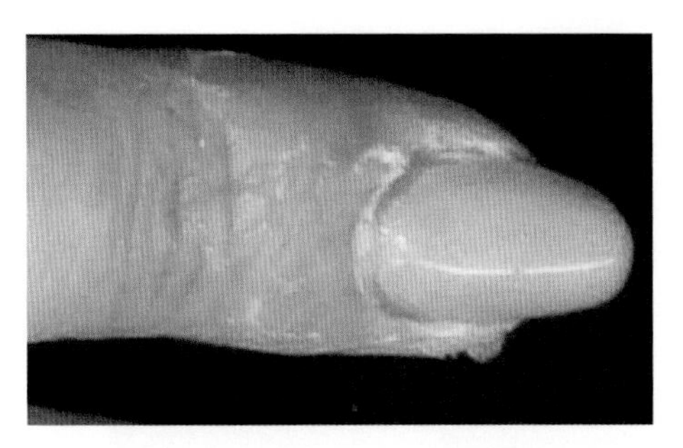

図14-7　ジェルネイルによる爪周囲の湿疹病変
爪周囲に皮膚の落屑，赤みを伴う炎症を認める．

f 爪（ジェルネイルなどネイル関連試薬によるアレルギー性接触皮膚炎）

近年“爪のおしゃれ”のため普及してきたジェルネイルでも，爪周囲などに湿疹を誘発する症例がある．

ネイルサロンの普及で施術者や顧客が増加し，さらに自宅でも簡便に施術が行えるため，ジェルネイルで使用する化学物質による皮膚障害事例が報告されるようになった（図14-7）．そして，同類の化学物質を使用する歯科領域でも，同様の皮膚障害が発生している[32]．

人工爪には3タイプがあり，①エチルメタクリレート（ethyl methacrylate：EMA）を主成分とするアクリリックネイル，②ジェル状のアクリル樹脂を塗布後，UVA（ultraviolet A）を照射し硬化させるジェルネイル，③シアノアクリレート系接着剤を用い自爪に貼りつけるネイルチップがあるが，特に②のジェルネイルでは，アクリル樹脂である2-ヒドロキシエチルメタクリレート（2-hydroxyethyl methacrylate：2-HEMA）が頻用されており，アレルギー性接触皮膚炎の原因成分として知られている．樹脂に関連するアレルギー性接触皮膚炎の場合，未重合のアクリルモノマーや残留モノマー〔メチルメタクリレート（methyl methacrylate：MMA），エチレングリコールジメタクリレート（ethylene glycol dimethacrylate：EGDMA）〕が感作源となるため，ジェルネイルの顧客と同時にアクリル樹脂を使用する歯科医療従事者やネイリストなども感作される可能性があるため注意が必要である．

ネイル領域に関連するアレルギー性接触皮膚炎において，ベルギーのConstandtら[33]は，パッチテストを行う際は2-HEMAとエチルシアノアクリレートでほぼ全例をスクリーニングできるとし，Goonらは，2-HEMA，EGDMA，トリエチレングリコールジメタクリレート（triethylene glycol dimethacrylate：TREGDMA）の貼付を勧めている[34]．生野は自宅でLEDライトを使用し両手にジェルネイルを施行し，両手指の爪囲や爪下にびらんなどを生じた30代の女性例にパッチテストを実施し，2-HEMA，EGDMA，MMAやジェルネイルに陽性反応を呈した症例を報告している[32]．自宅で安価に行うジェルネイル使用者に対する啓発活動は今後も必要である．

2 脱色素斑（美白化粧品による脱色素斑）

近年，美白成分を含有した化粧品の使用者に生じた脱色素斑が社会的な問題となった[1-3]．この脱色素斑はロドデノール含有化粧品使用後に発症し，主として使用部位である顔面，頸部，前

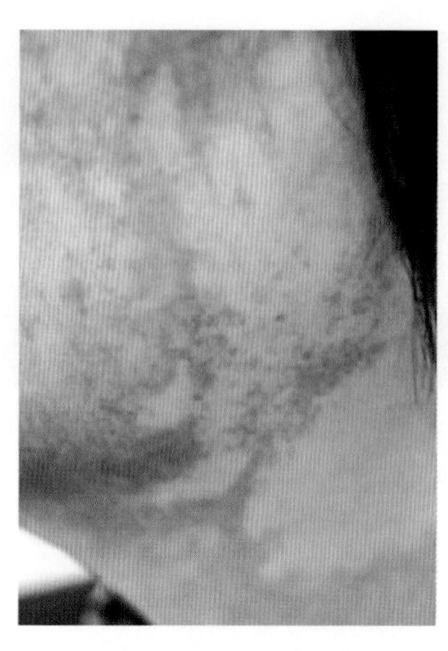

図14-8 ロドデノール含有化粧品塗布部位における脱色素斑
頬から頸部にかけて脱色素斑を認める．当該製品の使用を中止し，外用薬などを塗布したところ症状は改善した．

腕，手背，手指の間の水かき部位に白斑病変を生じた（p.186図14-3，図14-8）．初期は点状の脱色素斑で始まるが，徐々に融合し完全脱色素斑や不完全脱色素斑を呈するという特徴があった[35]．当該化粧品の使用者は約80万人とされ，脱色素斑を発症した症例は約2万人（製造販売業者発表），発症率は約2%とされる．

脱色素斑の原因物質であるロドデノールは，一般名称を4-（4-ヒドロキシフェニル）-2-ブタノールというフェノール誘導体の一種で，チロシナーゼ活性抑制，チロシナーゼ分解，ユーメラニン生成抑制として作用する物質である．チロシナーゼと結合することによってロドデノール代謝物が生成され，この代謝物が過剰に生成することによりメラノサイト細胞傷害を生じることが明らかにされている[36-46]．

脱色素斑は当該化粧品の使用中止や各種外用薬，紫外線治療により徐々に色素再生がみられることが多いことが明らかにされている．しかしながら，現在も脱色素斑に苦慮している症例や，臨床症状から尋常性白斑との鑑別が困難な症例が存在し，また，当該化粧品を使用した消費者の2%のみが脱色素斑を生じたと推計されることから，今後も患者の遺伝的背景との関連性に関する研究や治療法の確立，そしてより安全な化粧品の開発が望まれる．

われわれは，本症例から，安全性を確認し開発されたスキンケア製品や化粧品であっても思わぬ皮膚障害（脱色素斑など）を起こす可能性があることを学んだ．

3 経皮感作食物アレルギー〔石けんに含まれた加水分解コムギ末による経皮ないし経粘膜感作小麦アレルギー（即時型アレルギー），コチニール色素〕

2011年頃より，わが国では加水分解コムギ末を含有した石けん使用者において，パンや麺類などの小麦製品摂取後に全身性の即時型アレルギー発症者が大規模に生じ，社会問題となった[4-7]．加水分解コムギ末は，天然の小麦グルテンを酸やアルカリ，酵素などにより加水分解し

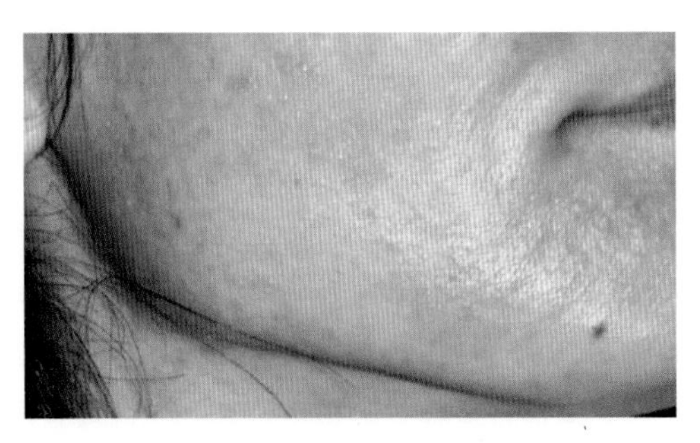

図14-9　加水分解コムギ末含有石けん使用後のアレルギー性接触蕁麻疹
石けん使用直後に発赤，かゆみが誘発されている．症状は15分～30分程度で消退する．

てつくられたものであり，化粧品に添加すると高い保湿性を発揮することから広く利用されてきた．問題となった石けんには“グルパール19S”という商品名の加水分解コムギ末が含有されており，当該石けんを用いて洗顔を行うことにより経皮もしくは経粘膜感作を生じ，特異IgE抗体が体内に産生され，グルパール19Sが再び皮膚に接触することで接触蕁麻疹を（図14-9），あるいは小麦製品の摂取後に蕁麻疹やアナフィラキシーが誘発された（p.186図14-4）と考えられている．わが国で患者が急増した理由としては，魅力的な広告により当該石けんの購入者が非常に多かったこと，また，それらの使用者が継続的に使用を続けたこと，さらに，洗顔石けんという用途で使用したため，湿潤状態で皮膚，眼や鼻の粘膜にアレルゲンが付着したこと，石けんの主成分である界面活性剤が皮膚のバリア機能を障害しアレルゲンが吸収されやすくなったことなどが，大規模な皮膚障害事例の発生に至った要因と推察されている．この加水分解コムギ末含有石けん使用者による小麦アレルギーの特徴的な症状は“著しい眼瞼腫脹”であり，同時に全身蕁麻疹，呼吸困難，アナフィラキシーショックが誘発された症例が少なくなかった．なおグルパール19Sは，グルテンを塩酸と高熱で加水分解することで脱アミド化が起こり抗原性を獲得したと考えられている．予後としては，当該石けんの使用を中止したところ多くの症例は小麦摂取が可能となった．本疾患患者525例と日本人一般集団3,244人から得られた遺伝子型情報を使用したゲノム解析が行われた結果，6番染色体短腕のHLA-DQ領域と16番染色体のRBFOX1領域を示す領域が同定され，病気のなりやすさ，なりにくさに関わる遺伝子が存在することが見出された[47]．

複数例が発症した化粧品による経皮感作食物アレルギー事例として，コチニール色素含有製品摂取によるアナフィラキシーがあげられる[48]．コチニール色素はサボテンなどに寄生するカイガラムシ科エンジムシの一種であるコチニールカイガラムシの雌を原料とする天然の赤色色素である．熱湯で殺した虫を天日で乾かし，熱湯もしくは熱湯を含んだエタノールで抽出して得られたものが「コチニール色素」であり，色素の主成分は「カルミン酸」である．着色料として食品，医薬品，化粧品，染色用染料として広く用いられている．同様の色素に「カルミン」（カルミン酸のアルミニウムレーキ化合物またはアルミニウム・カルシウムレーキ化合物）があるが，わが国では食品へのカルミンの使用は許可されていない（諸外国では可）．わが国においてコチニール色素含有食品の摂取後にアナフィラキシーショックなど，重篤な即時型アレルギー反応が誘発された症例は化粧を施す世代の女性（20～50代）に限られていたことから，その発症機序としては口紅や頬紅などの化粧品に含まれた本色素が経皮的に感作し，食品として摂取した赤いジュース，マカロン，赤いウインナーなどに含まれるコチニール色素により即時型アレルギー反応が誘発されたと推察されている．さらに，本疾患の特徴として，それらの食品摂取後に誘発された症状が蕁麻疹に限らず，呼吸困難，顔面腫脹，血圧低下など比較的重篤であったことがあげられる．コチニール色素の抗原としては，①コチニール色素に含まれる39～45kDaのタンパク質に特異的なIgE抗体が関与している可能性が高い，②ハチ毒抗原のホスホリパーゼ類と相同性が高い，③コチニールカイガラ虫に含まれる38kDaのタンパク質（CC38K）が主抗原である，などが報告されている[48]．また，タンパク質を除去した精製カルミン酸でも好塩基球細胞を用いた*in vitro*の実験でヒスタミン遊離が誘発された[31]との報告もある．

加水分解コムギ末やコチニール色素のような経皮経粘膜感作による食物アレルギーでは，症状が誘発された食物アレルギーのみに注目していては原因の同定や適切な生活指導を行うことができない．よって，われわれは日用品や化粧品により，このような発症機序の食物アレルギーが誘発されることを認識したうえで診療にあたる必要がある．同時に，タンパク質成分を含有する化粧品を開発する際には，製品を皮膚に頻回に塗布することにより，このような予期しない経皮感作を起こす可能性があることに留意して開発する必要があることを忘れてはならない．

3 検査〔PT（成分パッチテスト），SPT（化粧品関連），ROAT〕

アレルギー性接触皮膚炎の診断に最も有用な検査法は，パッチテストである（図14-10）．パッチテストにより原因となる接触アレルゲンを明らかにすることで難治性，再発性のかぶれ（アレルギー性接触皮膚炎）の根治が可能となる．洗浄剤，シャンプー，石けん，洗顔料は1％水溶液で閉鎖貼布し，染毛剤，パーマ液，脱毛クリーム，揮発性の製品はas isでオープンテストを行う（図14-11）．化粧品の製品が陽性となった場合（図14-12）は成分パッチテストに進み，原因成分を確認することが患者自身にとって重要であり，またその情報は，製品を開発し

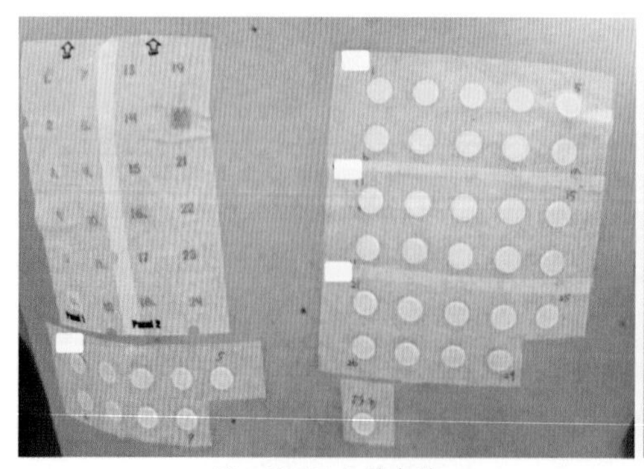

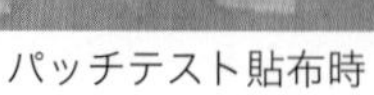

パッチテスト貼布時

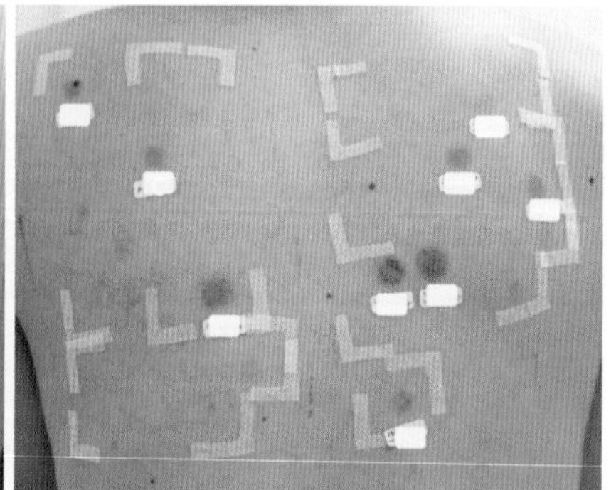

パッチテスト判定時（貼布 72 時間後）

図14-10　パッチテストユニット

（左）健常な背部や上腕伸側に試薬を載せたパッチテストユニットを48時間貼布する．
（右）ICDRG基準で判定する．
〔国際接触皮膚炎研究班（international contact dermatitis research group：ICDRG）〕

た企業にとってもより安全な製品開発を行ううえで大切ではないかと考える．しかしながら成分パッチテストは各成分の調製などが簡単ではなく，すべての成分で陰性となることが少なくない．そのため，アレルギー反応を確定するために，化粧品製品で陽性反応を得たあとに製品を用いた連続塗布試験（repeated open application test：ROAT）を行い，症状が誘発されることを確認することが勧められる．逆に，製品によるオープンテストやパッチテストが陰性であっても臨床症状が明確な場合は，製品によるROATを行うことが勧められる．ROATはアレルギー性接触皮膚炎の原因と推察される製品を1日2回，肘に近い部位に塗布する試験法である．毎日塗布していき，発赤，かゆみなどが生じた場合は陽性と判断し塗布を終了，症状が誘発されなくても7日間は塗布を継続する（図14-13）．肘で反応が誘発されない場合は，部位差が懸念されるため使用部位（顔面など）で再度塗布する．ROATで陽性反応が得られたあとは，さらなる原因精査の意向を患者に確認したうえで企業に成分提供を依頼すると，成分パッチテストの実施率が上がることが期待される．

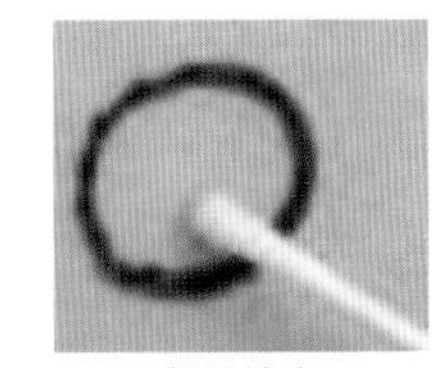

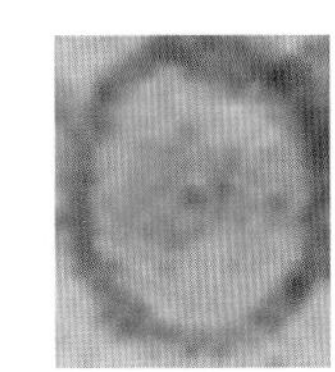

図14-11　オープンテスト
ジェルネイルやヘアカラー剤はオープンテストを行う．

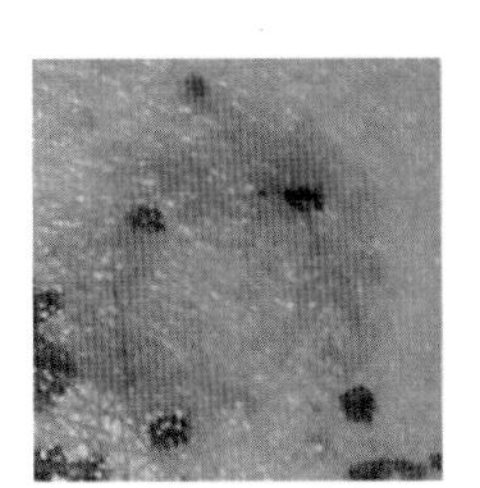

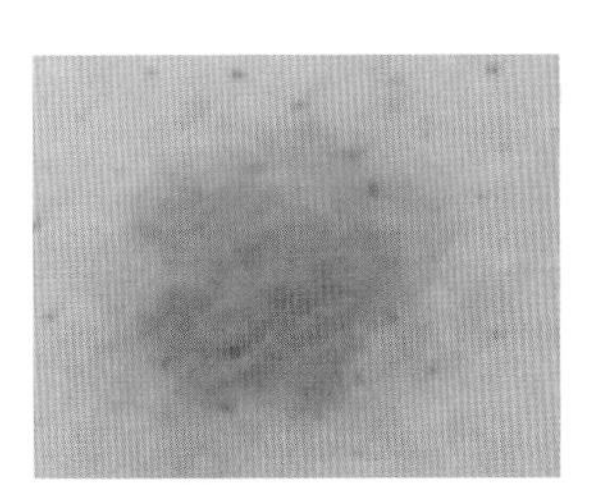

図14-12　パッチテスト判定（72時間後）
ICDRG基準において72時間時に＋以上の反応を陽性と判断する．

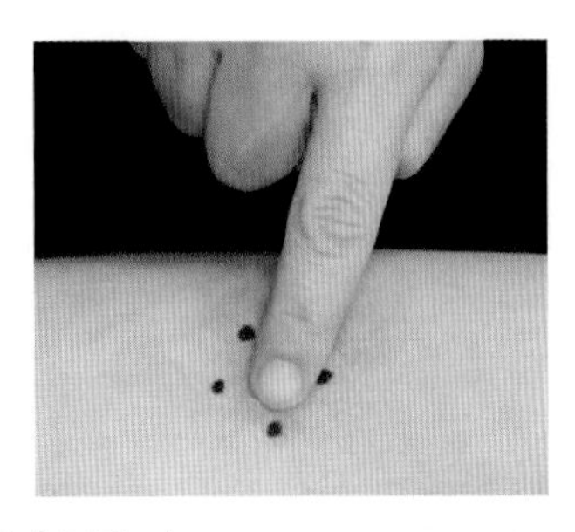

図14-13　連続塗布試験（repeated open application test：ROAT）
パッチテストで陽性となった化粧品を毎日2回肘に塗布する．

Section 3　化粧品の安全

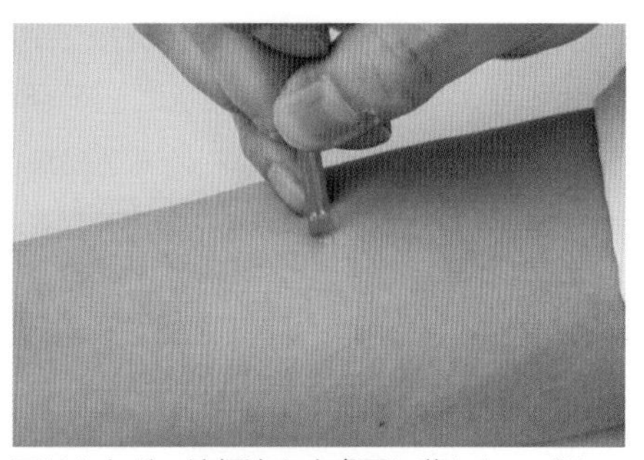

石けんなどの溶解液を皮膚面に落とし，プリック針で静かに垂直に刺す.
濃度を適切に調整することが大切である.

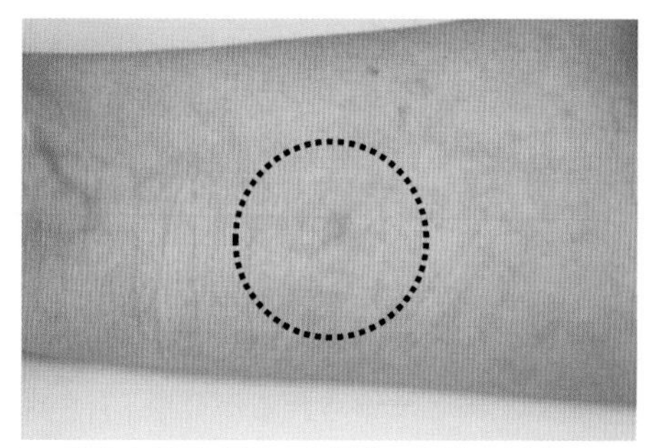

15分後に膨疹を認めた場合に陽性と判断する.
陽性コントロールに使用するヒスタミン2塩酸塩（鳥居薬品）で誘発された膨疹の直径の1/2より反応が大きい場合を陽性とする.

図14-14　プリックテスト
接触蕁麻疹や経皮感作食物アレルギーが疑われる症例に対して行う.

また，接触蕁麻疹や経皮感作食物アレルギーのような化粧品成分による即時型アレルギーが疑われる場合は，プリックテスト（skin prick test：SPT）を行う（図14-14）．プリックテストもパッチテストと同様，製品や原料などの濃度調製を正しく行う必要がある．

4 皮膚安全性症例情報収集ネット（Skin Safety Case Information Network：SSCI-Net）

スキンケア製品や化粧品による接触皮膚炎を含めた皮膚障害事例の発生は後を絶たない．前述したように，わが国では加水分解コムギ末による小麦アレルギーやロドデノール誘発性脱色素斑症例が社会的に問題となったこともあり，日本各地で発生した皮膚障害事例の情報を迅速に共有し，早期に事態を収束させる情報共有システムの確立が急務とされてきた．これらを背景に，2016年4月に“一般社団法人SSCI-Net[49]”（理事長：藤田医科大学医学部アレルギー疾患対策医療学 教授 松永佳世子）が設立され，皮膚障害事例を医師がウェブサイトもしくは紙媒体によって登録し，その情報が迅速に行政や企業に届き，行政，企業，医療者が相互で情報を共有できるようになった（図14-15）．SSCI-Netでは，毎月ニュースレターを発行し，収集症例数や今問題となっている症例や成分についての情報を公表している．より多くの医療従事者，製造販売企業がSSCI-Netを活用し，わが国における皮膚障害事例を未然に防ぐ一助になることを期待したい．また，本ネットワークでは，医師より依頼があれば成分パッチテストの実施のサポートをしている（企業への連絡，成分試薬の調製方法の確定など）ので，成分パッチテストに苦慮されている医師はSSCI-Netにご依頼されたい．

＊　　　＊　　　＊

ここでは，香粧品の皮膚トラブルの見分け方をテーマに，部位別，原因別にさまざまな物質による皮膚トラブル症例をあげた．

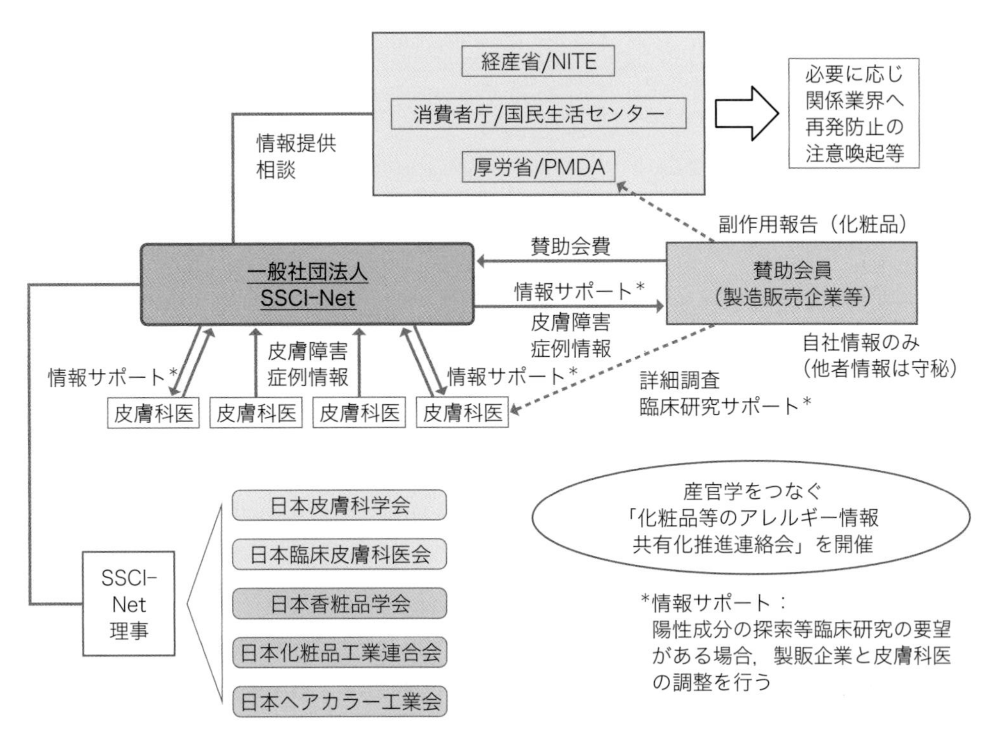

図14-15　SSCI-Netの仕組み

患者（化粧品使用者）・皮膚科医と行政，企業をつなぎ，皮膚障害事例を最小化することを目指している．

以前から報告があり原因成分が明らかにされているが症例の発生が続いている皮膚障害もあれば，消費者のニーズにより新たに開発され，予期しない皮膚障害事例が発生するなど，化粧品の皮膚トラブルはこれからもなくなることはないのではないだろうか．

よって，消費者への適正使用の啓発活動や皮膚トラブルを予測した製品開発などが企業には求められ，一方，われわれ医療者はさまざまな症例を念頭に「もしかして」と思う洞察力をもって診療にあたりたい．

謝辞：本項を執筆するにあたりご協力くださいました，藤田医科大学ばんたね病院総合アレルギー科 鈴木加余子 先生，SSCI-Net事務局長 杉山真理子 先生，藤田医科大学医学部アレルギー疾患対策医療学講座/ホーユー総合研究所 中村政志 先生に深謝いたします．

（矢上晶子）

■文 献

1）塩見真理子，青山裕美，岩月啓氏：ロドデノール誘発性脱色素斑 Rhododenol induced-leukodermaの臨床．皮膚病診療，36：590-595，2014．

2）青山裕美，伊藤明子，鈴木加余子ほか，日本皮膚科学会 ロドデノール含有化粧品の安全性に関する特別委員会：ロドデノール誘発性脱色素斑症例における一次全国疫学調査結果：日皮会誌，124：2095-2109，2014．

3）錦織千佳子，青山裕美，伊藤明子ほか：ロドデノール誘発性脱色素斑医療者（皮膚科医）向けの診療の手引き．日皮会誌，124：285-303，2014．

4）Fukutomi Y，Itagaki Y，Taniguchi M，et al：Rhinoconjunctival sensitization to hydrolyzed wheat protein infacial soap can induce wheat-dependent exercise-induced anaphylaxis. *J Allergy Clin Immunol*，127：531-533．e1-3，2011．

5）Chinuki Y, Kaneko S, Sakieda K, et al：A case of wheat-dependent exercise-induced anaphylaxis sensitized with hydrolysed wheat protein in a soap. *Contact Dermat*, 65：55-57, 2011.

6）Hiragun M, Ishii K, Hiragun T, et al：The sensitivity and clinical course of patients with wheat-dependent exercise-induced anaphylaxis sensitized to hydrolyzed wheat protein in facial soap—secondarypublication. *Allergol Int*, 62：351-358, 2013.

7）Nakamura M, Yagami A, Hara K, et al：A new reliable method for detecting specific IgE antibodies in the patients with immediate type wheat allergy due to hydrolyzed wheat protein：Correlation of its titerand clinical severity. *Allergol Int*, 63：243-249, 2014.

8）鈴木加余子，森田雄介，田中 紅ほか：香粧品パッチテスト2012年のまとめ．日本皮膚アレルギー・接触皮膚炎学会雑誌，9：16-24，2015.

9）Ito A, Nishioka K, Kanto H, et al：A multi-institutional joint study of contact dermatitis related to hair colouring and perming agents in Japan. *Contact Dermat*, 77：42-48, 2017.

10）Angelini G, Foti C, Rigano L, et al：3-Dimethylaminopropylamine：A key substance in contact allergy tococamidopropylbetaine? *Contact Dermat*, 32：96-99, 1995.

11）Fowler JF Jr, Shaughnessy CN, Belsito DV, et al：Cutaneous delayed-type hypersensitivity to surfactants. *Dermatitis*, 26：268-270, 2015.

12）Suuronen K, Pesonen M, Aalto-Korte K：Occupational contact allergy to cocamidopropyl betaine and its impurities. *Contact Dermat*, 66：286-292, 2012.

13）Bruze M, Engfeldt M, Gonçalo M, et al：Recommendation to include methylisothiazolinone in the European baseline patch test series-on behalf of the European Society of Contact Dermatitis and the European Environmental and Contact Dermatitis Research Group. *Contact Dermat*, 69：263-270, 2013.

14）Aerts O, Baeck M, Constandt L, et al：The dramatic increase in the rate of methylisothiazolinone contact allergy in Belgium：A multicenter study. *Contact Dermat*, 71：41-48, 2014.

15）Lundov MD, Opstrup MS, Johansen JD：Methylisothiazolinone contact allergy-a growing epidemic. *Contact Dermat*, 69：271-275, 2013.

16）伊藤明子：皮膚科医に限らず知っておきたい香粧品や外用薬による接触皮膚炎．アレルギー，69：13-18，2020.

17）天野由紀，西脇裕司：まつ毛エクステンションの経験者割合とその健康障害に関する全国調査．日衛誌，68：168-174，2013.

18）宗林さおり：消費者への情報発信と学会へ期待すること．日本皮膚アレルギー・接触皮膚炎学会雑誌，9：223-230，2015.

19）上田幸子，服部淳子，益田浩司ほか：まつ毛エクステンション用接着剤による接触皮膚炎の1例．日本皮膚アレルギー・接触皮膚炎学会雑誌，11：316-321，2017.

20）光井武夫 編：新化粧品学，第2版，南山堂，東京，pp.143-147，416-417，2001.

21）Ido T, Kumakiri M, Aoyama F：Contact cheilitis due to lipliner pencil. *Environ Dermatol*, 9：16-19, 2002.

22）薬事審査研究会 監修：医薬部外品原料規格2006，第2版，薬事日報社，東京，p.447，2006.

23）Hayakawa R, Matsunaga K, Suzuki M, et al：Lipstick dermatitis due to C18 aliphatic compounds. *Contact Dermat*, 16：215-219, 1987.

24）谷井 司，加藤順子，幸野 健：出血による接触皮膚炎の1例．皮膚，31：210-212，1989.

25）Tanaka M, Shimizu S, Miyakawa S：Contact dermatitis from glyceryl di-isostearate. *Contact Dermat*, 29：41-42, 1993.

26）Tanabe N, Itoh Y, Miura H, et al：Contact cheilitis due to gryceryl isostearate：a case study. *Environ Dermatol*, 6：171-179, 1999.

27）土屋和夫，伊藤明子，野本真由美ほか：リンゴ酸ジイソステアリルによる接触口唇炎の1例．日皮アレルギー誌，12：35-39，2004.

28）久保容二郎，野中薫雄，吉田彦太郎：グリセリン分岐脂肪酸エステルによる接触性口唇炎の1例．皮膚，30（Suppl 4）：106-111，1988.

29）杉浦真理子，早川律子，杉浦啓二：接触皮膚炎2002臨床例—リンゴ酸ジイソステアリルによる接触皮膚炎．皮膚病診療，24：1135-1137，2002.

30）田中 紅，稲葉弥寿子，中川真実子ほか：イソステアリン酸グリセリルによる接触口唇炎の1例．日本皮膚アレルギー・接触皮膚炎学会雑誌，3：163-169，2009.

31）松永佳世子，早川律子，有馬八重野ほか：口紅による口唇紅のかぶれ．皮膚病診療，12：223-226，1990.

32）生野麻美子，安藤一郎：歯科患者に生じたメタクリルレジンアレルギー：歯科従事者の2例，ジェルネイルによる1例も合わせて報告．日本皮膚アレルギー・接触皮膚炎学会雑誌，10：554-561，2016.

33）Constandt L, Hecke EV, Naeyaert JM, et al：Screening for contact allergy to artificial nails. *Contact Dermat*, 52：73-77, 2005.

34）Goon ATJ, Bruze M, Zimerson E, et al：Contact allergy to acrylates/methacrylates in the acrylate and nail acrylics series in southern Sweden：Simultaneous positive patch test reaction patterns and possible screening allergens. *Contact Dermat*, 57：21-27, 2007.

35）ロドデノール含有化粧品の安全性に関する特別委員会，伊藤明子，青山裕美，鈴木加余子ほか：ロドデノール誘発性脱色素斑症例における三次全国疫学調査結果．日皮会誌，125：2401-2414，2015.

36）Kasamatsu S, Hachiya A, Nakamura S, et al：Depigmentation casused by application of the active brightening material, rhododendrol, is related to tyrosinase activity at a certain threshold. *J Dermatol Sci*, 76：16–24, 2014.

37) Kuroda Y, Takahashi Y, Sakaguchi H, et al：Depigmentation of the skin induced by 4-(4-hydroxyphenyl)-2-butanol is spontaneously re-pigmented in brown and black guinea pigs. *J Toxicol Sci*, 39：615–623, 2014.

38) Sasaki M, Kondo M, Sato K, et al：Rhododendrol, a depigmentation-inducing phenolic compound, exerts melanocyte cytotoxicity *via* a tyrosinase-dependent mechanism. *Pigment Cell Melanoma Res*, 27：754–763, 2014.

39) Ito S, Ojika M, Yamashita T, et al：Tyrosinase-catalyzed oxidation of rhododenodrol products 2-methylchromane-6, 7-dione, the putative ultimate toxic metabolite implications for melanocyte toxicity. *Pigment Cell Melanoma Res*, 27：744–753, 2014.

40) Ito S, Gerwat W, Kolbe L, et al：Human tyrosinase is able to oxidize both enantiomers of rhododendrol. *Pigment Cell Melanoma Res*, 27：1149–1153, 2014.

41) Tokura Y, Fujiyama T, Ikeya S, et al：Biochemical, cytological, and immunological mechanisms of rhododendrol-induced leukoderma. *J Dermatol Sci*, 77：146–149, 2015.

42) Yang L, Yang F, Wataya-Kaneda M, et al：4-(4-Hydroroxyphenyl)-2-butanol (rhododendrol) activates the autophagy-lysosome pathway in melanocytes：Insights into the mechanisms of rhododendrol-induced leukoderma. *J Dermatol Sci*, 77：182–185, 2015.

43) Tanemura A, Yang L, Yang F, et al：An immune pathological and ultrastructural skin analysis for rhododenol-induced leukodermal patients. *J Dermatol Sci*, 77：185–188, 2015.

44) Nishioka M, Tanemura A, Yang L, et al：Possible involvement of $CCR4^+$ $CD8^+$ T cells and elevated plasma CCL22 and CCL17 in patients with Rhododenol-induced leukoderma. *J Dermatol Sci*, 77：188–190, 2015.

45) Fujiyama T, Ikeya S, Ito T, et al：Melanocyte-specific cytotoxic T lymphocytes in patients with rhododendrol-induced leukoderma. *J Dermatol Sci*, 77：190–192, 2015.

46) Ito S, Okura M, Nakanishi Y, et al：Tyrosinase-catalyzed metabolism of rhododendrol (RD) in B16 melanoma cells：Production of RD-pheomelanin and covalent binding with thiol proteins. *Pigment Cell Melanoma Res*, 28：295–306, 2015.

47) Noguchi E, Akiyama M, Yagami A, et al：HLA-DQ and $RBFOX_1$ as susceptibility genes for an outbreak of hydrolyzed wheat allergy. *J Allergy Clin Immunol*, 144：1354–1363, 2019.

48) Takeo N, Nakamura M, Nakayama S, et al：Cochineal dye-induced immediate allergy：Review of Japanese cases and proposed new diagnostic chart. *Allergol Int*, 67：496–505, 2018.

49) 皮膚安全性症例情報ネット（SSCI-Net）：http://info.sscinet.or.jp, 2021年12月15日閲覧.

15 病的皮膚への化粧指導

Key words

●敏感肌　●スキンケア　内臓疾患　●老化　●化粧指導

人はだれでも，いつまでも変わらずに健康で美しくありたいという願望をもっている．ところが心身が病的状態に陥ると，容姿を美しく整えたいという思いがなくなってしまうことで，より不健康さが表面化してしまう．深刻な高齢化社会へと進みいく昨今，老化は自然の摂理と受け入れることより，老化を病と捉えて男女を問わず抗老化対策に取り組む必要があり，日常生活の質を維持するためにも病的状況を隠すために化粧を有意義に利用することが必要である．化粧は人間の顔を中心として首・手・足などの表面に化粧料をほどこし，美化するものとされ，見る人の印象を支配する，気持ちよくするという本質的機能がある．すなわち一般的な化粧によって得られる心理的効果には自尊心の向上と，社会的な幸福感があるので，たとえ病的状況が深刻であっても自分の身体的問題点をカバーし，自己評価を高め，自己顕示欲を満足させることが可能にもなる．歴史の変遷を経て，髪形，化粧，服飾などを含めた外面的美容は，社会に定着しわれわれの生活を豊かにしてくれている．抗老化対策としてさまざまな化粧品が開発され利用され，その一方で男女を問わず過敏皮膚対策としての化粧品開発も進み，病的な脆弱皮膚にも利用できる製品が増えてきている現状もある．内臓疾患があると皮膚症状は表面化，あるいは心理面の影響でも皮膚の健康状態は左右される．皮膚疾患のみではなく，心身の病的状態も含めて生じる病的皮膚への化粧指導を皮膚科専門医は積極的に行うべきであると考えている．

1 皮膚疾患

1 アトピー性皮膚炎（AD）

アトピー性皮膚炎診療ガイドライン2021[1]に報告された年代別有症率は，20代が10.2%，30代が8.3%，40代が4.1%，50代＋60代が2.5%とされている．また男女別有症率は，男性が5.4%，女性が8.4%と女性に高い傾向がみられ，特に20代の女性で高かったと記載されている．

当院のAD外来患者2012年度と2019年度年間受診者数を図15-1に示した．男女受診患者数は，女性が男性の約2倍の受診数で年度を比較してもほぼ変化がないが，受診年齢層が大きく変

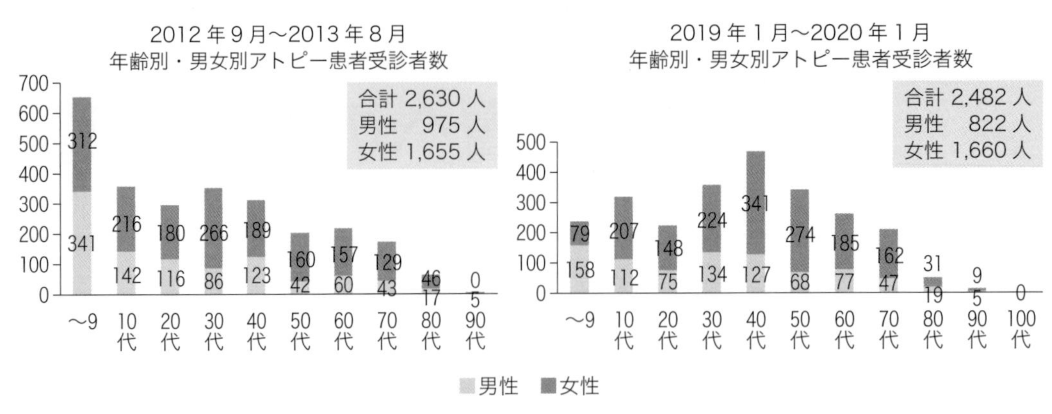

図15-1 当院アトピー外来年間患者数

化してきた．図15-1に示したとおり，当院2012年度受診者は乳幼児患者群が最多であったが，2015年度の受診者数調査で9歳未満と30代患者がほぼ同数になり，2017年度からは40代患者群が最多となった．2019年度受診者数は40代，30代，50代の順で多く受診され，ガイドライン報告にもあるとおり成人AD患者が増加傾向にあることを反映している．

40代になると中間管理職として社会を支える地位に就くようになり，安定した社会的地位を維持するには心身の健康が要求される．特に女性は社会活動に参加するための化粧が日常生活上必要になることが多い．皮膚炎の既往がなくても小児喘息や花粉症などアトピー素因があれば皮膚粘膜過敏があると考えるべきである．心身のストレスが皮膚に影響するようになり，化粧による皮膚トラブルを起こしたと感じるようになる．一般常識として皮膚洗浄をすることが皮膚の健康につながると考えていることが多く，過敏皮膚と感じながらもトラブルを感じると，むしろ熱心に洗顔をしてしまうようである．過剰洗顔により皮膚バリア機能はさらに損なわれ化粧品に刺激を感じるようになって化粧行為をやめてしまうこともある．スキンケアとして重要な保湿も遮光もやめてしまうと，ますます皮膚を守る能力は損なわれてしまう．こうして局所外用治療が開始され化粧することを禁じられると精神的に不安定な状況になり，治療意欲も衰退してしまう．外用薬をつけているので洗顔はむしろ積極的に継続しており，アトピー素因のある皮膚脆弱患者は，化粧はやめたのに治らないと受診される患者を多く経験する．図15-2はこのような経過で当科を受診，過剰洗浄行為を中止させ，化粧は継続するように指導して2週間後に軽快して受診した患者である．朝は洗顔料の使用をせずに顔を洗い，洗顔保湿後に外用薬は悪化部のみに使用，サンスクリーン剤を使い，その後は自由にメイクをしてよいと指導した．初診時，目周囲の潮紅と鱗屑が目立ち，乾燥時期でもあったので，夜はメイク落としのみを使用して洗顔，保湿後に外用薬をつけるように指導した．初診時に行った検査結果からアトピー性皮膚炎としての治療は必要であることを伝えたが，化粧することで表情は豊かになり心身の改善がみられた．自身の治療目的と到達目標を把握させ，以後積極的にアトピー外来の受診を続けて化粧を楽しんでいる．

アトピー性皮膚炎患者には自己調整のための教育が必要で，血液検査や皮膚テストで自身の増悪因子を把握させることが必要である．すなわち通年性のアレルゲンのみではなく季節性アレルゲンに対する抗体がみられた場合は，悪化する時期に合わせて積極的に抗アレルギー剤の内服を

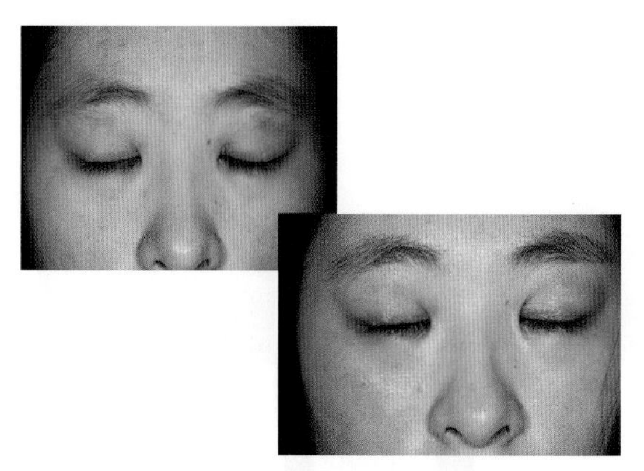

図15-2　アトピー性皮膚炎の軽快例
洗顔指導2週間後，顔全体の乾燥は軽減，目周囲の潮紅と鱗屑も目立たなくなった．

勧める．空気中のアレルゲン曝露による皮膚侵襲が軽減すれば，空気から皮膚を守ることができると患者に指導する．患者により生理周期の関与，消化吸収，便秘整腸関連での悪化が観察されれば，それらの増悪因子を把握させて対症加療をする．生理前後のアンドロゲン優位になる時期には皮脂分泌が亢進してざ瘡併発の可能性があるので，積極的に洗顔をすべき時期を年齢により考慮して指導している．

2　脂漏性皮膚炎

脂漏性皮膚炎は脂漏部位と間擦部に生じる慢性の皮膚炎で，皮脂腺の活動が活発化する生後3ヵ月前後の乳児期と中高年期に好発する．成人型は30歳以降にみられ，患者の男女比は「約2～3：1」と男性にやや多く発症する．発症因子には遺伝的素因，過度のストレスによるホルモンバランスの乱れなどの内分泌的影響，皮脂腺の分泌異常などがあげられる．入浴不足，洗顔不足で起こる皮脂貯留，皮脂中のマラセチア菌の増加，寝不足などの生活サイクルの乱れ，気候や栄養，すなわち高脂肪食・肉食中心・ビタミンB群不足などの偏食も影響する[2,3]．いわゆる生活習慣病の要素もあり，日常のスキンケア指導が必要である．皮脂の過剰分泌により刺激を誘発するような脂肪酸により生じた刺激性接触皮膚炎の可能性もあり，過敏皮膚としての化粧指導が望ましい．スキンケア用シートパック使用後に皮膚症状が悪化して，当科を受診した28歳女性症例を図15-3に示した．数年来脂漏性皮膚炎と診断され，悪化時のみ外用加療していたという．パッチテスト（PT）で持参のシート，化粧水，関連アレルゲンはすべて陰性であった．検査結果から化粧品アレルギーはないが，自身の皮脂分泌状態が不安定で皮疹を繰り返す脂漏性皮膚炎であることを再認識するように指導した．すなわち偏食を避け，よい睡眠を心がけてストレスをためないことが皮膚の安定につながる．皮脂分泌の状況に応じ臨機応変に洗顔をしないと自身の皮脂に刺激を起こしやすくなり，化粧品にかぶれたようになることを理解させた．

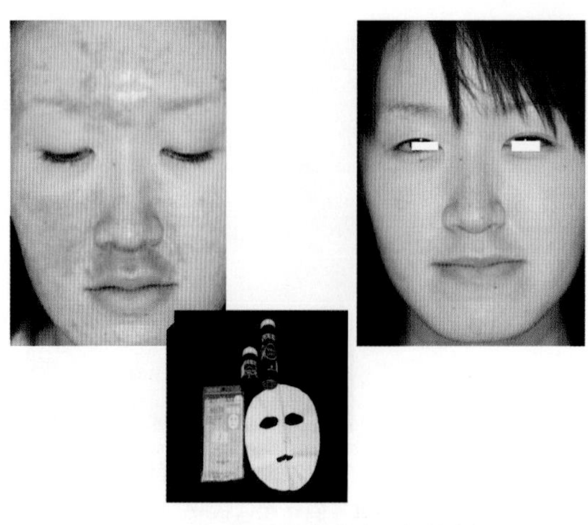

図15-3 脂漏性皮膚炎の軽快例
初診時前額中央と鼻周囲〜人中に境界明瞭な紅斑と丘疹がみられ，原因と思われた化粧品のPTを行ったが陽性反応はなし．ビタミンB群内服で軽快，略治．

3 酒さ

赤ら顔で受診した患者を酒さと診断することが多いが，治療薬の影響で生じる酒さ様皮膚炎との鑑別が必要である．悪化するのは冬の外気と室内の温度差で，あるいは日光で顔が赤くなってチリチリするなどと訴え，化粧品は使えるものがないと訴えることがよくある．発症は小児期か成人後かを確認し，使用していた外用薬を尋ねる．酒さは女性では20代から受診する人が多いようであるが，男性では中高年以降での受診が多くなる．従来，体質的要因とされてきたことが最近自然免疫で説明されるようになり，病因は解明されつつある[4,5]．一方，酒さ様皮膚炎は基礎疾患が不明のまま，ステロイド軟膏や免疫抑制薬軟膏を漫然と使用することによって生じることがある．使用期間や状況よりも，発症リスクは遺伝子の関連性があることが推測されている．酒さには毛細血管拡張型（1型），丘疹膿疱型（2型），鼻瘤型（3型），眼型（4型）があり，いずれも治療は難しい．また，酒さ様皮膚炎では多くの例で誘発因子となった外用薬の中止が最も重要な治療であるが，中止により皮膚症状は悪化するので対策が必要である．

化粧品アレルギーを生じやすいという報告[6-8]もあるので，当科ではPTで化粧品関連アレルギーがないことを確認後は，積極的に病変を隠すための化粧を勧めている．図15-4には酒さ様皮膚炎と診断した63歳女性を示した．酒さに対してはステロイド外用がむしろ悪化因子になることを説得してステロイド外用を中止したところ，1ヵ月後にはスギ飛散時期が重なり皮疹の悪化を訴え受診された．抗ヒスタミン薬と抗菌薬外用の追加でステロイド外用は再開せずに，化粧で皮膚の赤みを隠して過ごすように指導した．半年後には局所抗菌薬外用も中止し，日常生活の支障はなくなった．当初は化粧による皮膚障害を心配してステロイド外用を継続していたようだが，化粧品皮膚炎の合併はないことを理解させ，保湿，遮光，ファンデーションの連日使用で生活の質を改善することができた．

初診時　ステロイド外用中止１ヵ月　半年後

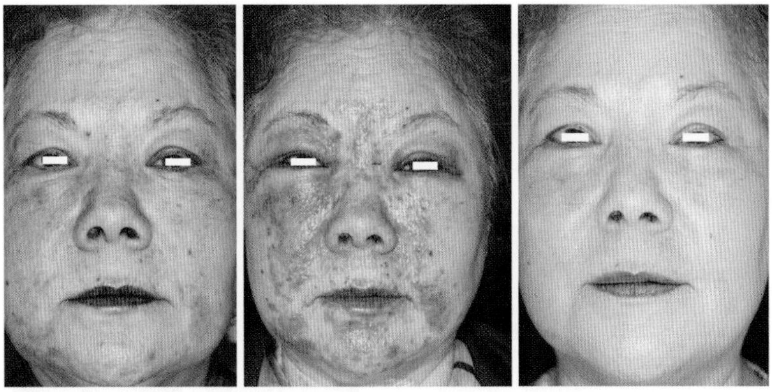

図15-4　酒さの改善例

初診時：前額に紅斑，鼻根部から蝶型紅斑様に鼻唇溝～下顎まで皮疹は拡大.
1ヵ月後再診時：外用中止とスギ飛散による皮疹悪化，内服・抗菌薬外用追加治療.
半年後再診時：化粧のみ継続して抗ヒスタミン薬とビタミン剤内服のみ継続で安定，
初診1年後略治．鼻根部から頬に広がる潮紅残存，酒さは残るも化粧で隠す.

2 内臓疾患

1 肝腎代謝障害

肝障害では小血管病変としてクモ状血管腫や紙幣状皮膚，手掌紅斑，静脈拡張や色素異常，女性化乳房などが，慢性腎障害では乾皮症や瘙痒性病変がよく観察され，内臓疾患に伴う消耗性変化を内臓病変よりも早く皮膚症状から推測しうることがある．一方，内臓疾患診断後も社会活動に参加することを余儀なくされる場合，化粧は有用であり顔色不良を隠し活気を補う手段として不可欠なものになる.

2 デルマドローム

環境変化の激しい季節の変わり目には，多くの人が健康皮膚を維持するのが難しくなる．スギ花粉飛散時期には日が伸びるとともに紫外線の影響が強くなるため，花粉皮膚炎に加えて紫外線過敏による皮膚症状を観察することが多い．図15-5は化粧品かぶれを心配して受診した42歳女性である．目周囲と耳から頸部に軽度浮腫を伴う紅斑がみられ，スギ花粉皮膚炎と光線過敏症を疑って化粧品かぶれの可能性は少ないので，むしろ紫外線防御目的で化粧は続けるように指導した．皮疹の悪化とともに倦怠感と関節痛，筋痛を訴えて再診した2ヵ月後には，典型的な臨床像から皮膚筋炎と診断し内臓がんの精査を余儀なくされた．このように紫外線過敏反応は自己免疫疾患や薬剤誘発症状のこともあるので，積極的遮光が治療にもなる.

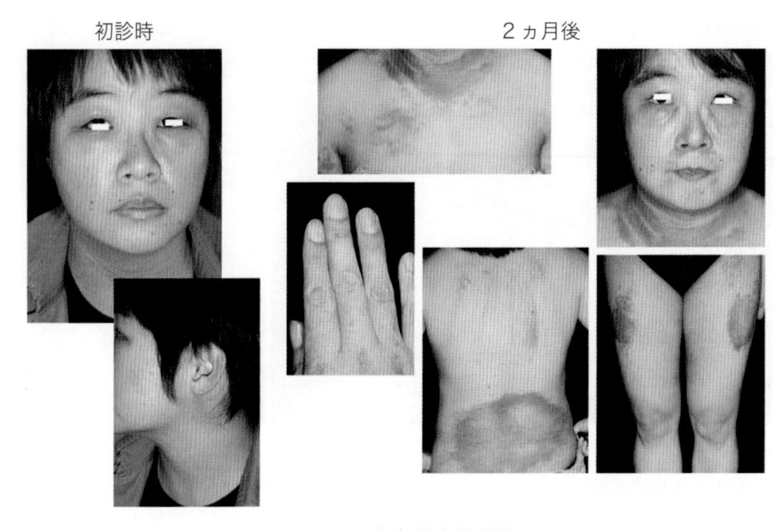

図15-5　皮膚筋炎診断例

42歳女：初診時目周囲と耳〜頸部に紅斑，化粧品・紫外線・スギ花粉による皮膚炎と考え外用加療で経過観察，2ヵ月後に典型的な皮疹から皮膚筋炎と診断・内臓がん検索.

3 年齢変化

1 更年期皮膚

超高齢化社会となった現在，寿命は100年といわれる時代になり予防医学の浸透とともに健康長寿を心がけて過ごせる人口は増えてきている．ただし，男女ともに50年生存すれば心身に故障や不具合が生じやすくなるのは当然で，健康な状態が維持されるように点検したり手入れをしたりする必要に迫られる．ライフサイクルの中でホルモン変動が激しい女性のほうが心身に異常をきたすことが多く，いわゆる更年期障害は女性のほうが顕著にみられるようである[9]．皮膚トラブルは全く経験がなかったのに化粧品にかぶれている感じがする，しみもしわもたるみも急に増えてきたようだと受診されることが多い．女性ホルモンの減少が直接皮膚の健康に影響し，紫外線対策を徹底しないと容易に色素沈着を生じてしまう年齢でもある．自律神経失調症状から顔の赤みやほてりが起こりやすくなり，より敏感肌と感じるようになるのでその対策が必要になる．図15-6は上眼瞼の赤みと腫れを主訴に受診された52歳の女性である．上眼瞼に紫斑の混在はみられなかったが，内臓がん好発年齢でもあり，皮膚筋炎鑑別のために皮膚生検を行った．病理所見は湿疹反応であることを確認後に，実施したPTで使用していた韓国製アイシャドウが原因と判明し，使用中止で軽快，日本製アイシャドウの使用テストで皮疹新生なしを確認して略治とした.

健康皮膚であっても年齢とともに皮脂や汗分泌状況は低下してくるので，季節や環境条件に応じ臨機応変に洗顔方法を変更していくことが望ましい．過剰洗顔で皮膚のバリア機能維持ができなくなると，化粧品トラブル，特に目周囲の化粧品は接触皮膚炎を起こしやすくなる．健康な皮

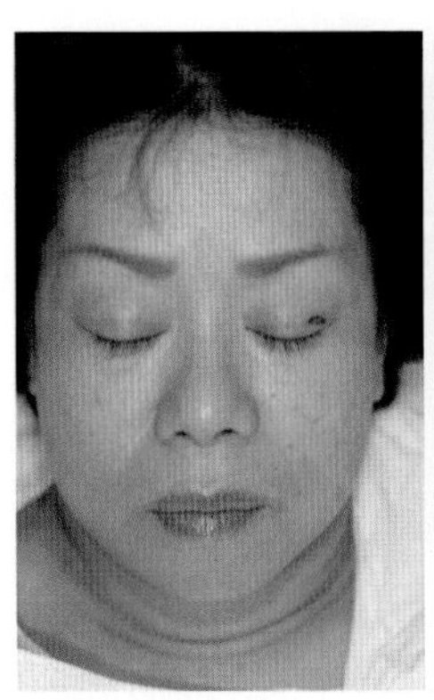
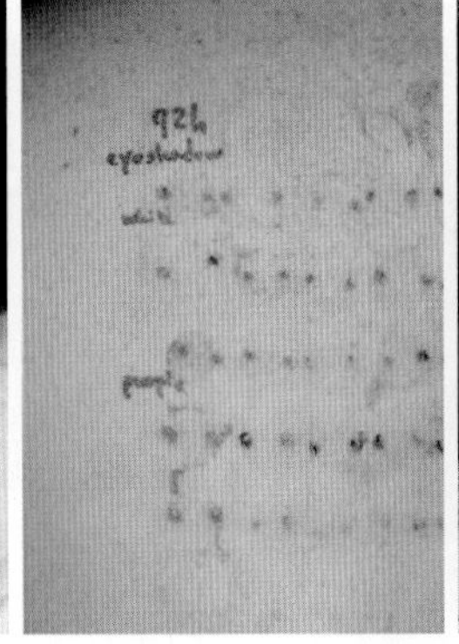

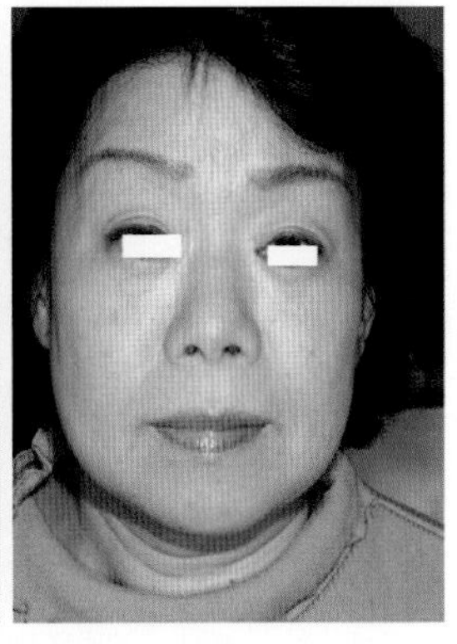

図15-6　化粧品による接触皮膚炎例

52歳女：繰り返す上眼瞼の浮腫性紅斑の精査依頼で当科受診．皮膚生検で自己免疫性疾患は否定され，PTで使用していた韓国製アイシャドウが原因と判明し，使用中止で軽快，日本製アイシャドウは皮疹新生なしを確認して略治．

膚を維持するためにもスキンケアの見直しが最も必要な年齢であることを自覚してもらう必要がある．

2　高齢者皮膚

加齢によりさまざまな機能が低下し皮膚の萎縮，脆弱化をきたし，血管壁も脆弱化してくるので外圧に対し容易に皮下出血をきたすようになる．このような経年変化に気がつかずに健康皮膚を維持していても，高齢期を意識するようになると抗老化対策を積極的に取り入れたくなるようである．皮膚ターンオーバーの遅延により角層が厚くなって“くすみ”が起こるという情報を得ると，自身の皮膚脆弱性を考えずにピーリングや過剰マッサージなど，強く擦らないことが必要になる皮膚に相反する行為を行って刺激性接触皮膚炎を起こして受診される患者を経験することがある．自身の皮膚能力を把握して優しく愛護的なスキンケアを意識することで健康皮膚が維持できると思われるが，まれに化粧品によるアレルギー性接触皮膚炎を生じることがある．図15-7は79歳女性で，化粧品販売員を長年務めていたこともあり日常生活で化粧を欠かしたことがなかったという．数ヵ月来，顔に瘙痒性皮疹を繰り返し，治療抵抗性になり当科を紹介されて受診した．初診時に両頬から顔面中心に比較的境界明瞭な軽度浸潤のある紅斑がみられた．被髪頭部の乾燥や鱗屑はみられなかったことからアレルギー性接触皮膚炎を考えPTを行ったところ，パラベン，香料アレルギーを確認できた．ゴム加硫促進剤のチウラムアレルギーも確認できたので適切な化粧品の指導，ゴムを含む化粧グッズの使用を禁止し，化粧トラブルを克服し生活の質が維持できるようになった．高齢者皮膚は病的皮膚であるという前提のもとに生活習慣を把握して，美容指導，化粧指導をすることが望まれる．

79歳初診時

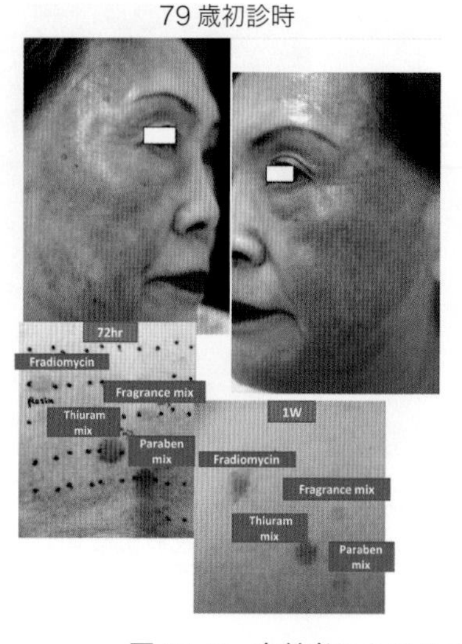

PT後，生活指導

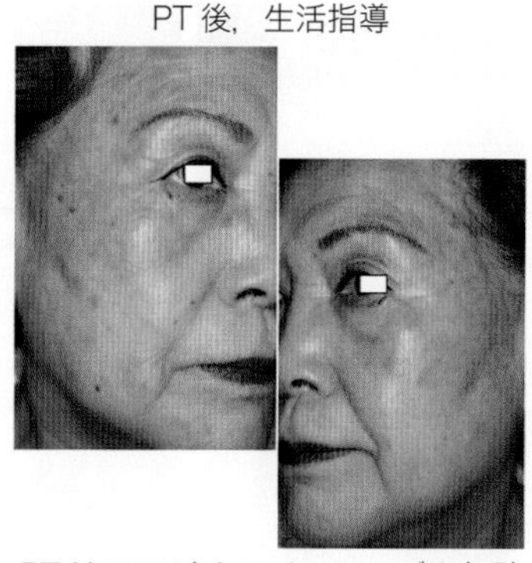

PTはフラジオマイシン，ゴム加硫促進剤チラウム系mix，防腐剤パラベンmix，香料mixに陽性⇒PT後はパラベンフリーで無香料製品使用とゴムスポンジ使用禁止を指導．

図15-7 高齢者におけるアレルギー性接触皮膚炎例

79歳女：難治性顔の皮疹について精査依頼で当科受診．PT後，適切な化粧指導で生活の質は維持され顔の皮疹は略治．

4 コロナ禍での病的皮膚

2020年から2年にわたり全世界的にCOVID-19の流行で，われわれは想定外の生活を強いられることになった．中高年から若年者まで幅広くワクチン接種が行き渡ってきた現在，コロナ禍収束の日は遠くないと思われる．日常生活に定着してきたマスク着用と頻回の手洗い，消毒は感染対策に有効で，われわれが行うべき感染対策ではあるが，新しい生活様式により新たに顔や手に皮膚障害が生じ，特に病的皮膚をもつ人には発汗時期，寒冷時期ともに通常の皮膚管理以上の努力が強いられた．過敏皮膚患者では皮膚質に適したマスクや洗浄剤，消毒薬の選択を行うことが必要である．長時間マスク着用により高温多湿状況になると，マスクの含有成分が接触部位に与える皮膚炎が生じうる．われわれ皮膚科医が当初から心配していたとおり，病的皮膚患者では不織布マスクによる刺激性接触皮膚炎患者を多く経験した．COVID-19感染対策として，医療スタッフは一般人より長い間医療用マスクを着用するので，マスク皮膚炎を回避するために，特に潜在的な危険因子をもつ人では予防的および治療的対策を確立する必要があり，実際医療従事者は，非医療従事者よりも頻繁にフェイシャルスキンケア製品を使用していたとの報告がある[11]．アレルギー性マスク皮膚炎はまれではあるが，医療スタッフに生じた不織布製マスク含有成分のホルムアルデヒドによる症例も報告[12]されている．また，マスク内のスポンジストリップに使用されたポリウレタンの成分で反応した症例報告[13]では，イソシアネートを含有するポリウレタンは，種々の製品で使用されており，皮膚や気道アレルギーを生じる可能性があると注意喚起している．

COVID-19パンデミック後，われわれの生活環境や医療環境は著しく変化したため，アレルゲンへの曝露頻度とその種類も変化してきたことが推察される．特に顔面の難治性湿疹症例に対しては，マスク含有成分，殺菌剤や界面活性剤が及ぼす皮膚への影響は，増悪因子追及目的で積極的にパッチテストをして検討する必要がある．

＊　　＊　　＊

病的皮膚をもつ湿疹皮膚炎群患者は，日常生活を快適に過ごすためにスキンケアを継続することで病勢の調整が可能になる．さらにスキンケア製品を医薬品の保湿剤ではなく市販製品で代用できることは，疾患を克服，自己調整できているような満足感を患者に与えているようでもある．種々の疾患を抱え，高齢になっても社会参加ができる喜びは生きていく意欲にもつながる．化粧によりそれを可能にする，補助することができるので，化粧の役割は大きいと常日頃考えている．ただし，病的皮膚に対して適切な化粧指導ができないと，新たな問題で患者を苦しめることにもなる．健康皮膚でも加齢とともに誰もが脆弱皮膚になるので，皮膚の観察により，心身の健康状態を見極めて，適切なスキンケア，化粧指導にあたってほしいと願っている．皮膚をみる専門家たち，皮膚につける化粧品をつくる科学者たちに，あらためて化粧の意義について，化粧がもたらす生体への影響について再認識してほしい．心身を病んでも，認知を損なうような状態になっても，継続的にフェイスケアを持続させることで脳への活性化が期待できる[10]．病的皮膚を化粧で健康皮膚に見えるようにし，化粧で気持ちよく過ごして生活の質を維持するように，化粧を有効に活用していきたい．

（関東裕美）

■文 献

1) 佐伯秀久，大矢幸弘，古田淳一ほか：アトピー性皮膚炎診療ガイドライン2021．日皮会誌，131：2691-2777，2021．

2) Elham Z，Shahram A，Omid S：Possible intermediary roleof ghrelin in seborrhea. *Med Hypotheses*，85：1019-1020，2015.

3) Dessinioti C，Katsambas A：Seborrheic dermatitis：Etiology, risk factors, and treatments：facts and controversies. *Clin Dermatol*，31：343-351，2013.

4) 山﨑研志：ざ瘡・酒さ 診療の技 酒皶の発症メカニズム 自然免疫機構の皮膚疾患に与える影響（解説）．日皮会誌，122：3617-3619，2012．

5) 山﨑研志：ざ瘡をめぐるトピックス—酒さと座瘡の相違点と類似点．薬局，68：466-469，2017．

6) 出口登希子，伊藤明子，増井由紀子ほか：酒皶様皮膚炎における皮膚試験の有用性について—酒皶様皮膚炎71例の臨床検討．日皮会誌，126：1717-1724，2016．

7) Jappe U，Schnuch A，Uter W：Rosacea and contact allergy to cosmetics and topical medicaments-retrospective analysis of multicentre surveillance data 1995-2002. *Contact Dermat*，52：96-101，2005.

8) Ozbagcivan O，Akarsu S，Dolas N，et al：Contact sensitization to cosmetic series of allergens in patients with rosacea：A prospective controlled study. *J Cosmet Dermatol*，19：173-179，2020.

9) 檜垣祐子：顔の赤みとほてり—中高年女性の敏感肌を中心に—．デルマ（4月増刊号）：128-132，2020．

10) 須賀京子，渡邉順子，岩瀬 敏ほか：女性高齢者が自身で行うフェイスケアがもたらす前頭前野における組織酸素レベルと自律神経反応に関する基礎的研究．日本看護技術学会誌，14：137-145，2015．

11) Niesert AC，Oppel EM，Nellessen T，et al："Face mask dermatitis" due to compulsory facial masks during the SARS-CoV-2 pandemic：data from 550 health care and non-health care workers in Germany. *Eur J Dermatol*，31：199-204，2021.

12) Aerts O，Dendooven E，Foubert K，et al：Surgical mask dermatitis caused by formaldehyde（releasers）during the COVID-19 pandemic. *Contact Dermatitis*，83：172-173，2020.

13) Xie Z，Yang YX，Zhang H：Mask-induced contact dermatitis in handling COVID-19 outbreak. *Contact Dermatitis*，83：166-167，2020.

16 カバー用化粧品の種類と使い方

Key words

●カバーメイク　●カモフラージュメイク　●アピアランスケア　●白斑
● QOL（クオリティ・オブ・ライフ）

あざや白斑などの皮膚疾患による色素異常，外傷や熱傷などによる瘢痕などの外見の変化は，患者に精神的苦痛をもたらし社会参画を妨げる要因となる．これらの症状は治癒するまでにある程度の期間がかかり，完治が難しい例も多い．患者がその容貌から学校生活や就労など社会生活の中でいじめや差別，偏見の対象とされる事例は後を絶たない[1]．

そのようなときにメイクで外見の悩みを軽くすることができれば，苦痛が軽減されうる．このような皮膚疾患や瘢痕などの深い外見の悩みに対するメイクは一般的なメイクとは区別され「カバーメイク」（cover makeup）と呼ばれている．カバーメイクにはライフクオリティーメイクアップ（life quality makeup），カモフラージュメイク（camouflage makeup），メディカルメイク（medical makeup），リハビリメイク（rehabilitation makeup）などの呼称が使われており，さまざまなカバー用化粧品（主にファンデーション）が上市されている．

近年では，がん治療の副作用による色素沈着や脱毛などの外見変化に悩む患者が増えており，がん領域での支援の需要が高まっている[2]．ここでは，わが国におけるカバーメイクの歴史と医療での役割，最新のカバー用ファンデーション（以下，ファンデーション）の種類と機能，悩み別の使い方を述べる．

1 わが国におけるカバーメイクの歴史

カバーメイクを受けた日本人は，確認できる限りでは第二次大戦の被爆者が最初である．原爆による熱傷でケロイドを負った人々は心にも深い傷を負い，特に若い女性は「原爆乙女」と呼ばれ世間から同情が向けられていた．1955年，アメリカの慈善活動家らによる招待で原爆乙女25人が渡米し，ニューヨークの病院で瘢痕や運動機能改善のための手術を受けた（図16-1）．皮膚移植が行われた部分の肌色や質感の違いを自然に見せるために彼女たちに紹介されたのが，アメリカのリディア・オリリーが自らのあざをカバーするために開発したクリーム（カバーマーク®）だった[3]．カバーマーク®はその後，進駐軍兵士と日本人との間に生まれた子どものための孤児院を創設した慈善家の澤田美喜の目にもとまり，肌の色の違いから差別を受けていた子どもを救う目的でも活用された[4]．

一方，日本国内においてほぼ同時期にカバー用化粧品を開発する動きがあった．当時の厚生省がGHQから国産のカバー用化粧品開発を示唆され資生堂に開発を要請，1956年に国産初となるカバー用ファンデーション（スポッツカバー®）が誕生した（図16-2）．戦禍で負った熱傷瘢痕をカバーするために開発されたスポッツカバー®は，その後さまざまな技術による改良が加えられ，現在ではあざや白斑，傷痕，がん治療の副作用による皮膚変色まで多様な悩みに対応するカバー用化粧品が上市されている（図16-3）．

前述以外にも，REIKO KAZKIからカバーリングファンデーション®が，マーシュフィールドからSCクリームファンデ®が上市されており，そのほかにもさまざまなカバー用化粧品が開発

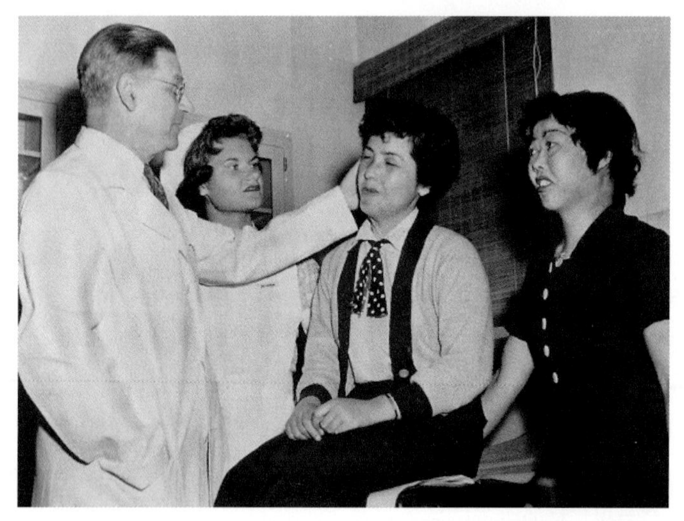

図16-1　ニューヨークのマウント・シナイ病院で診察を受ける被爆女性

（画像提供：朝日新聞社）

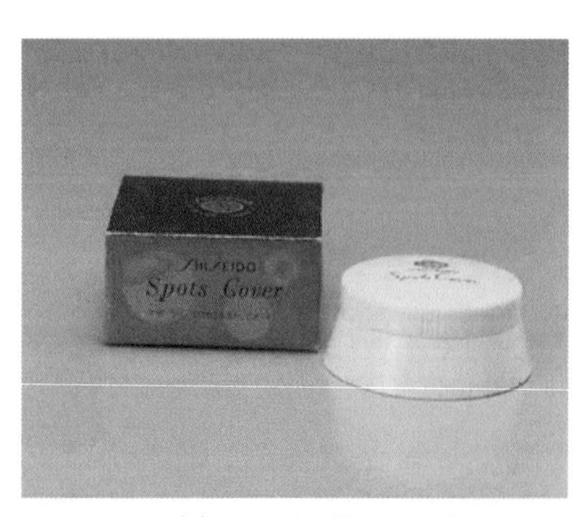

図16-2　日本初のカバー用ファンデーション「資生堂スポッツカバー®」

（画像提供：資生堂）

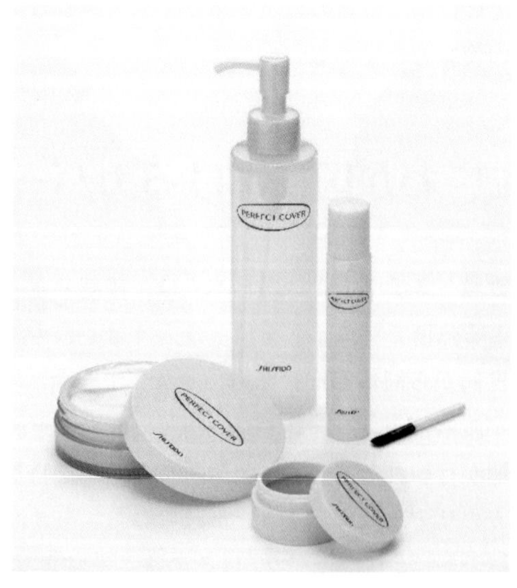

図16-3　現在のカバー用化粧品「資生堂パーフェクトカバーシリーズ」

（画像提供：資生堂）

されている．カバーを必要とする人々にとっては選択肢が広がり，自分に合う商品を選ぶことができるようになった．

わが国においては戦禍で負傷した人々を救うために始まったカバーメイクだが，戦後70年以上経ってもなお，外見の違いによるいじめや差別，偏見といった不平等はなくなってはいない．サステナブルな社会への貢献が企業に求められるようになった現代，化粧品業界がカバー用化粧品を世に送り続け，支援を継続することは，本業ならではのサステナブルな社会貢献といえる．日本だけでなく世界中の外見変化に悩む人々が安心して社会生活を送ることができるよう，グローバルな視点での開発が望まれる．

2 医療におけるカバーメイクの役割

カバーメイクは疾患そのものを改善，治癒させるものではないが，治療にはない利点も多い（表16-1）．治療とカバーメイクの違いを理解し，両者を適切に組み合わせることで患者の満足度向上につながる．特に，疾患部位がまだ完治しないうちに結婚式に参加することになった，記念写真を撮影することになったなど，周囲から気づかれたくない場面でのカバーメイクはとても喜ばれる．

現代の医療現場では患者のQOLを考慮した治療が重視されており，カバーメイクは容貌を整えるだけでなくQOLを向上させるものとして，さまざまな症例で研究が行われてきた．白斑やあざ，熱傷瘢痕のほか[5-7]，尋常性痤瘡やアトピー性皮膚炎といった炎症性の皮膚疾患においても適切な化粧品を選び使用することで，皮疹を悪化させることなくQOLが向上したことが報告されている[8, 9]．皮膚疾患以外では，口唇口蓋裂の患者の認知的ストレスや社会的ストレスが有意に減少した報告や[10]，顔面神経麻痺においても抑うつ軽減などの影響が示唆されている[11, 12]．これらの知見を踏まえ，外来でカバーメイクを取り入れる取り組みも行われてきた[13]．

近年のがん治療の進歩により，通院しながら社会生活を送る患者も多くなり，それに伴い，就労など社会とのつながりの中で外見変化に悩む患者は増えている．乳がん患者の外見ケアが抑うつを改善する報告もされており[14]，医療者も適切に対応できるよう『がん治療におけるアピアランスケアガイドライン 2021年版』[15]が発刊され，がん診療連携拠点病院でも外見ケアの相談を受ける体制が整えられつつある[16]．

治療を補完するものとして，患者の満足度を高めるカバーメイクを上手に取り入れる医療機関

表16-1 メイクと治療の特徴

	カバーメイク	手術・レーザー
長所	痛み，リスクがない 短時間でできる 自分で自宅でできる 日やけ止め効果がある	根治・改善が見込める 凹凸のある傷の修正ができる
短所	補助的手段である 凹凸のある傷を隠しにくい テクニック習得が必要	痛み，リスクを伴う 完全治癒までに時間がかかる 通院が必要

（NPO法人メディカルメイクアップアソシエーション 編：メディカルメイクのすべて，青海社，2007，p.72より改変）

が増えることが望まれる．

3 カバー用化粧品の種類と特長

カバーメイクに使用するのは主としてファンデーションである．外見の悩みは色や凹凸の状態など多様であり，また，患者の生活シーンもさまざまであるため，それらを考慮した商品が開発されている．機能として求められるのは高いカバー力であるが，日常的に使用できる簡便性や快適な使用性など，具体的には次のような要素も求められている．

- 厚付きにならず自然に仕上がること
- 使用手順が簡単であること
- 紫外線を防ぐこと
- 化粧崩れしにくく持ちがよいこと
- 水や汗，皮脂に強く，衣服などにつきにくいこと
- 市販のクレンジング剤で手軽に落とせること

これらの機能を果たすため，粉体技術や乳化技術などによる改良が加えられてきた．ここでは，悩み別に機能を特化させたファンデーションについて，それらの特長と使用時の注意などを解説する（資生堂ホームページ ライフクオリティーメイクアップ〈https://corp.shiseido.com/slqm/jp/salon/situation.html〉も参照）．

1 白斑・色素脱失のカバー

ファンデーションを用いる方法と，セルフタニング剤を用いる方法がある．

ⓐ ファンデーション

ファンデーションには大きく二つのタイプがある．

1 メラニン色を補うタイプのファンデーション

特長：白斑はメラニン色素が失われた状態にある．色差計で日本人の白斑部位と健常部位の皮膚色を計測すると，赤みを示すa*値には変化がなく，黄みを示すb*値と明るさを示すL*値に変化がみられた（表16-2）．資生堂はこの知見をもとに，皮膚のメラニンによく似た黄みがかかった黒色の黒酸化鉄被覆雲母を配合し，塗布することでメラニンに由来する色を補う液体状のファンデーション（パーフェクトカバーファンデーションVV®注1）を開発した[17]．覆い隠すのではなくメラニン由来の色のみを補う設計のため自然な仕上がりとなり，年代や性別を問わず，身体に使用しても違和感がない（図16-4）．塗布量を加減することで濃淡を調節でき，健常部位とのカラーマッチングが容易である（図16-5）．

汗や水に強いウォータープルーフ効果で，衣服などにつきにくいが，市販のオイルタイプのク

注1 現在の商品はパーフェクトカバーファンデーションVC®

表16-2　化粧による白斑部位の色調変化

測定項目[1]	メイクアップ前		p値[2]	メイクアップ後		p値[2]
	白斑部位	健常部位		白斑部位	健常部位	
L*	64.60±4.06	59.15±4.60	p=0.0001	57.50±5.32	58.33±4.80	p=0.5814
a*	15.25±3.41	16.42±2.72	p=0.2049	15.46±2.88	16.47±2.45	p=0.2048
b*	16.91±4.02	22.50±2.41	p<0.0001	22.19±2.18	22.42±2.47	p<0.7386

平均値±標準偏差，n = 23
1）L* = 明度，a* = 赤色度，b* = 黄色度
2）白斑部位と健常部位の比較（対応のないt検定）　（坪井良治ほか：皮膚の科学，5：76，2006）

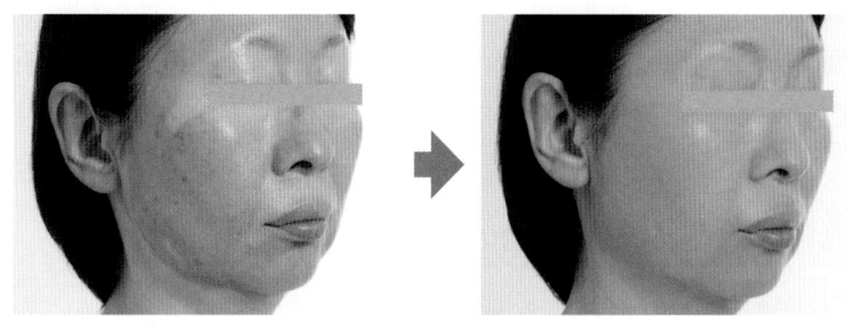

図16-4　カバー例（白斑）

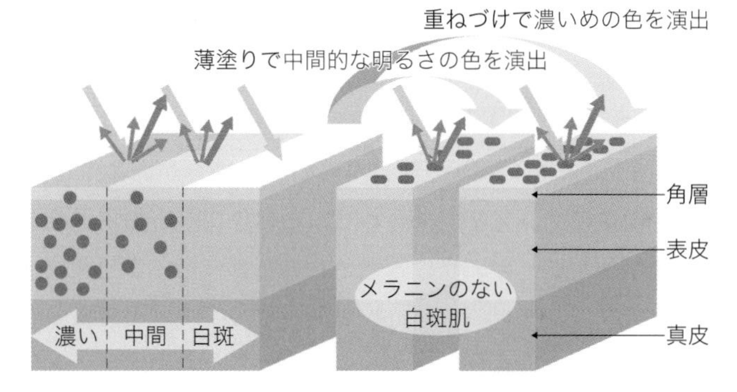

図16-5　塗布量の加減による濃淡の調節

レンジング剤で手軽に落とすことができる．

患者に2週間使用してもらい，その前後で行ったQOL調査では，Skindex-16，DLQI，WHO QOL26で有意な改善が認められている[5]．

使用時の注意：メラニンを補うタイプのため健常部位にはみ出して塗ると境界部分が黒く目立ちやすい．境目は化粧用ブラシなどを使い，はみ出さないように丁寧に塗るのがコツである．

2 隠蔽するタイプのファンデーション

特長：白斑部位を覆い隠す隠蔽性の粉末を多く配合する設計となっており，代表的な商品としては，カバーマークオリジナルファンデーション®（グラファラボラトリーズ），SCクリームファンデN®（マーシュフィールド）などがある．

付着力を高めるため油性のものが多く厚付きになりやすいが，高い隠蔽効果で白斑部位からはみ出して塗布しても境目が目立ちにくいため，白斑部分が点在していてはみ出さないように塗る

ことが難しい場合にも適している．

使用時の注意：健常部位の皮膚の色とファンデーションの色が合わないと塗布部位が目立ってしまうため，最適な色のファンデーション選びが重要である．

ⓑ セルフタニング剤

特長：セルフタニング剤はジヒドロキシアセトン（dihydroxyacetone：DHA）が角層タンパク質と反応することにより淡褐色に発色する作用を利用したものである．白斑用としてはダドレス®（グラファラボラトリーズ）がある．

摩擦や洗浄でも色が落ちることはなく，皮膚のターンオーバーに伴って徐々に薄くなっていくため数日～1週間程度は塗り直しが要らず，毎日の化粧行為が煩わしいと感じる場合に便利である．

使用時の注意：塗布してから色が定着するまでに6時間程度かかるため，色を確認しながら塗ることができず健常部位とのカラーマッチングが難しい．

2 青色・赤色・茶色の皮膚変色のカバー

粉体技術や乳化技術により，厚付きにならず自然に仕上がり，汗や水にも強いファンデーションが開発されている．

ⓐ 光と色の特性を利用したファンデーション

特長：青あざの一つである太田母斑はメラニンの過剰産生によるもので，もともと褐色であるメラニンが真皮でレイリー散乱を起こすことで青色に見える．青あざを隠蔽性粉末主体のファンデーションを重ね塗りしてカバーしようとすると厚付きになり，さらにあざの色とファンデーション色材との減法混色によってくすんだ仕上がりになる場合がある．この問題を解決するため，資生堂は補色同士の関係にある光を混ぜ合わせると白色になる加法混色に着目し，あざと補色の関係にある色の光をフィルターのように透過させてあざに当てる超微粒子の酸化チタン（二酸化チタン）被覆雲母（光フィルターパウダー）を開発した[18]．太田母斑の青色に補色である黄色の透過光を当てることで，あざの発色を抑えることができるため，ファンデーションを厚く塗り重ねる必要がなくなった（図16-6）．透過光は雲母を被覆している酸化チタン薄膜の厚みを変えることでさまざまな色に変化させることができるため，血管腫などの赤色には緑色，色素沈着や肝斑などの茶色には青色というように，現在では数種の雲母チタン（マルチ光パウダー）と，濃い茶色み，白みをカバーする色材（マルチカラーパウダー）の配合であらゆる皮膚の色の変化をカバーできる商品（パーフェクトカバーファンデーションMC®，以下MC）が開発されている（図16-7）．

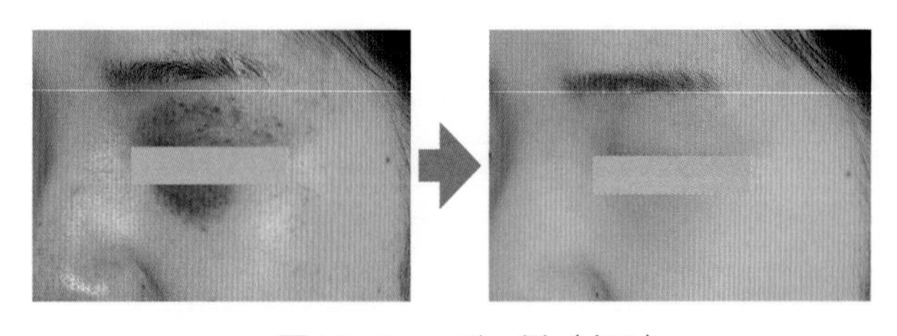

図16-6 カバー例（青み）

従来のカバーファンデーションは隠蔽粉末を多く配合するため油分が多くのばしにくいのが難点であったが，MCは水分を多く抱え込むことのできる乳化剤を配合し滑らかなクリーム剤形となっている．塗布時はのばしやすく，塗布後は水分が蒸発し塗布膜が肌にフィットするので時間が経っても化粧崩れしにくく，さらに重ねづけもしやすい（図16-8）．ウォータープルーフ効果もあり自然な仕上がりが長時間続く．

ⓑ 隠蔽するタイプのファンデーション

特長：白斑用で使われる隠蔽性の粉末を多く配合するファンデーションは，青色・赤色・茶色などの皮膚変色にも同様に使用することができる．

使用時の注意：健常部位の皮膚の色とファンデーションの色が合わないと塗布部位が目立ってしまうため，最適な色のファンデーション選びが重要である．カバーしたあと自然な血色を出すために調整色を重ねる場合もある．

3　傷跡の凹凸のカバー

ファンデーションを用いるが傷跡の凹凸を埋めて完全に平らにすることは難しい．凹凸を目立ちにくくさせると考えたほうがよい．

特長：カバーにはパーフェクトカバーファンデーションMC®などののばしやすく肌に密着するクリーム基剤のファンデーションを用いる（図16-9）．

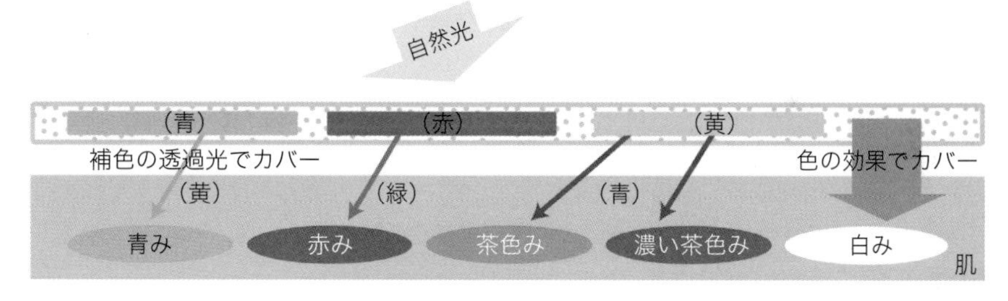

図16-7　さまざまな色の悩みをカバーする光と色の効果

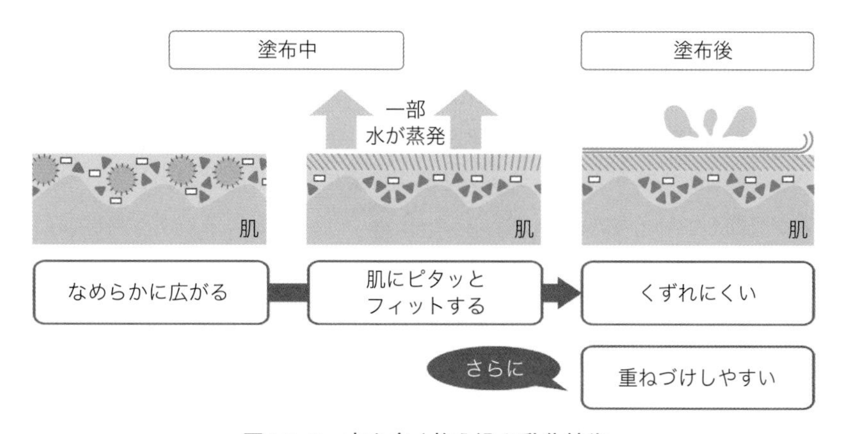

図16-8　水を多く抱え込む乳化技術

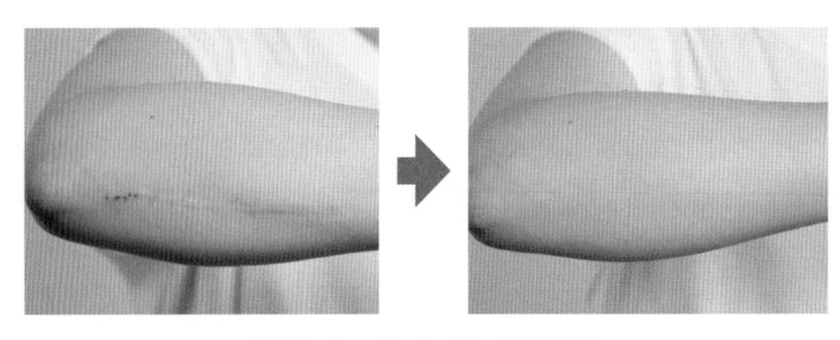

図16-9　カバー例（手術跡）

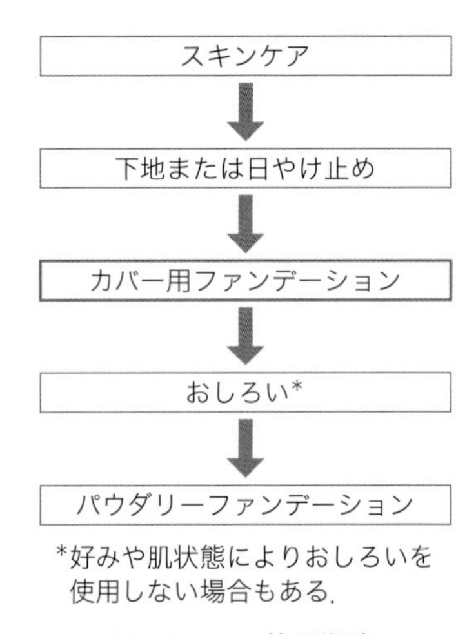

図16-10　使用順序
パウダリータイプのファンデーションを使用する場合.

使用時の注意：凹凸部位全体に塗布したあと，深い凹凸部分はさらに重ねづけをする．重ねづけには化粧用ブラシを用いるとよい．

4 使い方

1 手 順

ここでは，基本の使用ステップを示す（図16-10）．

ⓐ ファンデーション塗布前（スキンケアなど）

いずれのタイプのカバーファンデーションを使用する場合も，塗布前のスキンケアが重要である．特に皮膚が乾燥している状態ではファンデーションがきれいにつかず，自然な仕上がりになりにくい．もともと乾燥しがちな場合は日常的にスキンケアを行うことが大切である．SPFが表示されたファンデーションもあるが，紫外線をしっかり防ぐには日やけ止め効果のある化粧下地をファンデーションの前に塗布するとよい．

ほとんどのカバーファンデーションは塗布して乾いたあとは衣服につきにくいが，塗布した直後のまだ乾ききらないうちは衣服につきやすい．誤って衣服を汚してしまうことがないよう，化粧前にタオルやケープなどで衣服を覆うとよい．

ⓑ ファンデーション塗布後

おしろい（フェイスパウダー）をファンデーションの上に塗布すると，化粧崩れを防ぎ，カバーした状態を長持ちさせることができる．凹みを埋めて光を拡散させ凹凸を目立たなくするものもある．

ⓒ クレンジング

通常のメイクアップ化粧品と同様に，夜は落とす．ほとんどのファンデーションは，オイルタイプのクレンジング剤で簡単に落とすことができる．専用のクレンジング剤を市販しているタイプもある．

2　ポイント

ⓐ 色

疾患部位の周囲の皮膚の色に合わせてファンデーションの色を選ぶ．合う色がない場合は，調整色を混ぜて色をつくることもある．

ⓑ 塗布量

カバーする部位の大きさ（広さ）と色の濃さ，凹凸の状態により塗布する量が変わる．初めてカバーする場合は，使用量の目安が示されているものもあるので参考にするとよい．

ⓒ 化粧用具

基本は指を使って塗布するが，指よりも狭い範囲や，広範囲にわたる場合は，化粧用ブラシやアイシャドーチップ，スポンジなどの化粧用具を使うと手軽にカバーすることができるので，適宜活用するとよい．

3　テクニック

ここではクリーム状ファンデーションの場合について述べる．

ⓐ 塗 布

カバーする範囲により塗り方のテクニックを使い分けると，より自然な仕上がりになる．ここでは指を使った基本の方法を示す．

広い範囲：指のはらでファンデーションをとり，カバーしたい部分の肌にフィットさせ，一方向にのばしたあと，全体を軽く押さえなじませる（図16-11a）．

狭い範囲：指先にファンデーションをとり，カバーしたい部分を軽くたたくようにカバーしたあと，軽く押さえてなじませる（図16-11b）．

凹凸部分：指のはらにファンデーションをとり，凹凸部分に置いて指のはらで円を描くようにしながら埋めるように塗布する（図16-11c）．

ⓑ ぼかし

ファンデーションを塗布した部分と周囲との境目がはっきりしていると自然な仕上がりにならない．カバーファンデーションを塗布したあとは境目をぼかすことが重要である．

広い範囲　狭い範囲　凹凸

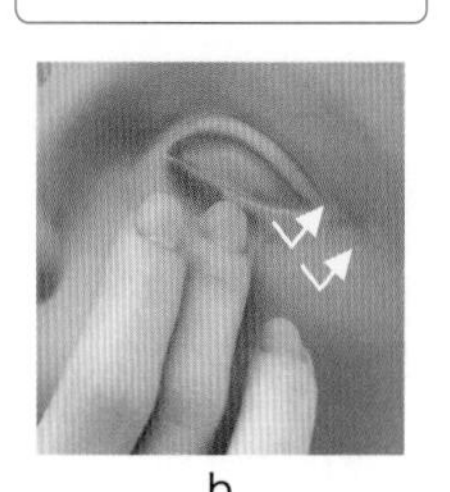
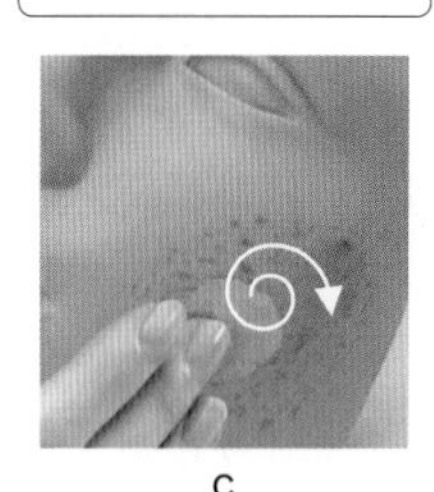

a　b　c

図16-11　指を使った基本の塗布法

広い範囲：指のはらを使い，カバーした部分から外側に向けて，のばしながらぼかす．

狭い範囲：指先を使い，カバーした部分の境目を軽くたたくようにぼかす．

Ⓒ 重ねづけ（必要な場合）

カバーしたい部分の色が濃くファンデーションの塗布量が足りない場合は，必要に応じて重ねづけをする．凹凸が気になる場合，ファンデーションで凹凸を完全に平らにすることは難しいが，重ねづけをすることで凹凸が目立ちにくくなる．

濃い色：ファンデーションがやや乾いてから指先に適量をとり，カバーしたい部分に軽く置くようにして重ねづけをする．さらにカバーしたい場合は，この重ねづけを繰り返す．

深い凹凸：凸部分は化粧用ブラシにファンデーションをとり，ブラシを寝かせてなだらかになるように重ねる．凹部分はブラシを寝かせて軽く置くように埋める．

5 カバーメイクに関する情報資源

1 Webサイト

近年のインターネットやモバイル環境の普及により，各化粧品企業ではWebサイトにカバー用化粧品の詳しい使い方動画をアップし，さらにオンラインで購入できるシステムを整え，いつでもどこでも知りたい情報にアクセスできるようにしている．

2 カウンセリング専門施設や店舗など（美容技術者）

Webサイトの情報だけでは色選びや使い方に不安があるという場合は，専門施設や取扱い店舗などで美容技術者のアドバイスを受けるとよい．具体的な方法やコツを伝授されることで，自己流で複雑に行っていた手順が簡素化できる，カバーの仕上がりが格段によくなるなどの利点が得られる．利用するには予約が必要だが，プライバシーが守られた個室を有しているので，安心してアドバイスを受けることができる．各企業ともWebサイトに専門施設や店舗のアクセス情報を掲載している．

主なWebサイトを次に示す．

・資生堂ライフクオリティーメイクアップ
（パーフェクトカバーファンデーション〈https://corp.shiseido.com/slqm/jp/〉）
・メディカルメイクアップアソシエーション
（カバーマークオリジナルシリーズ〈https://www.medical-makeup.net/〉）
・マーシュフィールド株式会社
（クリームファンデ，ボディーカバーファンデ〈https://www.marsh-field.jp/〉）
・REIKO KAZKI
（リハビリメイク〈https://www.kazki.co.jp/rehabilimake/〉）

＊　＊　＊

わが国におけるカバーメイクの歴史と医療での役割，最新のファンデーションの種類と機能，悩み別の使い方を述べた．現代社会では女性活躍や生涯現役などの言葉に象徴されるように，誰もが学業や就業，地域での生活などを通じて社会との接点をもちながら暮らしており，外見悩みの有無にかかわらず，社会とのつながりがあることに変わりはない．近年，外見悩みを個性と捉え，ありのままで生きる選択を世に問う動きも起こっているが，差別や偏見が払拭されるには時間を要する．外見に悩んでいる人々が安心して社会生活を送ることができるよう，カバー用化粧品を世に送り続け，さまざまな支援を継続することが企業の使命といえる．カバーメイクを必要としているすべての人々がいつでもどこでも利用でき，誰もが安心して自分らしく生きる一助となることができれば幸いである．

（村井明美，礒部寛子）

■文 献

1）岩井建樹：この顔と生きるということ，朝日新聞出版，東京，2019，pp.43-45.
2）野澤桂子，藤間勝子 編：臨床で活かす がん患者のアピアランスケア，南山堂，東京，2017，pp.2-5.
3）ノーマン・カズンズ：ある編集者のオデッセイ―サタデー・レビューとわたし（松田 銑 訳），早川書房，東京，1971，pp.231-250.
4）NPO法人メディカルメイクアップアソシエーション 編：メディカルメイクのすべて，青海社，東京，2007，pp.32-35.
5）坪井良治，伊藤正俊，伊藤裕喜ほか：白斑患者に対するメーキャップ化粧品の有用性の検討―色素脱失を主訴とする患者のQOL向上をめざして―．皮膚の科学，5：72-80，2006.
6）Tanioka M，Yamamoto Y，Kato M，et al：Camouflage for patients with vitiligo vulgaris improved their quality of life. *J Cosmet Dermatol*，9：72-75，2010.
7）原田輝一，浅井真太郎，川名誠司ほか：瘢痕カバー用ファンデーション使用による火傷・外傷・痤瘡後瘢痕患者のQOL改善効果．日本形成外科学会誌，31：605-612，2011.
8）Hayashi N，Imori M，Yanagisawa M，et al：Make-up improves the quality of life of acne patients without aggravating acne eruptions during treatment. *Eur J Dermatol*，15：284-287，2005.
9）有川順子，羽柴早由里，大城喜美子ほか：メイクアップがアトピー性皮膚炎女性患者のQOLに与える影響について．臨床皮膚科，57：224-230，2003.
10）古郷幹彦：口唇裂患者の化粧による外観変化と内面変化について．コスメトロジー研究報告，15：115-119，2007.
11）Kanzaki J，Ohshiro K，Abe T：Effect of corrective make-up training on patients with facial nerve pavalysis. Ear, nose & throat journal，77：270-274，1998.
12）Fujiwara K，Furuta Y，Aoki W，et al：Make-up therapy for patients with facial nerve palsy. *Ann Otol Rhinol Laryngol*，128：721-727，2019.
13）加藤真弓，谷岡未樹，宮地良樹：京都大学病院皮膚科におけるメイクアップケア外来の取り組み―3年間のまとめ―．皮膚の科学，10：164-169，2011.
14）土方僚子，鈴木裕美子，竹内裕美ほか：化学療法の美容上の副作用に対する美容ケアによる乳がん患者のQOL改善効果.

日本香粧品学会誌，37：171-176，2013.
15）日本がんサポーティブケア学会 編：がん治療におけるアピアランスケアガイドライン2021年版，金原出版，東京，2021.
16）厚生労働省政策統括官付政策評価官室アフターサービス推進室：がん患者と家族に対する緩和ケア提供の現況に関する調査—地域がん診療連携拠点病院における取組を中心に—．アフターサービス推進室活動報告書，2018，p.12，pp.29-30.
17）Sagehashi Y，Ito A，Ohtake T，et al：Therapy makeup improves the quality of life of patients with skin diseases：Covering foundation created by integration of medical and beauty care for severe skin color problems. *IFSCC Magazine*，11：8-11，2008.
18）木村 朝：新しい化粧品素材—その光学機能とメーキャップ効果．材料技術，16：51-63，1998.

索引

日本語索引

外国語索引

編者紹介

日本香粧品学会

日本香粧品学会は，香粧品の有用性と安全性等に関する研究や科学的議論を通じ，美しく健康に過ごす生活を実現することにより社会に貢献することを目的として1976年に設立された学会です．以来，学術大会や教育セミナー・機関誌の発行などを通じて香粧品およびそれに関連したテーマについて，科学的に討論する場を設け，化粧品の機能・安全性の担保に関する議論・皮膚の構造と機能解析・新規効能の獲得を目指した化粧品機能評価法ガイドラインの策定など多岐にわたる活動を行っています．

皮膚をみる人たちのための化粧品知識

2022年 6月10日 1版1刷 ©2022

編 者
日本香粧品学会（にほんこうしょうひんがっかい）

発行者
株式会社 南山堂 代表者 鈴木幹太
〒113-0034 東京都文京区湯島 4-1-11
TEL 代表 03-5689-7850 www.nanzando.com

ISBN 978-4-525-34161-9